Cuestiones actuales de la prestación farmacéutica y los medicamentos

Mª Belén García Romero
Mª Del Mar de la Peña Amorós
(Coords.)

Cuestiones actuales de la prestación farmacéutica y los medicamentos

Dykinson, S. L.

El presente trabajo se enmarca en el proyecto de investigación DER2016-76557-R, sobre "El futuro del sistema español de protección social. Análisis de las reformas en curso y propuestas para garantizar su eficiencia y equidad (v): salud. Familia y bienestar", incluido en el plan nacional de I+D+i financiado por el Ministerio de Economía y competitividad.
Este estudio es uno de los resultados de investigación de la Unidad Española de la Cátedra UNESCO Chair in Bioethics and health law (University of Haifa, Israel).

Este libro ha sido sometido a evaluación por parte de nuestro Consejo Editorial
Para mayor información, véase www.dykinson.com/quienes_somos

Editorial DYKINSON, S.L. Meléndez Valdés, 61 - 28015 Madrid
Teléfono (+34) 91 544 28 46 - (+34) 91 544 28 69

e-mail: info@dykinson.com
http://www.dykinson.es
http://www.dykinson.com

ISBN: 978-84-9148-401-1
Depósito Legal: M-28827-2017

Maquetación:
GERMÁN BALAGUER - german.balaguer@gmail.com

Impresión:
SAFEKAT, S.L. - www.safekat.com

ÍNDICE

CAPÍTULO PRIMERO. LA INVESTIGACIÓN FARMACÉUTICA, ANTECEDENTES HISTÓRICOS Y FUNDAMENTOS

ALFONSO PASCUAL DEL RIQUELME BABÉ
Alumno de 5º de Farmacia
Universidad Alfonso X el Sabio, Madrid

I. INTRODUCCIÓN

Desde que el hombre tiene uso de razón, gracias a su instinto y a la observación,aspira a conocer la verdad de lo que le rodea, obtener el conocimiento verdadero y encontrar el porqué de las cosas. Así nació la investigación, un instrumento fundamental para la búsqueda del conocimiento que requiere organización y planificación. Investigar es, por tanto, la acción que tiene como objetivo encontrar respuestas tanto a las preguntas como a los problemas que se plantean, para generar así,como consecuencia, nuevos conocimientos.

El hombre y la ciencia han ido siempre de la mano. Ambos han crecido en paralelo con el paso del tiempo. Todo lo que hoy sabemos ha sido descubierto a través de la investigación. La propia ciencia ha sido objeto de estudio de la investigación científica. Gracias a ello la Medicina y la Farmacia fueron evolucionando.

La investigación fue también objeto de estudio para la filosofía. Así se originó la epistemología, la teoría que busca entender el conocimiento en sí mismo y la forma en que se constituye. Dicho de otra manera: es la reflexión sobre el conocimiento humano y sus límites.

II. ANTECEDENTES HISTÓRICOS

Seguidamente analizaremos los principales hechos de la historia de la Farmacia yde la Medicina. Las investigaciones llevadas a cabo y la manera en la que se combatían las enfermedades a lo largo de los siglos: desde la Edad Antigua hasta la época de desarrollo de las últimas tecnologías, pasando por la Edad Medida y la Revolución Industrial. La necesaria síntesis que conlleva este trabajo hace que nos ciñamos a los personajes y momentos más relevantes.

Mesopotamia, cuna de la civilización, se caracterizó, desde el punto de vista climático, por ser una zona desfavorable. Las inundaciones, el clima desértico y la orografía dificultaban la plantación. Para evitar las hambrunas y la escasez de plantas para uso medicinal, idearon jardines colgantes con terrazas, equipos hidráulicos y canales reservados para el riego. El objetivo de estas innovaciones era crear un microclima ideal, similar al de los Jardines de Babilonia. Gracias a estos avances, Mesopotamia podría considerarse la precursora de los invernaderos.

Más allá de estos avances tecnológicos, esta civilización se desarrolló en unos tiempos en los que religión y medicina iban de la mano. Esto hizo que la primera influyera sobre la segunda. De esta manera, dadas sus creencias, consideraban la enfermedad como un castigo divino debido a la mala conducta o a la posesión por demonios, de la que se libraban a partir de la magia y, lo que es muy importante, a través de la medicina. Hay que mencionar que, por entonces, las figuras del médico y del farmacéutico se fundían en una sola, ya que era la misma persona la que hacía preparados medicinales, curaba y visitaba a los enfermos. Sus investigaciones aportaron a la humanidad novedosas técnicas galénicas, todavía hoy esenciales para la elaboración de medicamentos, como la desecación, pulverización, molido o filtrado. Además, contribuyeron formas farmacéuticas como pomadas, ungüentos, emplastos, píldoras o soluciones. Su legado ha llegado a nosotros por escrito. El Código de Hammurabi es el mayor exponente de ello, aunque es la Tablilla de Kramer, considerada como el primer tratado de Medicina o la primera farmacopea, la que ha dejado más huella en nuestro campo. En ella se recopilan recetas para la elaboración de ungüentos y cataplasmas;técnicas galénicas;conocimientos de botánica (corteza de sauce, tomillo, adormidera...), acerca de sustancias venenosas como el arsénico o principios de medicina como la cirugía.

La medicina en la China Antigua estaba basada en la filosofía del taoísmo y en el concepto del Yin y el Yang, de cuyo equilibrio dependería la salud.Por entonces, el método chino era sumamente empírico: "La terapéutica tradicional china se sustenta en tres pilares: la acupuntura, la moxicombustión y la farmacoterapia"[1].Podemos considerar al Emperador ShenNung, como el padre oficioso de la medicina china. En sus investigaciones utilizó cientos de plantas y plasmó su experiencia en el tratado «*On Herbal Medical Experiment*». Una obra en la que refleja los usos tóxicos o medicinales de las plantas que estudió. Entre ellas mencionaremos el té, ya que descubrió sus propiedades beneficiosas para la salud.

La medicina de la China Antigua también nos dejó otros descubrimientos como el uso del jengibre contra el estreñimiento; el ruibarbo y el opio, este último a modo de anestésico para dolores; el extracto de soja fermentada como precursor de los antibióticos y empleado para evitar las muertes por infección bacteriana cuando se manifestaba en la piel. Además del uso de estas plantas, averiguaron que hirviendo agua o cociendo verduras rápidamente, la gente dejaba de fallecer o de padecer enfermedades relacionadas con la ingesta de agua dulce o de comida.

La Farmacia y la Medicina en la India estaban aún más influenciadas por la religión y la filosofía védica que en los casos que acabamos de exponer. Se pensaba que la enfermedad era un castigo, el *karma*. El ejercicio de la farmacia y de la medicina estaba reservado a la casta de los brahmanes: sacerdotes, médicos y eruditos.Estos trataban las enfermedades con drogas, baños, tratamientos y medicamentos que elaboraban por oficio o mediante rituales religiosos. A los enfermos les aplicaban ensalmos, en los que utilizaban rezos que acompañaban con remedios. Algunos remedios usados en ésta época eran el ajo para la neumonía, así como los laxantes y la mostaza para problemas respiratorios y dolores reumáticos. Muchas de estas aportaciones hindúes están plasmadas en libros del saber llamados vedas, como el Ayurveda, que contienen, además de conocimientos sagrados que habrían sido revelados por el dios Brahma,junto a otros de la medicina clásica que influyeron posteriormente en otros descubrimientos.

Más específicamente, desde el texto sánscrito la investigación india aportó conocimientos importantes dentro del campo de la medicina, de la cirugía o de la botánica. En esta última rama se descubrieron plantas características como el*Cannabis indica*–conocida como la marihuana en Europa y América– o la Piedra Bezoar de los rumiantes, convertida en un gran antídoto de venenos. Y es que, hay que recordar que, aunque la ciencia ha ayudado mucho a lo largo de la historia, también ha influido negativamente en ocasiones, Prueba de ello es la elaboración de venenos. Afortunadamente, descubrimientos como el enunciado ayudaban a neutralizar o disminuir los efectos perniciosos de al-

[1] PUERTO F.J., GONZÁLEZ BUENO, A., *Compendio de Historia de la Farmacia y legislación farmacéutica*, Ed. Síntesis, Madrid, 2011, p. 35.

gunos de estos venenos. Incluso, hoy en día, se usan todavía muchos antídotos tradicionales para este fin.

La civilización del Antiguo Egipto nos ha dejado también un gran legado. Gracias a los papiros, entre los que destacan el de Kahun y Ebers –considerados verdaderos tratados de medicina– sabemos ahora que los egipcios tenían métodos de cura racionales y sistemas de diagnóstico basados en protocolos. Así clasificaban las enfermedades y su terapéutica de un modo ordenado y preciso. Aunque no debemos olvidar que, aunque por entonces ya asociaban enfermedades con las hambrunas o las putrefacciones, otras dolencias como el cólera, la peste o la tuberculosis aún las vinculaban a causas divinas. Además, gracias a los embalsamientos, acumulaban grandes conocimientos anatómicos: "Los papiros egipcios no sólo mencionan los remedios contra las enfermedades, sino que además indican las proporciones que deben guardar sus componentes, así como el modo de prepararlos, sus indicaciones y el modo de utilización"[2].

Los practicantes, tanto sacerdotes como sabios, se encontraban en los templos, en unos establecimientos llamados Casas de Vida. En ellos se impartían conocimientos sobre medicina y se atendía a los enfermos con tratamientos que podían incluir magia y rituales. Había médicos especializados para cada parte del cuerpo, que preparaban medicamentos y hacían también operaciones farmacológicas. La figura más importante en este campo era el médico del faraón, quien dictaba los métodos a seguir en las operaciones o en la elaboración de medicamentos. Además, dictaba leyes sanitarias estrictas y de revisión de aguas.

Las drogas vegetales, animales y minerales fueron la base de los medicamentos egipcios. Utilizaban astas o pezuñas y las cocían; aceite de víbora como profiláctico de la alopecia;la adormidera;el algarrobo para la disfunción eréctil o los colirios para tratamientos de enfermedades oculares como el glaucoma. Crearon la base de la cosmética, y aparte de recurrir a los medicamentos, seguían una filosofía terapéutica basada en alimentos que podían servir para tratar enfermedades. Así surgieron las dietas o la higiene alimenticia.

La civilización de la Antigua Grecia, a diferencia de otras culturas,tenía más afinidad con la filosofía natural y la metafísica. Aunque ésta no era la única dedicación de los filósofos griegos, ya que muchos fueron también médicos que aportaron conocimientos que todavía siguen aplicándose. Ellos fueron los primeros en crear una brecha entre enfermedad y espiritismo. Los médicos griegos se establecían en las escuelas médicas. En ellas se consagraban a la enseñanza y al estudio de plantas, medicamentos o cosméticos. También allí

[2] ESTEVA DE SAGRERA, J., *Historia de la Farmacia. Los medicamentos, la riqueza y el bienestar*, Ed. Masson, Barcelona, 2005, p. 55.

atendían a los enfermos y los curaban en el *iatreyón*. También había médicos ambulantes, que son considerados ahora los iniciadores de la farmacia,que iban con sus medicamentos por las calles y trataban a los enfermos en sus casas.

De entre las importantes escuelas médicas dedicadas a la Medicina y a la enseñanza, cabe destacar la de la isla de Kos, que fue fundada por Hipócrates. Considerado como el Padre de la Medicina, creó una práctica médica similar a la actual, conocida como la medicina hipocrática. Aparte del Juramento Hipocrático (código ético-deontológico de los médicos), enseñó el método de observación de un paciente para saber la causa de su enfermedad usando los cinco sentidos (*phaenomena*); los principios de la sintomatología o los tratamientos quirúrgicos. También pensaba que el equilibrio de los humores regía la salud[3]. Sus discípulos compilaron los conocimientos de su maestro en los Tratados Hipocráticos. Este legado consta de más de cincuenta escritos asociados a la deontología, patología, tratamientos para enfermedades, medicamentos, terapéutica y dieta del paciente.

Consagrado como padre de la botánica, Teofrasto de Ereso, discípulo de Aristóteles, dedicó su vida a dicho campo, dejando como testimonio la obra *De Historia Plantarum*, en la que clasifica cada planta según su uso. Este libro inspiró a Linneo, cuando en el siglo XVIII clasificó de forma más detallada las plantas que recogió en *SpeciesPlantarum*. Aunque se mencionaban en la obra reseñada,el especialista de la época en venenos fue Diocles, quien elaboró un listado y sus tratamientos. En referencia a los venenos, decir que eran usados, en principio, para evitar que el medicamento tuviese potencial venenoso. Aunque, por otro lado, también podían transformar el veneno en medicamento, usarlo para cometer homicidios o para llevar a cabo sentencias de muerte. Además de a los venenos, encontramos muchas referencias en la Antigua Grecia acerca del primer antídoto, conocido como el brebaje de Circe. Asimismo cabe destacar las triacas (Triaca de Mitríades).Estos polifármacos estaban formados por una gran variedad de compuestos de origen vegetal, animal o mineral que, incluso, contenían carne de serpiente. Eran usados como remedio contra enfermedades o envenenamientos.

De esta época data el conocido símbolo de la Farmacia, la copa de Higía, que tiene su origen en la mitología griega. Debe su nombre a la diosa Higía, representada como una mujer con una vasija en una mano y una serpiente en la otra, a la que exprime para expulsar el tóxico. La iconografía simboliza el poder del veneno, que puede curar o matar, una vez convertido en medica-

---

[3] Para más información acerca de la civilización griega con relación a la medicina, ver GÓMEZ CAAMAÑO, J.L., *Páginas de Historia de la Farmacia*, Sociedad Nestlé, Barcelona, 1970, pp. 21-29.

mento[4]. También simboliza la curación por la capacidad de mudar que tiene dicho ofidio. Más tarde se simplificó a una copa y una serpiente. Así es como lo conocemos hoy en día.

En el Imperio Romano era el *pater familias* (padre de familia) quien trataba las enfermedades de los miembros de su familia. Sin embargo,con el paso del tiempo, al conocerse la preparación que tenían los esclavos griegos, fueron estos últimos los que ejercieron la medicina. Como se convirtieron en necesarios, el "*servusmedicus* fue adquiriendo categoría y los patricios romanos se dedicaron a importar técnicos en medicina, lo mismo que importaban toda clase de mercancías y expertos en distintas materias, pues el ciudadano romano era incapaz de dar impulso progresivo a casi ninguna ciencia y a escasas técnicas"[5].

Fue también durante la época romana cuando Plinio el Viejo recopiló, en la obra *Naturalis Historia*, todos los conocimientos de la Antigüedad, entre los que incluyó la Farmacia y la Medicina. No obstante, la recopilación de plantas más conocida de esta época,contenida en el libro *Materia Médica*, se atribuye al farmacólogo Dioscórides, quien en este trabajo, además de incluir más de seiscientas plantas con sus usos, explicó preparados de medicamentos como el baño maría o la destilación.

Mención especial merece Asclepíades, un médico de renombre en Roma, gracias al que "surgió la Escuela Metódica, cuya creación se le atribuye a su discípulo Themison de Laodicea"[6]. Esta escuela clasifica las enfermedades en tres grupos, cada uno de los cuales incluye una serie de tratamientos preparados (v.gr. el *status strictus* de origen congestivo, para ello usaban relajantes, laxantes, diuréticos...)."Los médicos romanos se reunían en una institución corporativa denominada Ordo que se puede considerar como uno de los primeros antecedentes de los Colegios farmacéuticos, ya que en aquella época el médico y farmacéutico eran la misma persona"[7].

Entre todos los médicos que desempeñaron esta tarea en Roma, el más importante fue Galeno de Pérgamo, quién aunó las teorías griegas y romanas, alcanzando además grandes avances en el campo de la anatomía. En sus libros se recogen los conocimientos de la fisiología galena, entre los que destacaremos la existencia de cuatro cavidades en el corazón o las funciones del riñón. Está considerado también el padre de la galénica, ya que, además de elaborar muchos medicamentos en su laboratorio, detalló también su preparación, técnicas utilizadas y su conservación. Su impronta permanece en una parte

---

[4] Es decir, que los medicamentos se pueden usar como veneno o medicamento tras una transformación previa a su uso.

[5] GÓMEZ CAAMAÑO, J.L., *Páginas de Historia de la Farmacia*, ob. cit., p. 30.

[6] CINTORA PRADO, P., *Historia Ilustrada de la Farmacia*, Madrid, Ed. Aguaviva, 1987, p. 40.

[7] GÓMEZ CAAMAÑO, J.L., *Páginas de Historia de la Farmacia*, ob. cit., p. 37.

de los estudios de Farmacia,denominada precisamente *galénica* en honor de este insigne maestro de farmacéuticos.

La Edad Media destacó por sus grandes avances. En la Francia de entonces la Farmacia nació como profesión independiente tras haber estado ligada previamente a la medicina. Quizás el origen de esta separación se debió a la complejidad en la preparación de los fármacos, que llevó a que hubiera especialistas para su fabricación, que acabaron siendo los precursores de los farmacéuticos. Posteriormente, está separación entre medicina y farmacia se transmitió al resto de Europa. Nominalmente, fue el rey Federico II, durante el siglo XIII, el primero en separar oficialmente la Farmacia y reconocerla como una práctica. A la par que se producían estos acontecimientos, los monasterios europeos eran centros de curación. Los monjes se dedicaban a cultivar plantas medicinales en sus huertos, para después comercializarlas o curar a los enfermos siguiendo los conocimientos de Galeno. Este saber lo obtenían a través de los textos médicos que transcribían. Aunque no actuaron en las mismas latitudes, también debemos reflejar el papel de los árabes durante la Edad Media, ya que, durante la expansión musulmana, no solo respetaron y tradujeron los escritos griegos médicos, sino que aportaron con Avicena, Averroes o Avenzoar, sus propios conocimientos en el campo de la medicina.

En cuanto a las enfermedades de la Edad Media, destacaron algunas como la gripe, la disentería o la lepra. Mención especial merece la epidemia de peste negra que, durante el Siglo XIV, se extendió por Europa y Asia acabando con la vida de millones de personas, a consecuencia de la falta de higiene, a pesar de los intentos médicos por combatirla. Esta enfermedad desaparecía en el siglo XVIII, gracias a medidas de prevención como la quema de cadáveres y vestimenta, así como otras comerciales que evitaban la importación de textiles. En cambio, los medicamentos para combatir la peste no existieron hasta el siglo XX, con el origen de los antibióticos.

En la Edad Moderna, la imprenta de Gutenberg supuso una revolución también en el campo de la Farmacia y Medicina, puesto que facilitaba la ilustración de los libros y su rápida distribución. Así, gracias a los libros de botánica con ilustraciones,muchos aprendieron a identificar fácilmente las plantas medicinales. Ejemplo de ello fue la primera farmacopea impresa, el *Dispensatorium* de Cordus, que explicaba cómo preparar medicamentos. En este momento nace la Farmacia moderna.

Si en los años anteriores, la peste negra había sido la enfermedad devastadora por antonomasia, la sífilis, tras los brotes epidémicos de los siglos XV y XVI,ocupó su lugar en este nuevo periodo histórico. Para combatir este mal se descubrieron las *píldoras de Barbarroja* que, más tarde, fueron sustituidas por el famoso *Salvarsán* o *arsénico que salva*,también denominado *606* por el número de intentos de elaboración realizados por su descubridor, Paul Ehrlich.

En el campo de la Farmacia, la figura ilustre en el Renacimiento fue Paracelso, un alquimista de renombre nacido en el siglo XVI que criticó las ideas de Galeno y de los farmacéuticos de la época. Considerado por algunos, debido a sus reformas, como el Lutero de la Medicina, se basó en la Yatroquímica, la Espagiria y la Medicina Integral. Él mismo elaboraba y modificaba sus propios preparados;extraía la quintaesencia de las plantas o estudiaba los compuestos químicos y sus usos. Así, sus estudios le convirtieron en el primero en promover el uso de medicamentos de origen químico cuando hasta entonces se elaboraban a base de plantas.

Los grandes viajes llevados a cabo durante la edad moderna desembocaron también en cambios en los campos de la farmacia y de la medicina. Así, cuando se descubrió que la corteza de la quina, encontrada en Perú durante expediciones realizadas por jesuitas, tenía cualidades como antipalúdico, se tumbaron los cimientos de la ciencia de Galeno sobre las teorías del cuerpo humano y de los humores que llevaban en pie más de 1500 años. Esto desembocó en un caos en el campo de la terapia médica por la confusión en los conocimientos del cuerpo humano y el uso apropiado de medicamentos. Más allá de estos problemas iniciales, el descubrimiento de las Indias supuso un enriquecimiento en el estudio médico-farmacéutico, gracias al descubrimiento de nuevas plantas y, por tanto,de nuevos usos terapéuticos a partir de ellas. Como fue el caso mencionado de la propiedad antipalúdica de la quinina traída de Perú. Esto produjo una revolución en el estudio de los fármacos, ya que debían incorporarse las nuevas adquisiciones a la farmacopea. Asimismo, salieron a la luz libros como *Historia General de las Indias* e *Historia Natural y Moral de las Indias*,que divulgaban la cultura y las plantas del Nuevo Mundo. Los médicos y los farmacéuticos viajaban a las Américas y, más adelante, surgieron las primeras Farmacias. Se impusieron las instituciones legales y se tomaron las mismas medidas que en Europa. Como se ha señalado:"El carácter excepcional de la Farmacia norteamericana surge de su notable historia"[8].

Los farmacéuticos se reunían en su propio gremio y estandarizaban los medicamentos en las farmacopeas que publicaban. Las leyes fueron cada vez más estrictas y específicas con la función farmacéutica. En España, Carlos V obligó a examinarse a los estudiantes tras realizar cuatro años de práctica en boticas. Además, prohibió presentarse a los drogueros. Por su parte, Felipe IV estableció que la Farmacia era un arte científico. Aparecieron entonces leyes que regularon las distancias y el número de Farmacias,así como las licencias

[8] Para más información acerca de este tema, ver: HigbyG.J., "Evolución de la Farmacia" en AA.VV., *Remington Farmacia*, Vol. 1, Buenos Aires, Ed. Médica Panamericana, 20ª Ed. 2003, pp. 12-14.

y, para acabar con las polémicas entre médicos y farmacéuticos, los límites de la profesión farmacéutica. En el siglo XVII nacen los primeros Colegios de farmacéuticos. Estas instituciones fueron ampliando su poder hasta que se comportaron más bien como un ministerio de sanidad, ya que controlaban todos los aspectos de la profesión: las normas, sus límites, los productos que debían venderse en las boticas o los precios. Incluso prohibían la asociación médico-farmacéutico y procesaban los Estatutos del Colegio de Farmacéuticos. Estos cambios dieron lugar a una nueva etapa más regulada dentro de la profesión farmacéutica. En el siglo XVIII nacieron las primeras patentes farmacéuticas.

La Revolución Industrial significó un punto de inflexión en la profesión farmacéutica, que hasta entonces estaba limitada a la investigación o a elaborar y vender medicamentos. Sin embargo, a consecuencia del fenómeno industrial, los medicamentos comenzaron a elaborarse en masa en las industrias, requiriéndose para ello la supervisión del farmacéutico. Este cambio debe entenderse dentro de un contexto de guerras, en el que se necesitaba una producción industrial de medicinas destinada a curar a los heridos.

Como se ha dicho anteriormente, la Edad Moderna fue una época de renovación para la ciencia. Este gran salto del hombre viene representado por avances en el campo del conocimiento anatómico, la mejora del parto, el perfeccionamiento de las técnicas quirúrgicas o el descubrimiento del microscopio por Zacharias Janssen, que facilitaría el posterior descubrimiento de las enfermedades originadas por microorganismos.

En el siglo XVIII, Franklin separó la química de la física, considerándola una ciencia aparte. Esta revolución en el campo de la química fue más que significativa, ya que su progreso como ciencia sirvió como herramienta fundamental para la elaboración de medicamentos como la aspirina. En este mismo siglo surgieron las Academias Científicas, como la *Royal Society* de Londres, y, con ellas, las revistas científicas en las que se publicaban las investigaciones. Destacaremos de esta época la clasificación de plantas en nomenclatura binaria universal realizada por Linneo, en sus obras *Systema Naturae* y *Species Plantarum*, que ordenaron el caos existente en lataxonomía. Esto benefició a las farmacopeas,simplificándolas y evitando la duplicidad de plantas.

Hubo también una renovación de los medicamentos. No sólo en el campo mencionado de la química. También se desarrollaron nuevas formas de elaboración de los medicamentos. Así, se aislaron las sustancias puras de las plantas con propiedades medicinales, obteniéndose el principio activo, que era el que tenía la propiedad curativa. Se investigó en este campo, descubriéndose sustancias como la morfina (de la que Sertürner extrajo el opio)o la quinina extraída de la corteza de quina. Son drogas puras que tenían ventajas en todos los sentidos: calidad y potencia, facilidad de administrarlas o cuantificarlas, etc. Otros descubrimientos fueron los alcaloides, sustancias orgánicas (formol) o aromáticas (mentol); plantas (*Digitalis purpurea*); anestésicos (óxido de nitrógeno) o el agua de rosas de Ambroisé Paré.

En 1796 Edward Jenner elaboró la primera vacuna de la historia, la destinada contra la viruela. En aquellos tiempos, en los que había una epidemia mortal de esta enfermedad, Jenner descubrió que los que ordeñaban vacas tenían heridas en las manos que entraban en contacto con pústulas de vacas enfermas y no enfermaban. Probó a inocular el pus de una pústula de una enferma de viruela en un niño y, dos meses más tarde, le inoculó el virus auténtico. Los resultados fueron sorprendentes, el niño no enfermó de viruela. Posteriormente la vacuna se extendió y se convirtió en obligatoria para todo el mundo. El objetivo de la vacuna era impedir que una persona vacunada contrajera la viruela, por lo que podríamos ubicar aquí el nacimiento de la Medicina Preventiva.

En la Edad Contemporánea se produjeron numerosos e importantes hechos. Sin embargo, por razones de espacio,sólo nos referiremos a los más relevantes. Vivieron en esta época figuras ilustres como Darwin, que concibió la teoría de la selección natural,Albert Einstein o Fleming. Incluso grandes médicos como Ramón y Cajal, Freud, Pasteur o el propio Fleming, entre otros, impulsaron la Medicina, tras descubrir que las teorías de Galeno eran erróneas, hasta alcanzar un conocimiento verdadero sobre el cuerpo humano que, hasta entonces, durante la edad moderna, había sido caótico. Sin embargo, como se verá posteriormente,más allá de lo expuesto, esta fue la era de la química, de la Farmacia y de la Medicina. La interrelación de los descubrimientos en estos tres campos se convirtió en la nota dominante. De esta manera, el progreso de la química propulsó el avance de los conocimientos en el campo de la salud.

El descubrimiento del microscopio se convirtió en una herramienta primordial que permitió a los científicos descubrir los microorganismos y, en consecuencia, la curación de enfermedades causadas por estos, como la peste, tuberculosis, cólera o la rabia. La primera clasificación en este nuevo campo se atribuye a Cohn. A mediados del siglo XIX, Louis Pasteur demostró que los microrganismos eran causantes de muchas enfermedades y que estos residían en el agua o en los alimentos. Desarrolló una técnica para eliminar patógenos de la leche, del vino o de la cerveza mediante el calor. Este proceso, que se denominó pasteurización,se convirtió en la solución para aquellas enfermedades que tenían su origen en esta causa. No obstante, este no fue el único legado de Pasteur, ya que también elaboró vacunas para la rabia, el cólera y el ántrax. Lo hizo a partir de los estudios de Robert Koch, que fue quien descubrió la bacteria causante del cólera y el ántrax. Un científico que consiguió el Nobel y pasó a la historia al desarrollar también una sustancia eficaz contra el microorganismo causante de la tuberculosis que él mismo encontró.

Gracias a las vacunas y a la Medicina Preventiva, el padecimiento de enfermedades ha disminuido de forma considerable y, como consecuencia de ello, la mortalidad también lo ha hecho. Desde entonces, la investigación sobre las vacunas es imparable, destinándose a este fin los esfuerzos personales y económicos de los investigadores, gobiernos y organizaciones internacionales que luchan contra las grandes enfermedades. Como descubrimiento relevante de esta materia, destacan las primeras gammaglobulinas obtenidas mediante suero sanguíneo de personas que han padecido la enfermedad. Sin embargo, la Medicina preventiva no solo se basó en administrar medicamentos, sino que también se impusieron medidas higiénicas para evitar problemas mayores. En el siglo XIX, Joseph Lister observó que la alta mortalidad en los hospitales se debía a la putrefacción de heridas quirúrgicas. Esta observación le hizo desarrollar técnicas de asepsia y antisepsia. Semmelweiss disminuyó la tasa de mortalidad por sepsis en el hospital, tras obligar a los médicos a lavarse las manos con cal cluorada, para neutralizar así los patógenos que producían fallecimientos.

En 1928, Alexander Fleming halla accidentalmente el primer antibiótico de la historia. Sucedió después de que dejara en la ventana una placa sembrada con microorganismos que fue contaminada por moho. Observó que la zona contaminada no estaba infectada por bacterias y concluyó que el moho inhibía el crecimiento bacteriano gracias a una sustancia que sintetizaba: la penicilina. Este descubrimiento le valió el Premio Nobel en 1945. El segundo antibiótico que obtuvo fue la estreptomicina,eficaz contra la tuberculosis que, por entonces, era una epidemia mortal. Gracias a este fármaco la mortalidad disminuyó considerablemente. Más tarde se buscaron más antimicrobianos que inhibieran el crecimiento patogénico. Actualmente hay miles de sustancias que inhiben las bacterias, pero que sólo pueden usarse en cantidades reducidas en los tratamientos, ya que la mayoría producen efectos secundarios indeseables.

Estos hallazgos están íntimamente relacionados con otros como son el de muchas sustancias corporales desconocidas hasta ahora. Hubo una avalancha de estudios sobre esta cuestión, que supuso una auténtica revelación de esta etapa histórica. Ejemplo de ello son los aminoácidos, la urea, los esteroles como el colesterol, las proteínas o las primeras hormonas como la secretina. Por entonces, surgieron también nuevas sustancias como la narcotina, la morfina, la purificación de la cocaína, la cafeína, etc.

La aspirina, sintetizada por Félix Hoffman en 1897, fue uno de los descubrimientos más logrados de la historia, por sus usos como analgésico, antipirético o antiinflamatorio. De hecho, es uno de los medicamentos más utilizados incluso hoy en día, aunque actualmente su uso primordial es como antiagregante plaquetario para personas con riesgo cardiovascular. El ácido acetilsalicílico, principio activo de la aspirina, es un derivado de la salicina,obtenido de la corteza de sauce, que en tiempos remotos ya se empleaba como analgésico.

A finales de siglo, en 1895,se descubren los Rayos X. Un poco más tarde, en 1898, la radioactividad,por el matrimonio Curie. Después nace la Medicina Nuclear, la Radiofarmacia y los radiofármacos como tratamiento de diversos tipos de cáncer.

Funk expuso el origen, relacionado con factores alimentarios y carencia de vitaminas, de enfermedades como la pelagra, el raquitismo o el escorbuto. Viajó a zonas donde el arroz era la base de la alimentación, en las que se padecía una enfermedad, causada por deficiencia de vitaminas, conocida como *beriberi*. Les administró amina para su cura, de ahí surge el concepto de vitamina. El escorbuto fue un problema a nivel marítimo, ya que los marineros enfermaban por falta de vitamina C. En consecuencia, Kramer descubrió que se curaba con zumo de frutas frescas.

Debido al amplio y creciente número de especialidades farmacéuticas; la complejidad de su preparación; el número de pacientes y el desarrollo de la Medicina preventiva,el farmacéutico tuvo más dificultades para satisfacer la demanda, por lo que eran los laboratorios o las industrias farmacéuticas los encargados de las elaboraciones. Por ello se buscaron fármacos sintéticos y baratos, para producir medicamentos en masa a bajo precio y más calidad. De todo ello se derivó una mejora de la salud, de la calidad de vida y el acceso de los medicamentos atoda la población.

Durante la I Guerra Mundial se usaba como arma el gas mostaza. Tras la correspondiente autopsia se advertía que las personas afectadas por este agentetenían muy pocos o carecían de glóbulos blancos. En los años cuarenta, unos farmacólogos demostraron que podía usarse este gas para tratar diversos tumores. Los resultados fueron sorprendentes: las masas de tumores se redujeron tras los tratamientos, obteniéndose así el primer quimioterápico de la historia: la mostaza de nitrógeno y sus derivados. Más tarde se originaron más aproximaciones quimioterapéuticas como el metotrexato. Los problemas fueron entonces los efectos secundarios y la dificultad de curación de algunos tipos de cáncer. Actualmente la detección rápida de tumores incrementa las posibilidades de eliminar el cáncer.

La aparición del SIDA en 1980 implicó la búsqueda de un nuevo tipo de medicamento: los antirretrovirales, que ralentizan la acción vírica y, por tanto, aumentan la esperanza de vida del enfermo. En 1982 aparecieron los medicamentos bioterapéuticos, producidos por organismos vivos mediante procesos complejos. El primero en aparecer fue la insulina humana, a partir de cultivos de bacterias a través de tecnología de recombinación del ADN. (IFPMA).

Gracias a la revolución tecnológica, desde comienzos del siglo XX la ciencia alcanzó la cúspide. El descubrimiento de tecnologías modernas aplicadas a la Medicina permitió diagnosticar, prevenir y curar enfermedades: "Debido a la acumulación del conocimiento y los avances tecnológicos ocurridos en el sector de la salud, la asistencia médica ha cambiado profundamente en los últimos años. Ello se debe, en gran medida, al impresionante desarrollo de la tecnología médica. La aparición de algunas, imposibles de imaginar hace sólo unas décadas, han producido cambios muy significativos en la configuración de los servicios de salud"[9].Citaremos avances como la*angiografía por sustracción digital*, resonancia magnética, los desfibriladores para infartos, los marcapasos cardíacos o los analizadores automáticos de laboratorio que analizan muestras con más precisión y eficacia. Esto es lo que se considera la electromedicina o tecnología médica. "Por lo tanto, tecnología médica no sólo son máquinas o medicamentos, sino también la propia práctica clínica y el modo en que ésta se organiza"[10].Poco a poco fueron llegando también nuevos medicamentos, como la quimioterapia para el cáncer, vacunas para el sarampión o la poliomielitis, o los antiretrovirales para enfermedades relacionadas con virus como el SIDA.

Actualmente, la mayoría de las enfermedades no suponen un problema como antes. Enfermedades que fueron preocupantes como la peste, la tuberculosis, la poliomielitis, el tifus o el cólera están casi erradicadas en los países desarrollados, aunque son endémicas en muchos países en vías de desarrollo. Esto supone un problema de Salud Pública y para organizaciones que, como la OMS (Organización Mundial de la Salud),intentan erradicar muchas enfermedades o, al menos, buscan que su mortalidad disminuya. De momento, se considera erradicada la viruela. Una enfermedad que, como se comentó antes, era mortal y que, desde que se descubrió su primera vacuna, redujo drásticamente su incidencia y mortalidad. La gran mayoría de las enfermedades han dejado de ser una pesadilla gracias a medidas de prevención, como las vacunas, o a las medidas higiénicas instauradas. Además, en caso de contraerse la enfermedad, los nuevos medicamentos han reducido en gran medida la mortalidad. Sin embargo, todavía el hombre no ha cantado victoria frente a las enfermedades. Aún quedan muchas incógnitas por resolver. Es el caso de las enfermedades raras o las autoinmunes, del cáncer, de la malaria o

---

[9] LÁZARO Y DE MERCADO, P."Desarrollo, innovación y evaluación de tecnología médica". En AA.VV., *Informe SESPAS 1998: La Salud Pública y el futuro del Estado de Bienestar*, SESPAS, Granada, 1998, pp. 345-373.

[10] LÁZARO Y DE MERCADO, P. "Desarrollo, innovación y evaluación de la tecnología médica", *est. cit.*, pp. 345-373.

de las enfermedades degenerativas como el Alzheimer, Parkinson, ELA... Actualmente se invierte mucho en investigaciones que buscan una solución para enfermedades que, de momento, no tienen tratamiento. No cabe duda de que algún día se logrará una cura, ya que el avance dual de la ciencia y la medicina parece imparable y el progreso de una impulsa de manera positiva a la otra.

III.LA INVESTIGACIÓN CLÍNICA

1. La razón del control exhaustivo en la investigación. La regulación de los medicamentos

Es evidente que los medicamentos cumplen una función beneficiosa sobre la salud y ayudan tanto a prevenir como a diagnosticar enfermedades. Sin embargo, es innegable que también pueden producir resultados negativos en el consumidor, conocidos como efectos secundarios. "La utilización de un medicamento requiere que el beneficio de su empleo sea superior a los riesgos que pueda generar. Idealmente debieran utilizarse medicamentos que aporten un beneficio sin ningún riesgo. En la práctica, el uso de la mayor parte de los medicamentos implica un cierto riesgo que debe intentar reducirse al mínimo"[11]. En resumen, no es lógico suministrar a un enfermo un medicamento que le acarreará más consecuencias negativas que beneficiosas. Estos efectos secundarios, que pueden ser más o menos tóxicos y no tienen por qué producirse en todos los pacientes,tienen diversas causas: por su composición, como sucede con las reacciones de hipersensibilidad al fármaco en personas alérgicas a la penicilina o, por ejemplo, por exceso de su consumo, como ocurre con el metotrexato o el paracetamol, que en altas dosis pueden provocarhepatotoxicidad.

Más allá de estos efectos secundarios, muchos fármacos se han retirado del mercado por sus efectos adversos indeseables. Es el caso del zomepilaco que producía shock anafiláctico o la cimetidina que podía causar el Síndrome de Guillain-Barré. Quizá el caso más conocido sea el de la talidomida, derivado del ácido glutámico que, debido a su alta toxicidadteratogénica, producía focomelia –un tipo de anomalía fetal que afectaba a las extremidades– y mortalidad infantil. Este fármaco fue comercializado en los años cincuentapor la empresa farmacéutica alemana Grünenthal,como alternativa a los barbitúricos, con el fin de tratar las náuseas, vómitos e insomnio de mujeres embarazadas. Poco más tarde, se vieron malformaciones congénitas en los recién nacidos de ma-

[11] Según Juan A. Armijo, catedrático de Farmacología Clínica, en ARMIJO, J.A., "Estudios de seguridad de medicamentos: métodos para detectar las reacciones adversas y valoración de la relación causa-efecto" en AA.VV., *El Ensayo Clínico en España*, Madrid, Farma industria, 2001, cit., p. 161.

dres que tomaban dicho fármaco. En 1962 se prohibió la comercialización de la talidomida, aunque, sin embargo, se permite su uso a nivel intrahospitalario en casos especiales.

A pesar de que los estudios de investigación de nuevos fármacos en humanos se llevan haciendo desde hace mucho tiempo de un modo controlado en pos de la máxima eficacia y el beneficio común, no está de más recordar otros experimentos en los que no se actuó de esa manera. Ejemplo de ello serían los llevados a cabo por el Tercer Reich durante la II Guerra Mundial o el conocido Experimento Tuskegee con enfermos de sífilis que se llevó a cabo en el Instituto Tuskegee de Estados Unidos, el experimento que data de comienzos del siglo XX, fue un ensayo clínico (EE.CC.)realizado con afroamericanos. El estudio consistía en observar la evolución de la sífilis en personas no tratadas. Se emplearon casi 400 personas que padecían la enfermedad y 200 sanos, sin obtener su consentimiento informado y ocultándoles la verdad. La inmensa mayoría murió durante el transcurso del experimento por los estragos de la sífilis, a pesar de que había una cura existente: la penicilina. Fue en 1972 cuando los medios de comunicación difundieron las atrocidades del ensayo, lo que provocó el cierre del mismo. A consecuencia de lo sucedido durante la II Guerra Mundial en relación a los experimentos humanos, se decidió, para evitar que en un futuro ocurrieran hechos semejantes, elaborar en 1947 el Código de Núremberg y,posteriormente,en 1964 la Declaración de Helsinki. El Informe Belmont (1978) y la Declaración de Tokio (1975) entre otros,siguieron ese camino, con las bases bioéticas de regulación de las investigaciones clínicas, así como del requerimiento obligatorio del consentimiento informado de los sujetos que intervienen en el ensayo. En lo que concierne a la regulación de los medicamentos que están en fase de experimentación, la FDA(*Food and DrugsAdministration*) en EE.UU. y la AEMPS (Agencia Española de Medicamentos y Productos Sanitarios) en España, son las Agencias Reguladoras de Medicamentos, que dan la aprobación de un medicamento y garantizan que el ensayo se ha realizado cumpliendo un protocolo, con las normas de buena práctica clínica y, por supuesto, que se ha llevado a cabo respetando las leyes que regulan la investigación clínica. De esta manera, así se evitan a día de hoy sucesos fraudulentos como los mencionados y se garantiza la protección de los sujetos que participarán en el ensayo.

La legislación española es muy compleja en lo referente a los ensayos clínicos con medicamentos. Cabe destacar la Ley 29/2006 de Garantías y uso racional de los medicamentos y productos sanitarios, el RD 223/2004 de los Ensayos Clínicos y el RD 824/2010 de Regulación de laboratorios, entre otros.

2. Concepto de ensayo clínico

"La investigación clínica es hoy por tanto en España una realidad, sometida a una metodología rigurosa y sujeta a una reglamentación muy estricta. Su situación ha cambiado en los últimos años de una manera muy notable y eso ha sido posible gracias al esfuerzo, por un lado, de los investigadores, por otro de la Industria Farmacéutica y por último al menos en parte por la Administración"[12].

Según el RD 223/2004 se define un ensayo clínico como *"toda investigación efectuada en seres humanos para determinar o confirmar los efectos clínicos, farmacológicos y/o demás efectos fármaco dinámicos, y/o de detectar las reacciones adversas, y/o de estudiar la absorción, distribución, metabolismo y excreción de uno o varios medicamentos en investigación con el fin de determinar su seguridad y/o su eficacia"*[13].

3. La industria farmacéutica

Los ensayos clínicos son bastante caros yson financiados por el promotor. La mayoría de las veces los financia la Industria Farmacéutica (IF), aunque, en ocasiones, también lo hacen las agencias públicas. Lo que diferencia a ambos radica en el objetivo, ya que el principal de la IF es comparar un medicamento desarrollado por su equipo con el de la competencia en el mercado, para conocer así la eficacia en comparación con el de referencia.

Pero ¿qué es la Industria Farmacéutica? Es aquella que se dedica a elaborar productos, ya sean medicamentos o productos sanitarios, destinados a la salud para cubrir las necesidades sanitarias. Es uno de los sectores industriales con más inversión I+D (Investigación y Desarrollo) a nivel mundial y sigue en constante crecimiento. Sólo en 2012 se invirtieron a nivel global casi 137.000 millones de euros en la investigación y desarrollo de nuevos medicamentos. De ellos, 30.000 millones en España. El dinero va dirigido a investigaciones, aprobaciones y fármaco vigilancia, aunque porcentualmente más de la mitad se dedica a los ensayos clínicos[14].

Las cifras indican que cada año se ha incrementado la inversión de manera constante. Esto se debe principalmente a la preocupación del hombre por los problemas de salud y al compromiso de mejorar la calidad de vida. Es

---

[12] DÍAZ-RUBIO, E., "La Investigación Clínica de Medicamentos en España", en AA.VV., *La Investigación Preclínica y Clínica de los Medicamentos en España*, Madrid, Ed. Doce Calles, 1995, cit., p. 15.

[13] BOE nº 33, de 7 de febrero de 2004, pp. 5429-5443.

[14] Según datos de Farmaindustria. *Farmaindustria, cuánto cuesta desarrollar un medicamento.*

significativa la búsqueda y la inversión en medidas preventivas, porque así se reduce la prevalencia de una enfermedad a nivel global y,en consecuencia,se disminuye el gasto sanitario ya que los costes de prevención son menores que los de la cura de una determinada patología.

Comúnmente se habla de I+D, pero en IF se habla más bien de I+D+i, que sería la Investigación de nuevos medicamentos, su desarrollo e innovación de nuevas alternativas terapéuticas.

4. El ciclo de vida de un medicamento. Del descubrimiento a la obsolescencia

El proceso de creación de un medicamento, desde la fase de descubrimiento hasta la puesta en el mercado de dicho producto y sus posteriores estudios, es bastante largo. En general, este proceso abarca un intervalo de entre 10 a 15 años o incluso más. Esto se debe a que deben atravesarse varias fases que por sí solas no aparentan ser extensas. Se puede simplificar el proceso en cinco etapas: descubrimiento; fase de desarrollo preclínica; fase de desarrollo clínica;aprobación del producto y fármaco vigilancia. Cada medicamento tiene un ciclo de vida de diez fases, cuya duración es variable. Existe además la posibilidad de que se superpongan las fases, desde su investigación, pasando por su desarrollo y comercialización,hasta la última fase del ciclo: la obsolescencia terapéutica. El proceso es bastante complejo. Por tanto se explicará de forma resumida lo más relevante en lo que concierne al estudio.

A) Investigación y descubrimiento

En la fase de descubrimiento o pre-desarrollo, lo primero es identificar el objeto de estudio, una enfermedad u otras limitaciones clínicas. Hecho esto se buscaran susposibles opciones terapéuticas y, posteriormente,se verificará si existen o no alternativas en el mercado,valorándose si los recursos de la empresa son suficientes para llevar a cabo el estudio. En el caso de que sea posible, se estudiará a fondo la enfermedad para obtener información sobre sus mecanismos patológicos y se buscarán estrategias posibles en las que se pueda actuar para prevenir, diagnosticar, tratar, aliviar o curar dicha condición.

Para ello se busca la diana terapéutica y sus posibles analogías con la enfermedad. La diana puede descubrirse a partir de otras existentes, usando una molécula de referencia, mediante fenómeno accidental o a través de un método de investigación.

Una diana terapéutica es una molécula, con una función definida y con una determinada estructura, sobre la cual el fármaco actúa. La inhibición de dicha diana por la acción de dicho fármaco altera o anula su función, generando un efecto farmacológico. Por eso es muy importante conocer el funcionamiento y la estructura del cuerpo humano; conocimientos de química y de bioquímica. Esta fase de descubrimiento se suele llevar a cabo en las universidades o centros de investigación en laboratorios u hospitales.

Al encontrar las posibles dianas debemos validarlas. Es decir, asegurarnos de cuál de ellas realmente interviene en el proceso. En caso positivo se estudiará la posibilidad de crear una posible molécula que pueda actuar allí. Cuando se tiene la diana, pueden hacerse dos cosas: diseñar un fármaco mediante diseño racional de medicamentos o bien procederse al *screening* o cribado de moléculas candidatas a fármacos terapéuticos. En este último caso se utilizaría una estrategia que, mediante un ordenador y una base de datos con información de miles de moléculas, buscaría fármacos que puedan actuar en la diana farmacológica, a través del método de descarte, eliminando los que son potencialmente tóxicos, los de efectividad escasa o nula, o aquellos que no cumplen requisitos de farmacocinética.

Los fármacos que han sido seleccionados serán sometidos a una validación, con objeto de seleccionar el mejor fármaco que cumpla determinados requisitos.

B) Fases de un ensayo clínico: preclínica y clínica

Que tengamos el fármaco no significa que pueda aprobarse y venderse directamente en el mercado. Tenemos poca información acerca de este candidato y no sabemos cuál será su comportamiento en el ser humano: si no produce efecto o dicho efecto es erróneo; desconocemos también su toxicidad y las dosis que deberían administrarse al paciente para que tenga un efecto óptimo en su salud. Por estas razones se realizan estudios de desarrollo.

Sin embargo, estos estudios de desarrollo no pueden realizarse directamente en humanos en la fase clínica. Las condiciones o requisitos necesarios para realizar la fase clínica están reflejadas en el Artículo 3 del Real Decreto 223/2004[15], que, de forma expresa, obliga a la obtención de datos necesarios que garanticen que previamente todo haya sido estudiado y el ensayo en humanos no suponga riesgos innecesarios. Es imprescindible tener en cuenta esta cuestión en cualquier investigación con medicamentos. Toda la información requerida se recaba durante la etapa precedente, la fase preclínica.

En esta fase preclínica se prueba el fármaco en cultivos in-vitro o en animales, con el objetivo de asegurar que la administración del fármaco en humanos es segura. Además, se estudia cómo actúa el fármaco en el orga-

---

[15] BOE nº 33, de 7 de febrero de 2004, cit., pp. 5429-5443.

nismo (farmacodinamia) y el comportamiento del organismo con el fármaco –procesos de liberación, absorción, metabolismo y excreción del fármaco–, lo que se denomina farmacocinética. Se busca la mejor estrategia de síntesis del fármaco y la forma farmacéutica conveniente –comprimido, inyectable, pomada o cápsula–,en la que será administrada al paciente.

Es imprescindible conocer durante esta fase la posible toxicidad del fármaco en el organismo –posible carcinogenicidad, teratogenicidad, toxicidad a corto o largo plazo–, las reacciones adversas que pudiera causar alterando el organismo y los riesgos que conlleva. Se llevaran a cabo para ello estudios dosis respuesta, las interacciones y determinar una dosis o posología para los sujetos que intervendrán en la fase clínica y que sean seguros para ellos sin que supongan riesgos. Una vez obtenida la información sobre el fármaco y tras asegurarse que es seguro para los pacientes, concluyen los estudios preclínicos. Entonces se procederá a enviar una solicitud de autorización de Producto en Fase de Investigación o PEI a la AEMPS y el CEIC (Comité Ético de Investigación Clínica) correspondiente, cuya documentación contiene toda la información del medicamento en relación a su seguridad, eficacia y calidad. Los ensayos deberán ser autorizados por dichas autoridades sanitarias, registrados en una base de registros de ensayos clínicos y, tras su finalización,sus resultados deberán publicarse sin excepciones. Posteriormente, tras la aprobación, una vez que se considera el fármaco como PEI, pueden comenzarse los ensayos clínicos (fase clínica). Estos ensayos son bastante complejos y largos en cuanto a su duración. Deben cumplir con un protocolo previamente aprobado y revisado, de acuerdo con las normas de buena práctica clínica o BPC. En general, el promotor puede dirigir el ensayo clínico, pero la gran mayoría de las veces se contrata a una compañía de investigación por CRO (*Contract Research Organization*)y se nombra a un investigador principal. Otra figura importante es el monitor, que es el encargado de supervisar estos ensayos, comprobar que se cumple el protocolo y asegurar que los pacientes que intervienen en el ensayo reciban correctamente la información y firmen el consentimiento informado.

Hay tres fases por las que pasará el fármaco antes de su aprobación, y ulteriormente una cuarta fase. En la fase I, el fármaco se administrará a un grupo reducido de voluntarios sanos, con el objetivo principal de comprobar la seguridad y la tolerancia del fármaco en humanos. Además, se averiguará la posología adecuada para administrar a los pacientes que intervendrán en las siguientes fases. Para identificarlos posibles efectos adversos que puedan ser consecuencia del fármaco, en esta fase se realizará un seguimiento exhaustivo de los voluntarios.

La fase II se caracteriza por ser la primera en la que se administra el fármaco en pacientes que tienen la enfermedad objetivo. Se determinará la seguridad por encima de todo y, después, la eficacia del fármaco y la posología más eficaz para tratar esa patología. Esta fase suele dividirse en otras dos:la fase IIA en la que se analizará la posología en estudios no controlados y la fase IIB, en la que "los ensayos son controlados con placebo y enmascarados para demostrar la eficacia de una forma más rigurosa"[12].

Al finalizar la fase II, se reúne a un grupo grande de sujetos para participar en la fase III. Esta es la fase clínica más extensa en cuanto a su duración. En este período se confirmará la seguridad y eficacia del fármaco y "se comparará con los tratamientos estándares preestablecidos, si los hubiera, bien sea placebo o terapias reconocidas, a fin de confirmar evidencia de eficacia relativa"[16]. En esta Fase III el grupo de pacientes es mayor y representa a la población, ya que se pretende simular las condiciones de uso del fármaco una vez que esté posicionado en el mercado. Se realiza un seguimiento estricto para controlar cualquier efecto adverso que pudiera ser grave.

Estos ensayos deben ser controlados y aleatorizados. Es decir, se utilizarán dos fármacos: el del estudio y otro diferente (placebo).Se comparan entre sí y la asignación del fármaco a los pacientes debe ser al azar. De esta manera se reducen las posibilidades de sesgo. Lo óptimo es realizar el método doble ciego, en el que a un grupo de pacientes se le da uno de los fármacos al azar y al segundo grupo el otro fármaco para, después del estudio, dar a ambos grupos el fármaco que no recibieron antes y hacer otro estudio. Ni el paciente ni el investigador conocen cuál de los dos fármacos es el que se ha administrado: así se evitan errores y posibles influencias a la hora de la observación.

C) Aprobación del medicamento en investigación

Cuando finaliza la tercera fase, ya se ha debido de recopilar toda la documentación acerca del ensayo en un dosier de registro, en el que se incluirá la información obtenida del fármaco en el estudio y de los pacientes del ensayo en los CRD (Cuadernos de Recogida de Datos)entre otros documentos esenciales (ficha técnica, etc.).

Entonces, como se ve reflejado en el Artículo 27 de la Ley 223/2004, "*Una vez finalizada la realización del ensayo clínico, en el plazo de 90 días, el promotor notificará a la Agencia Española de Medicamentos y Productos Sanitarios y a los comités éticos implicados el final del ensayo*"[17]. Se les envía los resultados del ensayo explicados en un informe final de ensayo. Cuando se haya presentado la solicitud de aprobación de medicamento y las autoridades sanitarias eva-

[16] IDOATE, A., IDOIPE, A., "Investigación y ensayos clínicos", en AA.VV., *Farmacia Hospitalaria Tomo I*, 2002, p. 332.

[17] BOE nº 33, de 7 de febrero de 2004, cit., pp. 5429-5443.

lúen y aprueben el uso del medicamento y su registro, la empresa solicitante tendrá la autorización de comercialización del medicamento aprobado. Se deberá enviar una solicitud de autorización de un precio para el medicamento, aportándose la documentación necesaria. Si el medicamento es innovador, es decir, el mejor de todas las alternativas existentes para la enfermedad, el precio fijado será mayor. Cuando se haya autorizado, la empresa podrá fabricar el medicamento a nivel industrial.

"Después de la comercialización de un nuevo medicamento, las compañías farmacéuticas disponen de un corto período de exclusividad antes que sus posibles patentes de producto, y/o de proceso expiren, y otras compañías puedan comercializar el mismo fármaco como medicamento genérico"[18].

D) Farmacovigilancia y estudios de observación. Obsolescencia

Cuando el medicamento ya se ha comercializado, puede comenzar la cuarta fase clínica, conocida como farmacovigilancia –Fase IV o estudios *postmarketing*)–, puesta en marcha hace relativamente poco tiempo. La OMS(Organización Mundial de la Salud) la define como "la ciencia y las actividades relativas a la detección, evaluación, comprensión y prevención de los efectos adversos de los medicamentos o cualquier otro problema relacionado con ellos"[19]. En esta fase, tras la aprobación y la comercialización de un medicamento, se estudian los posibles efectos adversos que pudieran ocurrir a largo plazo. Es una información que no se conocía acerca del medicamento, ya que los ensayos clínicos aportan una información limitada a una población de estudio cuyos resultados se extrapolaron a la población en general. Sin embargo, no se conoce cómo determinadas patologías, condiciones, genética, las etnias, países o el comportamiento del hombre (su dieta, el ejercicio físico, etc.) pueden influir en los efectos resultantes de la administración de un medicamento. Por ejemplo, aquellos que realizan deportes de resistencia de larga duración y llevan una dieta baja en proteínas, en el caso de que tomaran diuréticos, estos quizás podrían originar efectos tóxicos en ellos. Esto no puede comprobarse a ciencia cierta hasta que se realizan estos estudios de fase IV.En esta fase se estudian nuevas aplicaciones terapéuticas del fármaco. Por ejemplo, la aspirina, que se utilizaba como analgésico, pero más tarde se descubrió su efecto como anticoagulante para prevenir ataques cardíacos. También se estudia el comportamiento del fármaco en poblaciones especiales y susceptibles como los niños, para determinar la posología adecuada o las medidas especiales.

---

[18] HERNÁNDEZ HERRERO, G., "Ciclo de vida de los medicamentos. Proceso de desarrollo de un nuevo fármaco: fases preclínica y clínica, en AA.VV., *Tratado de Medicina Farmacéutica*, Madrid, Ed. Panamericana, 2011, p. 186.

[19] OMS, *Boletín de Farmacovigilancia, conceptos básicos de farmacovigilancia*.

El fin de la fase IV es recopilar más información del medicamento comercializado, basándose en nuevos estudios observacionales, para observar estos efectos en la población y así obtener información acerca de nuevos usos, efectos adversos a largo plazo, toxicidad o incluso advertir, llegado el caso, de que un medicamento es potencialmente peligroso para retirarlo así rápidamente del mercado y evitar consecuencias. También puede estudiarse el fármaco de nuevo, modificando su estructura química con el propósito de mejorar la eficacia, seguridad, evitar algún efecto secundario o mejorar su biodisponibilidad.

¿Pero cómo se obtiene toda esa información? Los médicos, farmacéuticos o incluso los pacientes pueden notificar de forma activa a la Sociedad Española de Farmacovigilancia todo lo que sucede y que no está en la ficha técnica del medicamento. Se realizan estudios farmacoepidemiológicos de forma activa o pasiva para evaluar la seguridad y eficacia a largo plazo, establecer las contraindicaciones, recomendaciones, los efectos adversos, evaluar la toxicidad crónica o las medidas de precaución que deben tomarse y notificarlas.

Finalmente, un medicamento entra en fase de obsolescencia cuando nacen otros que son una alternativa terapéutica mejor o se ha retirado del mercado por otras circunstancias.

IV. CONCLUSIONES

En resumen, si comparamos el antes y el después de los fármacos, observamos que se ha pasado de un pequeño número de fármacos poco elaborados y destinados a pocas patologías, a un mundo moderno con un sinfín de medicamentos elaborados para un amplio abanico de enfermedades. Un mundo el que incluso se han erradicado enfermedades como la viruela. A lo largo de la historia, incontables personas han dedicado su vida a la investigación de de la salud humana y buscado tratamientos para solucionar sus problemas. Como consecuencia de ello, a pesar de que todavía queda mucho camino por delante –metas como el SIDA, determinados tipos de cáncer, enfermedades raras, problemas genéticos o incluso prevenir otras patologías– la calidad y esperanza de vida han mejorado considerablemente.

Con la colaboración simbiótica de los investigadores, la Industria Farmacéutica, los profesionales de la salud y las autoridades sanitarias, así como de todas las personas, podemos mejorar la salud de forma creciente y hacer frente a las posibles amenazas de la salud. Aunque no lo creamos, todos somos partícipes de una lucha constante contra la erradicación de las enfermedades o las patologías, ya sea participando en campañas, invirtiendo en estudios de nuevos medicamentos, ayudando a las ONG o mediante la educación sanitaria. Es importante que la humanidad cuente con la generosidad de las personas para aplicar esas soluciones e incluso hacer llegar los tratamientos a todos los lugares del mundo.

Para conseguir este objetivo, tenemos la obligación de poner a disposición de los demás las enseñanzas y las investigaciones que nos han sido transmitidas gratuitamente. Como decía Ramón y Cajal, "Según es bien sabido, la juventud procede en su culto a los hombres ilustres por imitación, fuera obra altamente educadora de la voluntad que cada profesor trazara con verdadero cariño y con deliberado propósito de sugestión la biografía anecdótica y sucinta de los sabios que más se distinguieron en el desarrollo de su ciencia especial, haciendo, en fin, algo de lo que, desde otro punto de vista, quisieron realizar"[20].

BIBLIOGRAFÍA

AA.VV., *El Ensayo Clínico en España,* (Dir. GARCÍA) Ed. Farmaindustria, Madrid, 2001.

AA.VV., *Farmacia Hospitalaria Tomo I,* (Coord. GAMUNDI PLANAS), SEFH, Madrid, 2002.

AA.VV., *Informe SESPAS 1998: La Salud Pública y el futuro del Estado de Bienestar,* (Dir. S.E.S.P.A.S.), SESPAS, Granada, 1998.

AA.VV., *La Investigación Preclínica y Clínica de los Medicamentos en España,* (Fundación de Ciencias de la Salud), Ed. Doce Calles, Madrid, 1995.

AA.VV., *Remington Farmacia,* Vol. 1, (Dir. GENNARO), Ed. Médica Panamericana, Buenos Aires, 20ª Ed. 2003.

AA.VV., *Tratado de Medicina Farmacéutica,* (Coord. HERNÁNDEZ HERRERO), Ed. Panamericana, Madrid, 2011.

BOE nº 33, de 7 de febrero de 2004.

CINTORA PRADO, P., *Historia Ilustrada de la Farmacia,* Ed. Aguaviva, Madrid, 1987.

ESTEVA DE SAGRERA, J., *Historia de la Farmacia. Los medicamentos, la riqueza y el bienestar,* Ed. Masson,Barcelona, 2005.

Farmaindustria,cuánto cuesta desarrollar un medicamento http://www.farmaindustria.es/web/infografia/cuanto-cuesta-desarrollar-un-medicamento/ (Visitado 24 Octubre 2015).

GÓMEZ CAAMAÑO, J.L., *Páginas de Historia de la Farmacia,* Sociedad Nestlé, Barcelona, 1970.

OMS, Boletín de Farmacovigilancia, conceptos básicos de farmacovigilancia, http://apps.who.int/medicinedocs/documents/s19005es/s19005es.pdf (Visitado 26 Octubre 2015).

---

[20] RAMÓN Y CAJAL, S., "Reglas y consejos sobre investigación científica. Los tónicos de la voluntad". Ed. Austral, Madrid, 2005, p. 151.

PUERTO F.J., GONZÁLEZ BUENO, A., *Compendio de Historia de la Farmacia y legislación farmacéutica*, Ed. Síntesis, Madrid, 2011.

RAMÓN Y CAJAL, S., "Reglas y consejos sobre investigación científica. Los tónicos de la voluntad". Ed, Austral, Madrid, 2005.

CAPÍTULO SEGUNDO.
ÁMBITO SUBJETIVO DE LA PRESTACIÓN FARMACÉUTICA

Mª. Belén García Romero
Profesora Titular de Derecho del Trabajo y de la Seguridad Social
Universidad de Murcia

I. INTRODUCCIÓN

El ámbito subjetivo de la prestación farmacéutica debe definirse en atención a los sujetos titulares del derecho a la asistencia sanitaria pública. Ello es así por cuanto la prestación farmacéutica constituye una de las tres prestaciones del sistema nacional de salud, junto con las de carácter médico (atención primaria, atención especializada, atención de urgencias) y las de carácter complementario (recuperación, ortoprotésicas, productos dietéticos, transporte sanitario).

La prestación farmacéutica comprende los medicamentos y productos sanitarios, así como el conjunto de actuaciones encaminadas a que los pacientes los reciban de forma adecuada a sus necesidades clínicas, en las dosis precisas, durante el tiempo adecuado y al menor coste posible para ellos y la comunidad[21]. En atención a su prescripción y dispensación, puede ser de dos tipos: prestación farmacéutica "interna", para pacientes hospitalizados, o "ambulatoria"para pacientes no hospitalizados[22].

El derecho a la protección de la salud está reconocido en el art. 43 CE dentro de los principios rectores de la política social y económica.

En el ámbito de la legalidad ordinaria, destacan las siguientes disposiciones legales de carácter básico:

- La Ley 14/1986, de 25 abril, General de Sanidad, que establece los principios básicos para la organización del sistema nacional de salud en el conjunto del territorio y de distribución de competencias entre las Administraciones Públicas.
- La Ley 21/2001, de 27 de diciembre, por la que se crea el Fondo de Cohesión Sanitaria.
- La Ley 16/2003, de 28 de mayo, de Cohesión y Calidad del Sistema Nacional de la salud, que identifica a los titulares de los derechos de asistencia sanitaria, ordena las prestaciones, delimita la cartera de servicios y establece el marco general de coordinación y cooperación entre las Administraciones.
- Ley 33/2011, de 4 octubre, General de Salud Pública, que dispone las bases y principios generales de la política de salud de la población, establece los derechos y deberes de los ciudadanos, el personal profesional y la investigación, sanidad exterior, gestión sanitaria, etc.

A ellas se suman numerosas normas legales y reglamentarias de carácter complementario, que regulan diversos aspectos de la protección de la salud[23]. Entre ellas, cabe destacar, de un lado, las relativas al acceso a la asistencia sanitaria, entre las que se encuentran la legislación de seguridad social (art. 42 1 a) LGSS, las normas de las mutualidades y regímenes de funcionarios públicos), el RD 1192/2012, de 3 de agosto, regulador de la condición de asegurado y de beneficiario de la asistencia sanitaria en España, con cargo a fondos públicos y el RD 81/2014, de 7 de febrero, de transposición de la Directiva 2011/24/UE, sobre la asistencia sanitaria transfronteriza; y, de otro lado,

[21] Art. 16 de la Ley 16/2003, de 28 de mayo y Anexo V del RD 1030/2006, de 15 de septiembre.

[22] BLASCO LAHOZ, J.F., *Las prestaciones del Sistema Nacional de Salud*, Ed. Tirant lo Blanch, Valencia, 2014, pp. 63 y 67.

[23] ARANZADI EXPERTO, "Acción protectora: Asistencia sanitaria", Thomson Reuters, Doc 2003\217, pp. 2-8 (consultado el 07 marzo de 2016).

las referidas a medicamentos y prestaciones farmacéuticas, como son, entre otras, el RD Legislativo 1/2015, de 24 de julio, RD 177/2014, de 21 de marzo y RD 83/1993, de 22 de enero.

En el contexto de la UE, deben mencionarse, en primer lugar, el art. 35 de la Carta de Derechos Fundamentales de la UE, que reconoce a toda persona el derecho a beneficiarse de la atención sanitaria en las condiciones establecidas por las legislaciones y prácticas nacionales y que exige que las políticas de la Unión Europea garanticen un elevado nivel de protección de la salud, así como el art. 19 de la Carta Comunitaria de Derechos Sociales Fundamentales, que reconoce a todo trabajador el derecho a disfrutar de condiciones satisfactorias de protección de su salud en su lugar de trabajo. En segundo lugar, el art. 168 TFE, que atribuye a la UE competencias para complementar la acción de los Estados miembros con vistas a mejorar la salud pública y prevenir las enfermedades humanas y para fomentar la cooperación entre los Estados miembros. En tercer lugar, los Reglamentos de coordinación de los sistemas nacionales de Seguridad Social, como el Reglamento 883/2004, desarrollado por R. 987/2009 y el Reglamento 1231/2010 para nacionales de terceros países. Finalmente, la Directiva 2011/24/UE de 9 de marzo, sobre asistencia sanitaria transfronteriza.

II. LA MODIFICACIÓN DEL ÁMBITO SUBJETIVO DEL DERECHO A LA ASISTENCIA SANITARIA PÚBLICA

1. La situación previa a la reforma de 2012: el inacabado proceso tendente a la universalización del derecho

El art. 43 CE, dispone: *"Se reconoce el derecho a la protección de la salud"*, atribuyendo a los poderes públicos la competencia para organizar y tutelar la salud pública a través de medidas preventivas y de las prestaciones y servicios necesarios. Finalmente, remite al legislador la delimitación de este derecho al señalar que *"La ley establecerá los derechos y deberes de todos al respecto"*.

La Ley General de Sanidad de 1986 consagra la universalización del derecho a asistencia sanitaria pública a toda persona residente en España, si bien reconoce que dicho principio se deberá alcanzar de forma progresiva (DT Quinta).

A partir de dicha ley, la delimitación del ámbito subjetivo deja de responder a una lógica estrictamente contributiva que limitaba la protección a los asegurados sociales (trabajadores, pensionistas, perceptores de prestaciones contributivas de la Seguridad Social y a sus familiares beneficiarios), para extenderse a nuevos colectivos: desempleados, discapacitados, personas sin recursos económicos, pensionistas de las clases pasivas, perceptores de prestaciones no contributivas de la Seguridad Social, extranjeros bajo determinadas condiciones, etc.[24]

La Ley 49/1998, de 30 de diciembre, de Presupuestos Generales del Estado para 1999 procede a la separación de fuentes de financiación entre el SNS y la Seguridad Social, desvinculando la asistencia sanitaria de las aportaciones de la Seguridad Social. De este modo, aunque la asistencia sanitaria continuara siendo una prestación de la Seguridad Social, pasó a configurarse como una prestación no contributiva financiada mediante impuestos, salvo que derivara de accidente de trabajo y enfermedad profesional.

Tratándose de una prestación no contributiva, debería ser reconocida a todos los españoles residentes en territorio nacional (art. 7.3 TRLGSS). Sin embargo, siguió reconociéndose en cuanto prestación de la Seguridad Social a las personas incluidas en el campo de aplicación del sistema.

Ahora bien, junto al colectivo que tenía derecho a acceder a la asistencia sanitaria de la Seguridad Social por su condición de personas incluidas en el sistema (trabajadores, pensionistas, perceptores de prestaciones de prestaciones de seguridad social y los familiares de estos), diversas normas extendieron este derecho a otros grupos de la población: ciudadanos carentes de recursos económicos suficientes (concepto que, en virtud del ya derogado RD 1088/1989, de 8 de septiembre y Orden de 13 de noviembre de 1989, incluía únicamente a las personas cuyos ingresos no superasen el IPREM); personas afectadas de discapacidad en grado igual o superior al 33 por 100 (Ley 13/1982, de 7 de abril de Integración Social de los minusválidos y RD 38371984, de 1 de febrero); emigrantes españoles (RD 1075/1970, de 9 de abril); españoles de origen retornados y pensionistas de origen residentes en el exterior desplazados temporalmente en el territorio nacional (Ley 40/2006, de 14 de diciembre y RD 8/2008, de 11 de enero); pensionistas de viudedad, orfandad y a favor de familiares como consecuencia o con ocasión de la Guerra Civil (Ley 5/1979, de 18 septiembre); mutilados y excombatientes de la zona republicana (RD 391/1982, de 12 de febrero).

Fuera de estos supuestos protegidos por el Estado, algunas CCAA como Navarra, Cataluña, Comunidad Valenciana, La Rioja, o la Región de Murcia, también reconocieron el derecho a la asistencia sanitaria de cobertura pública a cargo de sus presupuestos a determinados afiliados que perdían su derecho al cesar en su actividad laboral y no tener derecho a la prestación o subsidio por desempleo o haberlas agotado[25].

[24] GÓMEZ MARTÍN, M., "Régimen jurídico de la asistencia sanitaria del Sistema Nacional de Salud", en AAVV. *Tratado de Derecho Sanitario*, Vol. I (Dir. A. PALOMAR OLMEDA Y J. CANTERO MARTÍNEZ), Thomson Reuters Aranzadi, Pamplona, 2013, p. 529.

[25] En su mayor parte, mediante normas aprobadas entre 2008 y 2010. Vid. GÓMEZ MARTÍN, M., "Régimen jurídico de la asistencia sanitaria...", *est. cit.*, pp. 531-532.

Durante algún tiempo permanecieron algunos colectivos al margen de este derecho a la asistencia sanitaria pública. Así, desempleados sin derecho a prestaciones y con rentas superiores al IPREM, religiosos y profesionales colegiados autónomos que hubieran optado por incorporarse a la Mutualidad de Previsión Social de su Colegio Profesional como alternativa al RETA.

Sin embargo, la Disposición Adicional Sexta de la Ley General de Salud Pública extiende este derecho a todos los españoles residentes en territorio nacional a los que no pudiera serles reconocido en aplicación de otras normas del ordenamiento jurídico. Esta previsión legal se hizo efectiva para los desempleados que hubieran agotado su prestación por desempleo y figuren inscritos como demandantes de empleo desde el 1 de enero de 2012. En cambio, para los restantes colectivos, la efectividad de la misma quedó condicionada a la evolución de las cuentas públicas y al desarrollo reglamentario de la citada extensión del derecho[26].

2. La Reforma de 2012 y la vuelta a la exigencia de relación de aseguramiento

Según se expone en su Preámbulo, el Real Decreto Ley 16/2012 de Medidas Urgentes (para garantizar la sostenibilidad del Sistema Nacional de Salud y mejorar la calidad y seguridad social de sus prestaciones), tiene la clara intención de corregir de manera urgente la situación de grave dificultad económica en la que se encuentra el SNS, consiguiendo ahorrar 7.000 millones de euros en el gasto sanitario nacional y pagar una factura cercana a los 16.000 millones. A tal fin, lleva a cabo una revisión de los derechos sólidamente asentados de las personas que hasta ese momento eran sus usuarias[27]. Concretamente, se redefinen los requisitos y presupuestos del derecho a percibir la asistencia sanitaria gratuita a cargo del Sistema Público de Salud, así como el contenido y el alcance de los servicios integrados en el concepto de asistencia sanitaria, como es el caso del derecho a la prestación farmacéutica[28]. Las nuevas condiciones del derecho serán reguladas, además de por el Real Decreto Ley 16/2012, por el RD 1192/2012 (regulador de las condiciones de asegurado y beneficiario) y por el RD 576/2013 (convenio especial de asistencia sanitaria).

El Capítulo primero del Real Decreto Ley 16/2012 da nueva redacción al art. 3 de la Ley 16/2003, de 28 de mayo, de cohesión y calidad del Sistema Nacional de Salud, haciendo patente desde la propia rúbrica del precepto –antes

[26] GÓMEZ MARTÍN, M., "Régimen jurídico de la asistencia sanitaria...", *est. cit.*, p. 532.

[27] GARRIDO CUENCA, N., "La igualdad y cohesión del Sistema Nacional de Salud. La protección de la salud en el modelo autonómico", en AAVV. *Tratado de Derecho Sanitario*, Vol. I, ob. cit., p. 108.

[28] SELMA PENALVA, A. "Otras modalidades de protección social", en AAVV. *Lecciones de Seguridad Social* (Coord. M.B. GARCIA ROMERO), Ed. Diego Marín, Murcia, 2016, p. 454.

"titulares de los derechos" y ahora "de la condición de asegurado"– el alcance de la reforma planteada. En él se va a regular la condición de asegurado a efectos de la prestación de servicios sanitarios y sociosanitarios, esto es, quién tiene garantizada la asistencia sanitaria en España, con cargo a fondos públicos, a través del Sistema Nacional de Salud (SNS).

La modificación legal tiene como consecuencia la exclusión de dos colectivos: los extranjeros en situación de irregularidad migratoria y la de aquellos españoles o extranjeros que residen legalmente en España que, por no encontrarse en ninguna de las circunstancias que prevé el nuevo art. 3.2 de la Ley 16/2003, no tienen la condición de asegurado o beneficiario del Sistema Nacional de Salud y superan el límite de ingresos que reglamentariamente se establezca [fijado en 100.000 €)].

Con la nueva regulación se produce un cambio de colectivos excluidos, puesto que si bien se amplía de forma extraordinaria el límite de ingresos para acceder al derecho en concepto de persona sin recursos suficientes (inaplicable tras la sentencia del TC de 21 julio de 2016), en lo que se refiere a los extranjeros, se restringe sustancialmente el derecho, pues ya no será suficiente el empadronamiento, sino que se exige la residencia legal.

En relación a la población extranjera, además de los efectos en materia de derechos a la asistencia sanitaria derivados de la nueva redacción del artículo 3 (sobre asegurados y beneficiarios), el principal cambio radica en la incorporación a la Ley 16/2003 de un nuevo artículo 3 ter que se refiere de forma clara y explícita a los extranjeros "no registrados ni autorizados como residentes en España", a los que el empadronamiento ya no dará derecho a recibir asistencia sanitaria en igualdad de condiciones que el resto de personas, autóctonas o extranjeras residentes".

En el preámbulo del RD Ley 16/2012 encontramos una amplia justificación de la medida referente a las personas extranjeras por el incumplimiento de la normativa comunitaria y el coste económico que ello supone para el erario público español por "la imposibilidad de garantizar los retornos de los gastos ocasionados por la prestación de los servicios sanitarios y sociales a ciudadanos europeos", pero no al motivo que justifica la pérdida del derecho general a la sanidad a las personas extranjeras extracomunitarias que se encuentren empadronadas en el municipio en el que vivan pero que no dispongan de autorización de residencia y, en su caso, de trabajo[29]. Ante esta situación, las CCAA

[29] En la redacción anterior eran titulares de los derechos a la protección de la salud y la asistencia sanitaria "a) Todos los españoles y los extranjeros en el territorio nacional en los términos previstos en el artículo 12 de la Ley Orgánica 4/2000. b) Los nacionales de los Estados miembros de la Unión Europea que tienen los derechos que resulten del derecho comunitario europeo y de los tratados y convenios que se suscriban por el Estado español y les sean de aplicación. c) Los nacionales de Estados

reaccionaron con mayor o menor grado de resistencia a aceptar el cambio normativo producido.

3. La STC 139/2016, de 21 julio: la nulidad del requisito de nivel de ingresos y la validación de la exclusión de los emigrantes irregulares

En su Sentencia 139/2016, de 21 de julio, el TC considera conforme a la Constitución el conjunto de disposiciones del RDL 16/2012, incluidas aquellas que limitan el derecho a la asistencia sanitaria de los inmigrantes irregulares. Tan solo declara nulo el precepto legal que remite en blanco al reglamento la determinación del nivel de ingresos que no deben superar quienes, sin tener vínculo alguno con el sistema de Seguridad Social, aspiren a acceder a la condición de asegurados. De este modo, puede considerarse que todos los residentes legales en España, con independencia de que sus ingresos superen o no los 100.000 euros, tienen derecho a la asistencia sanitaria con fondos públicos.

Así pues, para el Alto Tribunal es válida y admisible la diferente protección jurídica en el ámbito sanitario según que se trate de una persona de nacionalidad española, de un ciudadano comunitario, un ciudadano de un tercer país en situación administrativa regular en España, o de una persona que es menos "ciudadana" que las anteriores a los efectos de la protección sanitaria por encontrarse en situación administrativa irregular en nuestro país.

El TC únicamente toma el dato de la ausencia o no de residencia legal en España para exigir la correspondiente contraprestación en los términos del Real Decreto 576/2013. La tesis de la igualdad entre todas las personas, con independencia de su situación administrativa y, por consiguiente, de si se trata de nacionales o extranjeros extracomunitarios, no será aceptada por el TC en la sentencia.

En consecuencia, el TC avala las restricciones al derecho a la asistencia sanitaria a las personas extranjeras en situación irregular, de manera que aquellas que estén empadronadas pero no sean residentes de acuerdo a la normativa vigente, podrán recibir asistencia sanitaria "de urgencia por enfermedad grave o accidente, cualquiera que sea su causa, hasta la situación del alta médica", y también "de asistencia al embarazo, parto y postparto", salvo que se trate de menores de 18 años y, en cuyo caso, "recibirán asistencia sanitaria en las mismas condiciones que los españoles.

Los extranjeros adultos, fuera de los supuestos de urgencia o de asistencia al embarazo, parto y puerperio, podrán recibir la asistencia sanitaria si

no pertenecientes a la Unión Europea que tienen los derechos que les reconozcan las leyes, los tratados y convenios suscritos".

suscriben el convenio especial con el Servicio de Salud correspondiente a su domicilio o el INGESA (en el caso de Ceuta y Melilla)[30], siempre que se prevea esa posibilidad en la Orden del Ministerio de Sanidad, Servicios Sociales e Igualdad. Para la suscripción de este Convenio se habrá de abonar la cantidad establecida en la norma vigente: a) Si el suscriptor tiene menos de 65 años: cuota mensual de 60 euros; b) Si el suscriptor tiene 65 o más años: cuota mensual de 157 euros.

III. LOS SUJETOS PROTEGIDOS EN EL ACTUAL SISTEMA NACIONAL DE SALUD

La asistencia sanitaria, con cargo a los fondos públicos, a través del Sistema Nacional de Salud se garantizará a aquellas personas que, de acuerdo con la legislación aplicable, tengan la condición de asegurado o de beneficiario del mismo.

Asimismo, la asistencia sanitaria se extiende a otros supuestos especiales, como españoles en el exterior, apátridas, solicitantes de protección internacional, personas con discapacidad, etc.

Quienes no encajen en uno u otro concepto, únicamente podrán acceder a la prestación de asistencia sanitaria mediante la suscripción de un convenio especial por el cual asumen el pago de la correspondiente prestación o cuota (DA 3ª RD 1192/2012).

1. Condición de asegurado

De conformidad con la normativa aplicable[31], tienen la condición de asegurados, los siguientes colectivos de personas:

1) En primer lugar, aquellas enumeradas en el art. 2.1 a) RD 1192/2012, que son personas afiliadas o incluidas en el sistema de seguridad Social, por su condición de trabajadores, pensionistas o perceptores de prestaciones periódicas o desempleados que las hayan agotado.
2) Las personas de nacionalidad española o nacionales de otros países residan legalmente en España.
3) Los menores de edad sujetos a tutela administrativa.

[30] RD 576/2013, de 26 de julio (art. 6).

[31] Art. 3 Ley 16/2003, de 28 de mayo, en la redacción del Real Decreto Ley 16/2012, de 20 abril, de medidas urgentes para garantizar la sostenibilidad del Sistema Nacional de Salud y mejorar la calidad y seguridad de sus prestaciones y 2 y 3 del RD 1192/2012, de 3 de agosto, por el que se regula la condición de asegurado y de beneficiario a efectos de la asistencia sanitaria en España, con cargo a fondos públicos, a través del Sistema Nacional de Salud), tras la STC 139/2016, de 21 de julio, que declara nulo el límite de ingresos de 100.000 euros.

A) Trabajadores afiliados a la Seguridad Social

A efectos del derecho a la asistencia sanitaria, tienen la condición de asegurados los trabajadores (nacionales o extranjeros) por cuenta ajena o por cuenta propia, afiliados a la Seguridad Social y en situación de alta o asimilada a la de alta (art. 3.2. Ley 16/2003 y art. 2.1ª) RD 1192/2012). Se asimilan a estos los funcionarios en activo al servicio de la Diputación Foral, Ayuntamientos, Concejos y Entidades Administrativas de Navarra[32].

La asistencia sanitaria forma parte de la acción protectora del sistema de Seguridad Social (art. 42 1.a) LGSS), por lo que son beneficiarios de la asistencia sanitaria en los casos de maternidad, enfermedad común y profesional y de accidente de trabajo o no laboral los trabajadores por cuenta ajena y asimilados, aunque no estén en alta, ya que se consideran a estos efectos en situación de alta de pleno derecho (art. 166.4 LGSS), incluso si la relación laboral se hubiera concertado en contra de prohibición legal, debiendo ser prestada, pese al incumplimiento empresarial, por la Entidad gestora o Mutua, con independencia de la posterior exigencia de responsabilidad al empresario por honorarios, cuotas, etc. Asimismo, son beneficiarios de la prestación sanitaria de la seguridad Social los trabajadores por cuenta propia (art. 314 y 42 LGSS).

De otro lado, se consideran situaciones asimiladas al alta a efectos del derecho a la asistencia sanitaria las siguientes: 1ª) la situación de huelga legal (art. 6.3 RDL 17/1977); 2ª) La situación legal de desempleo total y subsidiado (art. 166.1 LGSS); 3ª) la excedencia forzosa (art. 36 RD 84/1996 y disposición adicional 4.ª.1 RD 295/2009); 4ª) La excedencia por cuidado de hijos o menores y otros familiares que no puedan cuidarse por sí mismos (art. 36. RD 84/1996); 5ª) Los períodos de inactividad entre trabajos de temporada; 6ª) La suscripción de convenio especial (art. 36 RD 84/1996); 7ª) La situación de los trabajadores pertenecientes al régimen general que hayan sido despedidos, mientras no exista sentencia firme sobre su demanda por despido nulo o improcedente (RD 84/1996)[33].

---

[32] En virtud de la DA 10ª RD 1192/2012, añadida por DF 7ª Ley 30/2015, de 9 de septiembre. HERNÁNDEZ BEJARANO, M., "El conflicto en la determinación de la condición de acceso al sistema nacional de salud de los funcionarios adscritos a los Montepíos de las Administraciones Públicas de Navarra", *Revista Española de Derecho del Trabajo*, núm. 177, 2015, BIB 2015\2522 (http://experto.aranzadidigital.es/maf/app/delivery/offoad/get?_=14...).

[33] Sin embargo, la Ley 25/2015, de 28 de julio derogó las situaciones asimiladas al alta previstas en el art. 6 del RD 2766/1967: 1) trabajadores que causen baja en este Régimen General, habiendo permanecido en alta en el mismo un mínimo de 90 días, durante los 365 días naturales inmediatamente anteriores al de la baja; 2) trabajadores que causen baja en este Régimen General, sin tener cumplido el periodo de permanencia en alta exigido para la situación anterior; 3) trabajadores por cuenta ajena que hayan causado baja en el Régimen de la Seguridad Social correspondiente para realizar una actividad laboral por cuenta ajena en el exterior; 4) trabajadores por cuenta ajena españoles de origen residentes

Por último, en los que respecta a los regímenes especiales de funcionarios, cabe señalar que las personas que ostentan la condición de mutualista o beneficiario de los regímenes especiales de la Seguridad Social gestionados por la Mutualidad General de Funcionarios Civiles del Estado, el Instituto Social de las Fuerzas Armadas y la Mutualidad General Judicial, mantienen el régimen de cobertura obligatoria de la prestación sanitaria conforme a la normativa especial reguladora de cada Mutualidad que, asimismo, determina su respectivo colectivo protegido, incluidos los funcionarios que hayan ingresado en cualquier administración pública con posterioridad a 1 de enero de 2011 en cuerpos que formen parte del campo de aplicación del mutualismo. Estos funcionarios mantendrán la condición de mutualistas cuando pasen a la situación de pensionistas (disposición adicional séptima RD 1192/2012). Cuando hayan optado por recibir la asistencia sanitaria a través de entidades de seguro deberán ser atendidas en los centros sanitarios concertados por estas entidades, y en caso de recibir asistencia en centros sanitarios públicos se reclamará al tercero obligado el gasto correspondiente.

B) Pensionistas y perceptores de prestaciones de la Seguridad Social

De acuerdo con el art. 3.2 Ley 16/2003 y 2.1.a) RD 1192/2012, son asegurados a efectos del derecho a la asistencia sanitaria los pensionistas del sistema de la Seguridad Social y los perceptores de cualquier otra prestación periódica de la Seguridad Social, como la prestación y el subsidio por desempleo u otras de similar naturaleza.

Tienen pues derecho a la asistencia sanitaria como titulares quienes perciban pensiones contributivas o no contributivas de la Seguridad Social (jubilación, incapacidad permanente, muerte y supervivencia). También los pensionistas del SOVI[34]; de clases pasivas[35]; pensiones por actos terroristas[36]; pensiones generadas por los fallecidos en la Guerra Civil[37]; pensionistas ex combatientes en la zona republicana; pensionistas pertenecientes al Cuerpo de Carabineros de la República[38]; pensionistas encuadrados en los Montepíos de las Administraciones Públicas de Navarra[39].

---

en el exterior que se desplacen temporalmente a España cuando no tuvieran prevista esta cobertura; 5) trabajadores que causen baja en el Régimen General por incorporarse al Servicio Militar.

[34] Orden Ministerial 31 enero 1970.

[35] art. 22.2 RD 1288/1990, de 25 octubre.

[36] art. 21 RD 851/1992, de 10 de julio.

[37] Ley 5/1979, de 18 septiembre.

[38] Ley 37/1984, de 22 de octubre.

[39] DA 10ª RD 1192/2012.

C) Personas en situación de desempleo

Desde el 1 de enero de 2012, se reconoce la condición de asegurados y titulares del derecho a la asistencia sanitaria a las personas que hayan agotado la prestación o el subsidio por desempleo u otra prestación análoga (*v.gr.* Renta activa de inserción, ayuda del programa Prepara o del Programa de Activación del Empleo), se encuentren en situación de desempleo, residan en España y no acrediten la condición de asegurado por cualquier otro título.

Por consiguiente, no pueden obtener la condición de asegurados las personas demandantes de primer empleo ni aquellas que pierdan un empleo previo y no tengan derecho a prestación por desempleo (por no haber cotizado como mínimo doce meses en los seis años anteriores) ni alguna de las modalidades de subsidio por desempleo (por no cumplir los requisitos de edad, no acreditar responsabilidades familiares, carencia de rentas personales y/o familiares inferiores al 75 por 100 del SMI, etc.).

Tampoco se reconoce el derecho a la asistencia sanitaria en calidad de asegurado por esta vía, cuando se trate de personas extranjeras no registradas ni autorizadas como residentes en España (art. 3 ter de la Ley 16/2003, de 28 de mayo), las cuales únicamente recibirán asistencia sanitaria de urgencia por enfermedad grave o accidente y de asistencia al embarazo, parto o postparto.

Sin embargo, la realización de un trabajo por cuenta propia o ajena, por un periodo inferior a seis meses, cuando no se acceda a nueva prestación o subsidio por desempleo, no impedirá recuperar la condición de asegurado por esta misma circunstancia, es decir, por el hecho de encontrarse en situación de persona desempleada que agotó prestación o subsidio por desempleo (art. 3.2 d) Ley 16/2003, en redacción dada por DF 5ª Ley 48/2015, de Presupuestos Generales del estado para 2016 y art. 2.1 a) RD 1192/2012)

D) Menores sujetos a tutela administrativa

Los menores de edad sujetos a tutela administrativa siempre tendrán la consideración de personas aseguradas, salvo que se trate de menores extranjeros no registrados ni autorizados como residentes (art. 2.2. RD 1192/2012 y art. 3 ter Ley 16/2003, de 28 de mayo).

No obstante, los menores extranjeros recibirán en todo caso asistencia sanitaria en las mismas condiciones que los españoles, aunque no acceden al derecho.

2. Beneficiarios de un asegurado

Podrán tener derecho a la asistencia sanitaria como beneficiarias de un asegurado las personas que no ostenten la condición de asegurado como personas incluidas en el sistema ex art. 2.1.a) RD 1299/2012, que cumplan los requisitos exigidos y se encuentren en alguna de las siguientes situaciones:

a) Ser cónyuge de la persona asegurada[40] o convivir con ella con una relación de afectividad análoga a la conyugal, constituyendo una pareja de hecho.
b) Ser ex cónyuge, o estar separado judicialmente, en ambos casos a cargo de la persona asegurada por tener derecho a percibir una pensión compensatoria por parte de esta.
c) Ser descendiente, o menores sujetos a la tutela o al acogimiento legal de una persona asegurada o de su cónyuge, aunque esté separado judicialmente, o de su pareja de hecho, siempre que se encuentren a cargo del asegurado y sean menores de 26 años o, en caso de ser mayores de dicha edad, tener una discapacidad reconocida en un grado igual o superior al 65 por 100. Cuando se trate de menores sujetos a tutela o acogimiento legal del ex cónyuge a cargo se exige que la tutela o el acogimiento se hubiesen producido antes del divorcio o de la nulidad matrimonial. No obstante, como se ha señalado, los menores sujetos a tutela administrativa tienen la consideración de personas aseguradas en virtud de lo dispuesto en el artículo 2.2 RD 1192/2012.
d) Las hermanas y los hermanos de la persona asegurada, que se encuentren a cargo de la persona asegurada (conviven con la misma y dependen económicamente de ella) y sean menores de 26 años o mayores con un grado de discapacidad igual o superior al 65 por 100.

A efectos de considerar que los descendientes y personas asimiladas (menores sujetos a tutela y hermanos) se encuentran a cargo del asegurado, se aplican las siguientes reglas:

- Los menores de edad no emancipados se considerará que se encuentran siempre a cargo de la persona asegurada.
- En los casos de separación por razón de trabajo, estudios o circunstancias similares, no se rompe la convivencia con la persona asegurada.
- Se considerará que los mayores de edad y los menores emancipados no dependen económicamente de la persona asegurada si tienen unos

[40] La STSJ Castilla y León, Social, de 29 septiembre 2014, reconoce el derecho a recibir asistencia sanitaria de su esposo a beneficiaria de pensión de Seguridad Social Suiza por el hecho de que dicho sistema no otorga a la misma el derecho a asistencia sanitaria con cargo al sistema de protección de ese país. (LA LEY 144960/2014; http://laleydigital.laley.es/Content/Documento.aspx?params=H4sI...).

ingresos anuales (rendimientos de trabajo, de capital, de actividades económicas o ganancias patrimoniales) que superen el doble de la cuantía del Indicador Público de Renta de Efectos Múltiples (IPREM), también en cómputo anual.

Para ser beneficiarias las personas deben tener residencia autorizada y efectiva en España, salvo en el caso de aquellas personas que se desplacen temporalmente a España y estén a cargo de trabajadores trasladados por su empresa fuera del territorio español, siempre que estos se encuentren en situación asimilada a la de alta, cotizando en el correspondiente régimen de Seguridad Social español.

Las personas que reúnan los requisitos exigidos para tener la condición de beneficiarias no podrán acceder a la condición de asegurada en calidad de residente (cualquiera que sea actualmente su nivel de ingresos) y cuando una persona pueda ostentar la condición de beneficiaria de dos o más personas aseguradas, solo se podrá reconocer dicha condición por una de ellas, prevaleciendo, en todo caso, la condición de beneficiaria de una persona asegurada del artículo 2.1.a) (trabajadores, pensionistas, perceptores de prestaciones periódicas o desempleados que hayan agotado el derecho a prestaciones).

Finalmente, a efectos del mantenimiento del derecho a las prestaciones sanitarias en las que se exija la residencia en territorio español, se entenderá que el beneficiario de dichas prestaciones tienen su residencia habitual en España aún cuando haya tenido estancias en el extranjero siempre que estas no superen los 90 días a lo largo de cada año natural (art. 51.3 LGSS).

3. Personas que no tengan ni la condición de asegurado ni de beneficiario vía convenio especial

El artículo 3.5 de la Ley 16/2003, de 28 de mayo, estableció que aquellas personas que no tengan la condición de aseguradas o beneficiarias y no tengan acceso a un sistema de protección sanitaria pública por cualquier otro título, podrán obtener la prestación de asistencia sanitaria mediante el pago de la correspondiente contraprestación o cuota derivada de la suscripción de un convenio especial, el cual ha sido regulado por RD 576/2013, de 26 de julio.

La suscripción del convenio especial de prestación de asistencia sanitaria garantizará a las personas que no ostentan la condición de aseguradas ni de beneficiarias el acceso a las prestaciones de la cartera común básica de servicios asistenciales en las mismas condiciones de extensión, continuidad asistencial y cobertura en todo el Sistema Nacional de Salud de que disfrutan las personas que sí son aseguradas o beneficiarias, pudiendo las comunidades autónomas, en el ámbito de sus competencias, incorporar en el convenio especial otras prestaciones asistenciales.

La formalización del convenio especial no conllevará la expedición de tarjeta sanitaria para la persona que lo suscriba, por no ostentar la condición de persona asegurada o beneficiaria del Sistema Nacional de Salud.

Podrán suscribir el convenio especial aquellas personas que residan en España y que, no teniendo la condición de aseguradas ni de beneficiarias del Sistema Nacional de Salud, con cargo a fondos públicos, a través del Sistema Nacional de Salud, reúnan los siguientes requisitos (art. 3):

a) Acreditar la residencia efectiva en España durante un período continuado mínimo de un año inmediatamente anterior a la fecha de la solicitud del convenio especial.
b) Estar empadronadas, en el momento de presentar la solicitud de suscripción del convenio especial, en algún municipio perteneciente al ámbito territorial al que extienda sus competencias la administración pública competente para su suscripción.
c) No tener acceso a un sistema de protección sanitaria pública por cualquier otro título, ya sea por aplicación de la normativa nacional, de los reglamentos comunitarios en materia de Seguridad Social o de los convenios bilaterales que en dicha materia hayan sido suscritos por España con otros países.

El procedimiento para la suscripción del convenio especial de prestación de asistencia sanitaria se iniciará siempre a solicitud del interesado, irá dirigida a la administración pública competente que corresponda en función del municipio en el que el solicitante se encuentre empadronado y estará acompañada de aquellos documentos que acrediten el cumplimiento de los requisitos exigidos.

La administración pública competente deberá dictar resolución motivada sobre la procedencia de suscribir el convenio especial y notificarla en un plazo máximo de 30 días contados desde el siguiente a aquel en que se reciba la solicitud. Transcurrido el plazo fijado sin que se haya dictado y notificado la correspondiente resolución, la solicitud de suscripción del convenio especial se entenderá estimada. La persona interesada dispondrá de un plazo máximo de tres meses, contados a partir del día siguiente a aquel en el que tenga lugar la notificación de la resolución que estime su solicitud o al de su estimación por silencio, para formalizar el convenio especial con la administración pública a la que haya dirigido su solicitud.

La suscripción del convenio especial de prestación de asistencia sanitaria determinará la obligación de abonar a la administración pública con la que se suscriba el mismo la siguiente contraprestación económica (art. 6.1):

a) Si el suscriptor tiene menos de 65 años: cuota mensual de 60 euros.

b) Si el suscriptor tiene 65 o más años: cuota mensual de 157 euros.

Esta cuota mensual podrá ser incrementada por las comunidades autónomas cuando incorporen en el convenio especial otras prestaciones asistenciales de la cartera de servicios complementaria de la comunidad autónoma conforme a lo establecido en el artículo 2.2.

El art. 7 del RD 576/2013 regula las causas de extinción del convenio especial y sus efectos.

4. Personas con discapacidad

Se reconoce el derecho a la asistencia sanitaria de las personas con discapacidad en grado igual o superior al 33 por 100 y que no tengan derecho por ningún otro concepto –ni siquiera como beneficiarios de un asegurado– respecto de las cuales se mantiene la aplicación de su normativa específica (art. 8 RD-Leg. 1/2013, de 29 noviembre y DA 6ª RD 1292/2012)[41] y también a los afectados por el síndrome tóxico (art. 1 RD 2488/1981).

En lo que se refiere a las personas discapacitadas, debe tenerse en cuenta que el RD 383/84, de 1 de febrero, que desarrolla la Ley 13/82, de 7 de abril, de Integración Social de los Minusválidos (LISMI) limita la exención en la dispensa de especialidades médicas y farmacéuticas que establece el art. 13 de la LISMI solo a aquellos supuestos en que los discapacitados no tienen derecho a la asistencia sanitaria de la Seguridad Social por otro título, incluso como beneficiarios de un asegurado encuadrado en el Sistema. Por ello, no procede aplicar la exención de abono de las prestaciones farmacéuticas a personas con discapacidad que figuran como beneficiarias del sistema de Seguridad Social en su condición de familiares del asegurado no pensionista[42].

[41] En relación con la asistencia sanitaria a las personas con discapacidad seguirá siendo de aplicación lo dispuesto en la Ley 13/1982, de 7 de abril, de integración social de los minusválidos y el Real Decreto 383/1984, de 1 de febrero, por el que se establece y regula el sistema especial de prestaciones sociales y económicas previsto en la citada ley (Disposición adicional sexta RD 1192/2012). Véase, GARCÍA ROMERO, B., "El derecho a la prestación farmacéutica para personas con discapacidad y el dispar régimen de participación aplicable", en AA.VV., *Los retos actuales de la asistencia sanitaria española en el contexto de la Unión Europea*, Ed. Laborum, Murcia 2016, pp. 751-760.

[42] Desde la perspectiva del principio de igualdad, a los efectos de la gratuidad total de las prestaciones, el TS (Sala 4ª) de 17 de mayo de 2011 (Rec. 833/2010), considera que, mientras el legislador no extienda ese beneficio, con esta limitación, el RD 383/84 no vulnera el principio de igualdad, por considerar que no son situaciones comparables la de los beneficiarios de prestaciones no contributivas o excluidas del sistema de la Seguridad Social y la de quienes sí lo están por encontrarse en activo o haberlo estado durante los periodos y en las condiciones requeridas por la Ley.(LA LEY 98881/2011).

5. Ciudadanos extranjeros

El derecho a la asistencia sanitaria en condición de asegurado o beneficiario de la persona asegurada se reconoce a los españoles y también a los extranjeros que se encuentren en alguna de las situaciones descritas en los arts. 2 y 3 RD 1192/2012.

El RD Ley 16/2012, de 20 de abril modifica el art. 12 de la Ley Orgánica 4/2000, de 11 de enero, sobre Derechos y Libertades de los Extranjeros en España. Frente a la regulación anterior en la que era suficiente el empadronamiento se pasa a un nuevo marco en el que se exige el cumplimiento de un doble requisito: la residencia legal en España y reunir la condición de asegurado o beneficiario del sistema público sanitario[43].

El nuevo régimen jurídico da cabida a determinadas situaciones especiales: extranjeros no registrados ni autorizados como residentes en España; asistencia sanitaria por aplicación de los reglamentos comunitarios; solicitantes de protección internacional y víctimas de trata de seres humanos.

En concreto, el nuevo art. 3 ter Ley 16/2003, establece que los extranjeros mayores de edad no registrados ni autorizados como residentes en España sólo reciben asistencia sanitaria a cargo del sistema español en caso de urgencia por enfermedad grave o accidente, cualquiera que sea su causa, y a la continuidad de dicha atención hasta la situación de alta médica. Asimismo, las mujeres extranjeras embarazadas recibirán asistencia sanitaria en caso de embarazo, parto y postparto. En caso de menores de 18 años, tendrán derecho a asistencia sanitaria en las mismas condiciones que los españoles. Esta será la única asistencia sanitaria garantizada a los extranjeros que permanezcan en España en situación de ilegalidad. En ningún caso pueden entenderse incluidos en este supuesto los nacionales de Estados Miembros de la UE, del EEE o Suiza que se encuentren en situación de estancia inferior a tres meses prevista en el art. 6 RD 24072007.

La respuesta autonómica al problema de la asistencia sanitaria al inmigrante "sin papeles" ha sido muy diversa[44]. Así, como reacción, algunas Comunidades Autónomas han decidido mantener el acceso universal a la asistencia sanitaria, reconociendo el derecho a los extranjeros en situación irregular en condiciones de igualdad con los españoles y residentes legales (País Vasco,

---

[43] CANTERO MARTÍNEZ, J., "Asistencia sanitaria pública al extranjero no comunitario y, en especial, al que carece de autorización administrativa de residencia en España", AAVV. *Tratado de Derecho Sanitario*, Vol. I (Dir. A. PALOMAR OLMEDA Y J. CANTERO MARTÍNEZ), Thomson Reuters Aranzadi, Pamplona, 2013, p. 577.

[44] CANTERO MARTÍNEZ, J., "Asistencia sanitaria pública al extranjero...", *est. cit.*, pp. 579-584.

Navarra, Comunidad Valenciana y Cantabria)[45], mientras que otras hacen una aplicación más o menos flexible de las previsiones legales[46], lo que a la postre se traduce en una criticable diferencia de trato de la población extranjera en la cobertura sanitaria en función del territorio en el que se encuentren y crea problemas de inseguridad jurídica en el colectivo de profesionales sanitarios.

De otro lado, mediante el RD 1192/2012, de 3 de agosto se ha matizado que las personas con derecho a asistencia sanitaria en aplicación de los reglamentos comunitarios de coordinación de sistemas de Seguridad Social o de los convenios bilaterales que comprendan la prestación de asistencia sanitaria, tendrán acceso a la misma, siempre que residan en territorio español o durante sus desplazamientos temporales a España, en la forma, extensión y condiciones establecidos en las disposiciones comunitarias o bilaterales indicadas, sin que en ningún caso, tengan la consideración de extranjeros no registrados ni autorizados como residentes en España a los efectos previstos en el artículo 3 ter de la Ley 16/2003, de 28 de mayo, los nacionales de los Estados miembros de la Unión Europea, del Espacio Económico Europeo o de Suiza que se encuentren en la situación de estancia inferior a tres meses regulada en el artículo 6 del Real Decreto 240/2007, de 16 de febrero, sobre entrada, libre circulación y residencia en España de ciudadanos de los Estados miembros de la Unión Europea y de otros Estados parte en el Acuerdo sobre el Espacio Económico Europeo[47].

Los nacionales de los Estados miembros de la UE, del EEE o Suiza que residan en España y ya no ejerzan actividad por cuenta ajena o por cuenta propia, mantienen la condición de trabajadores por cuenta propia o ajena –a efectos de conservar el derecho de residencia por tiempo superior a tres meses– en los siguientes casos[48]: a) Si sufren una incapacidad temporal resultante de una enfermedad o accidente; b) Si, habiendo quedado en paro involuntario debidamente acreditado, tras haber estado empleado durante más de un año,

45 En País Vasco y Navarra, desde 2012. En la Comunidad Valenciana (Decreto Ley 3/2015, de 24 de julio; LCV 2015, 38) se reconoce el acceso a las prestaciones sanitarias a los extranjeros, mayores de edad, no registrados ni autorizados a residir en España, siempre que acrediten empadronamiento con una antigüedad mínima de 3 meses, no tenga reconocida la condición de asegurado o beneficiario por otro título distinto y no puedan exportar el derecho de cobertura sanitaria desde el país de origen o de procedencia. Asimismo, se exige no tener acceso a la cobertura sanitaria al amparo de los reglamentos comunitarios o convenios internacionales y acreditar imposibilidad de suscribir el convenio especial. En similares términos se reconoce el Derecho en la Comunidad Autónoma de Cantabria, en virtud de la Orden de 7 agosto de 2015 (O. SAN/38/2015; LCAT 2015, 188).

46 Así, por ejemplo, en Galicia, Canarias y Asturias, se limita el acceso a los extranjeros que residan ilegalmente en España al tratamiento básico de las enfermedades, excluyendo la prestación farmacéutica. GÓMEZ MARTÍN, M., "Régimen jurídico de la asistencia sanitaria...", *est. cit.*, p. 535.

47 disposición adicional segunda, apartado primero del RD 1192/2012, de 3 de agosto.

48 Art. 7 RD 240/2007, de 16 de febrero, modificado por DF 5ª RDL 16/2012.

se han inscrito en el servicio de empleo competente con el fin de encontrar un trabajo; c) Si, habiendo quedado en paro involuntario debidamente acreditado tras concluir un contrato de trabajo de duración determinada inferior a un año o habiendo quedado en paro involuntario durante los primeros doce meses, se han inscrito en el servicio de empleo competente con el fin de encontrar un trabajo. En este caso, la condición de trabajador se mantendrá durante un período que no podrá ser inferior a seis meses; d) Si sigue una formación profesional. Salvo que se encuentre en situación de paro involuntario, el mantenimiento de la condición de trabajador exigirá que la formación guarde relación con el empleo previo.

Por último, las disposiciones adicionales cuarta y quinta del RD 1192/2012, de 3 de agosto, regulan la prestación de asistencia sanitaria para solicitantes de protección internacional y para víctimas de trata de seres humanos en periodo de restablecimiento y reflexión. En ellas se dispone que los solicitantes de protección internacional cuya permanencia en España haya sido autorizada por este motivo recibirán, mientras permanezcan en esta situación, la asistencia sanitaria necesaria que incluirá los cuidados de urgencia y el tratamiento básico de las enfermedades, debiendo asimismo proporcionar la atención necesaria, médica o de otro tipo, a los solicitantes de protección internacional con necesidades particulares. En cuanto a las víctimas de trata de seres humanos cuya estancia temporal en España haya sido autorizada durante el periodo de restablecimiento y reflexión, recibirán, mientras permanezcan en esta situación, la asistencia sanitaria necesaria que incluirá los cuidados de urgencia y el tratamiento básico de las enfermedades, debiendo proporcionar también la atención necesaria, médica o de otro tipo, a las víctimas de trata de seres humanos con necesidades especiales.

6. Españoles residentes fuera del territorio nacional

La Disposición Adicional Segunda del TRLGSS- rubricada "Protección de los trabajadores emigrantes", proclama el principio de igualdad en materia de Seguridad Social de los emigrantes respecto de los nacionales del país de recepción. Concretamente, el apartado primero de la citada disposición establece la obligación del Gobierno de adoptar las medidas necesarias para que la acción protectora de la Seguridad Social se extienda a los españoles que se trasladen a un país extranjero por causas de trabajo y a los familiares que tengan a su cargo o bajo su dependencia, haciendo *"cuanto fuese necesario para garantizar a los emigrantes la igualdad o asimilación con los nacionales del país de recepciónen materia de Seguridad Social..."*.

Idéntica obligación del Estado español se establece en la Ley 40/2006, de 14 de diciembre, del Estatuto de la ciudadanía española en el exterior, siendo esta la norma que resulta aplicable en lo que se refiere a la asistencia sanitaria con cargo a fondos públicos, a través del Sistema Nacional de Salud, para españoles de origen retornados y pensionistas españoles de origen residentes en el exterior desplazados temporalmente a España, junto con el Real Decreto 8/2008, de 11 de enero, por el que se regula la prestación por razón de necesidad a favor de los españoles residentes en el exterior y retornados (disposiciones adicional primera del Real Decreto-ley 16/2012, de 20 de abril, y primera, apartado primero del RD 1192/2012, de 3 de agosto).

Respecto a la protección en materia sanitaria, los trabajadores por cuenta ajena españoles de origen que no residan en Estados miembros de la Unión Europea, ni en Estados parte del Acuerdo sobre el Espacio Económico Europeo ni en Suiza que se desplacen temporalmente a España tendrán derecho a la asistencia sanitaria en España, con cargo a fondos públicos, a través del Sistema Nacional de Salud cuando, de acuerdo con las disposiciones de Seguridad Social española, las del Estado de procedencia o las normas o Convenios internacionales de Seguridad Social establecidos al efecto, no tuvieran prevista esta cobertura (disposición adicional primera del Real Decreto-ley 16/2012, de 20 de abril, de medidas urgentes para garantizar la sostenibilidad del Sistema Nacional de Salud y mejorar la calidad y seguridad de sus prestaciones, y disposición adicional primera, apartado segundo, del RD 1192/2012, de 3 de agosto).

IV. PROCEDIMIENTO DE RECONOCIMIENTO DEL DERECHO

En lo que se refiere al reconocimiento del derecho a la asistencia sanitaria, el art. 3 *bis* de la Ley de Cohesión y Calidad del Sistema Nacional de Salud- añadido por el RD Ley 16/2012, atribuye al INSS la competencia para el reconocimiento y control de la condición de asegurado y de beneficiario, mientras que el art. 1.2 reserva a las administraciones sanitarias competentes la expedición de la tarjeta sanitaria. A tales efectos, se prevé que las administración tributaria o competente en materia de extranjería o hacienda cedan a la Seguridad Social los datos necesariospara poder determinar el porcentaje de aportación que rige el copago. Paralelamente, el INSS deberá ceder a las CCAA los datos precisos para la expedición de la tarjeta. Aunque para el intercambio de datos no se requiere el consentimiento de los afectados, la Agencia Española de Protección de Datos no ha considerado que con este procedimiento se vulnere la legalidad vigente[49].

---

[49] Informe núm. 256/2012, disponible en: http://www.agpd.es/portalwebAGPD/canaldocumentacion/informes_juridicos/cesion_datos/common/pdfs/2012-0256_Implicaciones-Real-Decreto-Ley-Reforma-Sanitaria.pdf (consultado el 20/03/2016).

El reconocimiento de oficio de la condición de persona asegurada o beneficiaria se realizará de forma automática en los casos previstos en el artículo 5 como consecuencia de encontrarse en poder de la Administración todos los datos necesarios para efectuar dicho reconocimiento. El de persona asegurada se hará en caso de:

a) Personas comprendidas en el artículo 2.1.a). Se trata de aquellas personas incluidas en el Sistema de Seguridad Social (trabajadores afiliados y en alta o situación asimilada al alta, pensionistas, perceptores de prestaciones periódicas de la Seguridad Social, desempleados que hayan agotado prestaciones o subsidios por desempleo).
b) Personas comprendidas en el artículo 2.1.b) que, a la entrada en vigor de este real decreto, ya dispusieran de una tarjeta sanitaria individual del Sistema Nacional de Salud como titulares, incluidas aquellas que la hubieran obtenido al amparo de lo dispuesto en el Real Decreto 1088/1989, de 8 de septiembre, por el que se extiende la cobertura de la asistencia sanitaria de la Seguridad Social a las personas sin recursos económicos suficientes.
c) Personas mayores de 26 años que, a la entrada en vigor de este real decreto, ya dispusieran de una tarjeta sanitaria individual del Sistema Nacional de Salud como beneficiarias de una persona asegurada y se encuentren comprendidas en alguno de los supuestos del artículo 2.1.b).

El reconocimiento de oficio de la condición de persona beneficiaria se hará de forma automática, en el caso de personas que a la entrada en vigor de este real decreto ya tuvieran la condición de beneficiarias de alguna de las personas comprendidas en el apartado anterior.

En los supuestos no previstos en el artículo 5 del RD 1192/2012, el reconocimiento de la condición de persona asegurada o beneficiaria requerirá la presentación de una solicitud de los interesados dirigida a la dirección provincial del Instituto Nacional de la Seguridad Social o, en su caso, del Instituto Social de la Marina, correspondiente a su domicilio.

La dirección provincial correspondiente del Instituto Nacional de la Seguridad Social o, en su caso, del Instituto Social de la Marina, dictará resolución expresa y notificará en el plazo de 30 días, contados desde el día siguiente a la recepción de la solicitud, el reconocimiento o denegación de la condición de persona asegurada o beneficiaria en los casos a los que se refiere este artículo. Transcurrido el plazo de 30 días a que se refiere el párrafo anterior sin que se haya dictado y notificado resolución expresa, la solicitud se entenderá desestimada de conformidad con lo dispuesto en el apartado 3 de la disposición adicional vigésima quinta del texto refundido de la Ley General de la

Seguridad Social, aprobado por el Real Decreto Legislativo 1/1994, de 20 de junio. Las resoluciones, expresas o presuntas, dictadas por la entidad gestora serán recurribles en la forma prevista en el artículo 71 de la Ley 36/2011, de 10 de octubre, reguladora de la jurisdicción social.

El art. 7 del RD 1192/2012 regula las causas de extinción de la condición de asegurado o de beneficiario.

Así, la condición de persona asegurada se extinguirá por los siguientes motivos:

a) Por dejar de cumplir las condiciones establecidas en el artículo 2.

   En este caso, la condición de persona asegurada se extinguirá el primer día del segundo mes siguiente a aquél en que concurra la causa extintiva, salvo que se trate de la superación del límite de ingresos a que se refiere el artículo 2, en cuyo caso la extinción de la condición de persona asegurada se producirá con efectos del día uno de enero del año siguiente a aquél en que tal hecho se produzca.

   La extinción de la condición de persona asegurada en este supuesto conlleva también la de las personas beneficiarias del mismo.

b) Por fallecimiento.

De otro lado, la condición de beneficiario de una persona asegurada se extinguirá por los siguientes motivos:

a) Por dejar de cumplir las condiciones establecidas en el artículo 3.

   No obstante, el hecho de dejar de residir en territorio español no conllevará la pérdida de la condición de persona beneficiaria cuando así lo establezcan las normas internacionales en materia de seguridad social que resulten de aplicación.

   En este caso, la condición de persona beneficiaria se extinguirá el primer día del segundo mes siguiente a aquél en que concurra la causa extintiva.

b) Por pasar a ostentar la condición de persona asegurada del artículo 2.1.a). En este supuesto, la condición de persona beneficiaria se extinguirá el día en que se adquiera la condición de persona asegurada. Si, con posterioridad, se pierde la condición de persona asegurada pero se siguen reuniendo los requisitos previstos en el artículo 3 para ostentar la condición de persona beneficiaria, el reconocimiento de esta última condición tendrá efectos desde el día siguiente a aquél en que se extinga la condición de persona asegurada.

c) Por fallecimiento.

   Por último, el art. 8 del RD 1192/2012 regula la obligación del interesado de comunicar de comunicar a la dirección provincial de la Entidad Gestora correspondiente a su domicilio la modificación de las circunstancias que afecten a la condición de persona asegurada o beneficiaria, en el plazo máximo de un mes desde que se produzcan. Dicha obligación se entiende sin perjuicio de los controles que pueda llevar a cabo el Instituto Nacional de la Seguridad Social o, en su caso, el Instituto Social de la Marina a efectos de reconocer la variación o la extinción de dicha condición.

El incumplimiento por el interesado de la obligación de comunicar toda modificación que se produzca en alguna de las circunstancias que puedan dar lugar a la variación o extinción de la condición de persona asegurada o beneficiaria, así como una comunicación inexacta o fraudulenta de las mismas, no impedirá que dicha variación o extinción opere con efectos retroactivos desde el momento en que la misma debiera haber producido efectos y conllevará la obligación del interesado de reintegrar, cuando proceda, al servicio público de salud o al Instituto Nacional de Gestión Sanitaria el coste de las prestaciones obtenidas indebidamente.

V. NUEVO MODELO DE PARTICIPACIÓN DE LOS USUARIOS EN LA PRESTACIÓN FARMACÉUTICA

En lo que se refiere específicamente a la prestación farmacéutica, los principales cambios han sido consecuencia del concepto de "uso racional del medicamento", que ha modificado las condiciones de financiación de determinados medicamentos incluidos en la prestación farmacéutica del Sistema Nacional de Salud, algunos de los cuales dejan de ser gratuitos y quedan sometidos a aportación del usuario. Otros quedan totalmente excluidos de la prestación farmacéutica, por lo que su coste debe ser asumido íntegramente por los pacientes[50].

Asimismo, se ha modificado el modelo de participación de los usuarios y sus beneficiarios en el coste de los medicamentos. En efecto, antes de la reforma la aportación de los beneficiarios era, con carácter general, del 40 por 100, salvo para determinados medicamentos para enfermedades crónicas o graves, que eran de aportación reducida (10 por 100, sin que el importe total de la aportación pudiera exceder de 2,64 euros por envase) y era gratuita, entre otros, para pensionistas y colectivos asimilados.

Tras la reforma, para la mayoría de los asegurados activos y sus beneficiarios (con ingresos anuales comprendidos entre los 18.000 y 100.000 euros), la aportación será del 50 por 100 y, en el caso de los pensionistas y sus beneficiarios, deja de ser gratuita para estar sujeta, con carácter general, a una

[50] BLASCO LAHOZ, J.F., *Las prestaciones del Sistema Nacional de Salud,ob. cit.*, pp. 77-81.

aportación del 10 por 100 del precio de venta al público[51]. Es cierto que, en el caso de tratamientos de carácter crónico y de pensionistas con tratamientos de larga duración, los porcentajes generales están sujetos a topes máximos de aportación mensual, en función de la renta de estos últimos. Además, el importe de las aportaciones que excedan de las cuantías establecidas serán objeto de reintegro por la comunidad autónoma correspondiente con una periodicidad máxima semestral[52].

En la actualidad, únicamente estarán exentos de aportación los usuarios y sus beneficiarios que pertenezcan a una de las siguientes categorías de personas[53]: 1) afectadas por el síndrome tóxico y personas con discapacidad; perceptoras de rentas de integración social; c) perceptoras de pensiones no contributivas; d) personas desempleadas que han perdido el derecho a percibir el subsidio por desempleo en tanto subsista su situación; e) Personas con tratamientos derivados de accidente de trabajo y enfermedad profesional.

Fuera de estos colectivos, la concurrencia de diversas condiciones o factores comporta una evidente restricción del derecho a la prestación farmacéutica ambulatoria. Tales elementos limitativos son, entre otros, la exigencia de tener la condición de asegurado activo o pensionista; la drástica reducción del catálogo de medicamentos incluidos en la prestación farmacéutica y que deben ser íntegramente financiados por los usuarios; la pérdida de la gratuidad de otros medicamentos cuya dispensación está supeditada a la asignación de aportación por el usuario y, en fin, el nuevo esquema en el que se basa la aportación del usuario con una elevación del porcentaje de participación y la nueva obligación de que los pensionistas también participen en el coste de los medicamentos y productos sanitarios.

Por último, en lo que se refiere al derecho de los extranjeros sin residencia legal a la prescripción de recetas oficiales, este depende del tipo de asistencia sanitaria que pueden recibir sin coste para ellos, de acuerdo con lo establecido en el RD-ley 16/2012, de 20 de abril, en su artículo 1:

a) Mayores de 18 años, derecho a la asistencia sanitaria en la modalidad de urgencia por enfermedad grave o accidente, cualquiera que sea su causa, hasta la situación de alta médica. No tienen derecho a recetas médicas oficiales.

---

[51] En términos generales, la aportación de los usuarios del Sistema nacional de Salud con receta médica es la siguiente: 60% PVP, para usuarios y beneficiarios con ingresos superiores a 100.000 euros; b) 50% PVP para asegurados activos y sus beneficiarios con ingresos entre 18.000 y 10.000 euros; c) 40% PVP: para asegurados en activo y sus beneficiarios que no se encuentren en los supuestos anteriores; d) 10% PVP para pensionistas de la seguridad Social y sus beneficiarios.

[52] Art. 94 bis 7 de la Ley 29/2006, de 26 de julio, añadido por RDL 16/2012, de 20 de abril.

[53] Art. 94 bis 8 de la Ley 29/2006, de 26 de julio, añadido por RDL 16/2012, de 20 de abril.

b) Mujeres: Derecho a la asistencia sanitaria por embarazo, parto y post-parto. Con respecto a su embarazo, parto y postparto, la prestación farmacéutica derivada de dicho proceso sí se incluye. Conlleva la emisión de recetas médicas oficiales (con una aportación del 40% PVP).
c) Los extranjeros menores de 18 años. Conlleva la emisión de recetas médicas oficiales (con una aportación del 40% PVP).
d) Los solicitantes de protección internacional cuya permanencia en España haya sido autorizada por este motivo (Asilo) y las víctimas de trata de seres humanos cuya estancia temporal en España haya sido autorizada durante el período de restablecimiento y reflexión: Tienen derecho a la asistencia sanitaria necesaria que incluirá los cuidados de urgencia y el tratamiento básico de las enfermedades (atención necesaria). Conlleva la emisión de recetas médicas oficiales (con una aportación del 50% PVP).
e) Asistencia sanitaria en los supuestos de salud pública cuando se estime que el proceso evolutivo de la patología vaya a ser inferior a un año. La medicación necesaria no se prescribirá en receta oficial, sino que será entregada por el servicio público de salud directamente al usuario.

BIBLIOGRAFÍA

ALVAREZ CORTÉS, J.C., "Los beneficiarios del derecho a la asistencia sanitaria en la Ley de Extranjería", *Relaciones Laborales*, nº 4, 2001, pág. 365, tomo 1, Editorial Le Ley, LA LEY 588272002 (http://laleydigital.laley.es/Content/Documento.aspx?params=H4sI...).

ARANZADI EXPERTO, "Acción protectora: Asistencia sanitaria", Thomson Reuters, Doc 2003\217, pp. 2-8 (consultado el 07 marzo de 2016).

ARETA MARTÍNEZ, M. "Sobre el carácter excepcional del reintegro de gastos sanitarios por el Sistema Nacional de Salud y la inclusión o no de la asistencia sanitaria pública en el Sistema de Seguridad Social", *Revista Doctrinal Aranzadi Social*, nº 20, 2007, BIB 2007\2783, (http://experto.aranzadidigital.es/maf/app/delivery/offoad/get?_=14...).

BLASCO LAHOZ, J.F., *Las prestaciones del Sistema Nacional de Salud*, Ed. Tirant lo Blanch, Valencia, 2014, pp. 24-35 y 63-82.

CANTERO MARTÍNEZ, J., "Asistencia sanitaria pública al extranjero no comunitario y, en especial, al que carece de autorización administrativa de residencia en España", AAVV. *Tratado de Derecho Sanitario*, Vol. I (Dir. A. PALOMAR OLMEDA Y J. CANTERO MARTÍNEZ), Thomson Reuters Aranzadi, Pamplona, 2013, pp. 551-596.

FONSECA FERRANDIS, F., "La asistencia sanitaria transfronteriza en la Unión Europea: análisis de la doctrina del TJCE en relación con el reembolso de los gastos producidos por la atención dispensada en otros Estados miembros", AAVV. *Tratado de Derecho Sanitario*, Vol. I (Dir. A. PALOMAR OLMEDA Y J. CANTERO MARTÍNEZ), Thomson Reuters Aranzadi, Pamplona, 2013, pp. 597-633.

GARCÍA ROMERO, B., "El derecho a la prestación farmacéutica para personas con discapacidad y el dispar régimen de participación aplicable", en AA.VV., *Los retos actuales de la asistencia sanitaria española en el contexto de la Unión Europea*, Ed. Laborum, Murcia 2016, pp. 751-760.

GARRIDO CUENCA, N., "La igualdad y cohesión del Sistema Nacional de Salud. La protección de la salud en el modelo autonómico", en AAVV. *Tratado de Derecho Sanitario*, Vol. I, (Dir. A. PALOMAR OLMEDA Y J. CANTERO MARTÍNEZ), Thomson Reuters Aranzadi, Pamplona, 2013, p. 108.

GÓMEZ MARTÍN, M., "Régimen jurídico de la asistencia sanitaria del Sistema Nacional de Salud", AAVV. *Tratado de Derecho Sanitario*, Vol. I (Dir. A. PALOMAR OLMEDA Y J. CANTERO MARTÍNEZ), Thomson Reuters Aranzadi, Pamplona, 2013, pp. 527-538.

HERNÁNDEZ BEJARANO, M., "El conflicto en la determinación de la condición de acceso al sistema nacional de salud de los funcionarios adscritos a los Montepíos de las Administraciones Públicas de Navarra", *Revista Española de Derecho del Trabajo*, núm. 177, 2015, BIB 2015\2522 (http://experto.aranzadidigital.es/maf/app/delivery/offoad/get?_=14...).

LÓPEZ AHUMADA, J., "El derecho de prescripción farmacéutica adecuada a los intereses del paciente: reflexiones desde el punto de vista del reintegro de gastos farmacéuticos. STSJ País Vasco, 3 febrero de 2015 (AS 2015, 174), *Revista Española de Derecho del Trabajo*, núm. 178, 2015, BIB 2015\4137 (http://experto.aranzadidigital.es/maf/app/delivery/offoad/get?_=14...).

RODRIGUEZ CARDO, I.A., "Reembolso de gastos médicos por asistencia prestada en el extranjero: límites al <<turismo sanitario>> (1)", *Actualidad Laboral*, nº 18, 2010, Ref. 675, pág. 2175, tomo 2, LA LEY 13021/2010 (http://laleydigital.laley.es/Content/Documento.aspx?params=H4sI...).

RODRÍGUEZ-RICO ROLDÁN, V. "Turismo sanitario tras la STJUE de 27 octubre de 2011", *Revista Doctrinal Aranzadi Social*, nº 8/2012, BIB 2012\3371, (http://experto.aranzadidigital.es/maf/app/delivery/offoad/get?_=14...).

- "Todos los caminos llevan a Roma, pero las rutas difieren en gran medida: los sistemas paralelos de acceso a la asistencia sanitaria transfronteriza en la Unión Europea", *Revista de Derecho Migratoria y Extranjería*, nº

38, 2015, Editorial Lex Nova (http://experto.aranzadidigital.es/maf/app/delivery/offoad/get?_=14...).

SELMA PENALVA, A. "Otras modalidades de protección social", en AAVV. *Lecciones de Seguridad Social* (Coord. M.B. GARCIA ROMERO), Ed. Diego Marín, Murcia, 2016, p. 454.

VIDA FERNÁNDEZ, J., "Análisis y propuestas para garantizar el derecho a la asistencia sanitaria de los internos en instituciones penitenciarias (1)", *La Ley Penal*, nº 62, 2009. LA LEY 12512/2009 (http://laleydigital.laley.es/Content/Documento.aspx?params=H4sI...).

CAPÍTULO TERCERO.
EL CONTENIDO DE LA PRESTACIÓN FARMACÉUTICA DEL SISTEMA NACIONAL DE SALUD: UNA APROXIMACIÓN DESDE EL PUNTO DE VISTA DE LA BIOÉTICA

FRANCISCA Mª FERRANDO GARCÍA
Profesora Titular de Derecho del Trabajo y de la Seguridad Social
Universidad de Murcia
MARÍA MONSERRATE RODRÍGUEZ EGIO
Profesora Asociada de Derecho del Trabajo y de la Seguridad Social
Universidad de Murcia

I. LA PRESTACIÓN FARMACÉUTICA COMO PARTE DE LA ASISTENCIA SANITARIA DEL SERVICIO NACIONAL DE SALUD

En el ordenamiento español, el derecho a la asistencia sanitaria tiene su fundamento constitucional en el derecho a la protección de la salud consagrado en el art. 43 CE (aptdo. 1º) y el correlativo mandato a los poderes públicos de organizar y tutelar la salud pública a través de medidas preventivas y de las prestaciones y servicios necesarios (aptdo. 2º). Se trata, no obstante, de un derecho cuya concreción y alcance corresponde efectuar al legislador llamado a dar cumplimiento al mandato constitucional, dada su ubicación en el Capítulo Tercero del Título Primero de la CE, dedicado a los *"Principios rectores de la política social y económica"* (art. 53.3 CE).

Pues bien, a fin de hacer efectivo el derecho de los ciudadanos a la protección a la salud contemplado en el art. 43 CE, la asistencia sanitaria proporcionada por el Sistema Nacional de Salud (en adelante, SNS) integra un conjunto de servicios y prestaciones entre los que se halla la prestación farmacéutica. En este sentido, el art. 10.14 de la Ley 14/1986, de 25 de abril, General de Sanidad (en adelante LGS) reconoce, entre otros derechos básicos de los beneficiarios de la asistencia sanitaria, el derecho a la obtención*"de los medicamentos y productos sanitarios que se consideren necesarios para promover, conservar o restablecer su salud, en los términos que reglamentariamente se establezcan por la Administración del Estado"*.

Sobre esta materia converge una abundante normativa encargada de precisar los contornos y contenido de la prestación farmacéutica incluida en el SNS y las condiciones de acceso a la misma por parte de los ciudadanos. De conformidad con esta configuración legal, dicha prestación se incluye en la cartera común de servicios, por lo que se proporciona en todo el territorio nacional y, dentro de esta, tanto en el nivel básico como en el suplementario: En el nivel básico, se dispensa de forma gratuita a los pacientes ingresados en las instituciones propias o concertadas de la Seguridad Social[1], así como en la dispensación ambulatoria en caso de accidente de trabajo o enfermedad profesional, o respecto de determinados colectivos[2]. Exceptuando estos casos, la prestación farmacéutica forma parte del catálogo suplementario, cuando su

---

1 GÓMEZ MARTÍN, M., "Régimen jurídico de la asistencia sanitaria del Sistema Nacional de Salud", en AA.VV., LARIOS RISCO, D., GONZÁLEZ GARCÍA, L., DE MONTALVO JÄÄSKELÄINEN (coords.),*Tratado de Derecho Sanitario*, vol. I, Thomson Reuters Aranzadi, 2013, p. 542.

2 Según lo dispuesto en el art. 102.8 RDLeg. 1/2015, de 24 de julio, por el que se aprueba el Texto Refundido de la Ley de garantías y uso racional de los medicamentos y productos sanitarios (TRLGM), están exentos de aportación los usuarios y sus beneficiarios que pertenezcan a alguna de las siguientes categorías: afectados de síndrome tóxico y personas con discapacidad (art. 9 RDLeg. 1/2013, de 29 de noviembre, por el que se aprueba el Texto Refundido de la Ley General de derechos de las personas con discapacidad y de su inclusión social, y RD 383/1984, de 1 de febrero, por el que se establece y regula el sistema especial de prestaciones sociales y económicas previsto en la Ley 13/1982, de 7 de abril, de integración social de los minusválidos); personas perceptoras de rentas de integración social y de pensiones no contributivas; parados que han perdido el derecho a percibir el subsidio de desempleo en tanto subsista su situación; y personas con tratamientos derivados de accidente de trabajo y enfermedad profesional.

provisión se realiza mediante dispensación ambulatoria[3], hallándose sujeta a una aportación del usuario (art. 8 *ter* Ley 16/2003, de 28 de mayo, de cohesión y calidad del Sistema Nacional de Salud)[4].

Por otra parte, las Comunidades Autónomas pueden incorporar otras prestaciones no contempladas en la cartera común, que integran la denominada cartera complementaria de servicios, asumiendo, con cargo a sus propios presupuestos, todos los costes de aplicación de dicha cartera de servicios complementaria. Esta situación, corolario del reparto competencial en materia de asistencia sanitaria, parece avalar la posibilidad de que el contenido de la prestación farmacéutica varíe en función de la Comunidad Autónoma, planteando un debate respecto de los términos o alcance de la cartera complementaria, así como sobre su compatibilidad con el principio de igualdad en el acceso a dicha prestación.

En otro orden de consideraciones, el acceso de los ciudadanos a la prestación farmacéutica se halla también limitado por una estricta normativa que establece las condiciones de autorización, registro y dispensación de los medicamentos, contenida fundamentalmente en el RDLeg. 1/2015, de 24 de julio, por el que se aprueba el Texto Refundido de la Ley de garantías y uso racional de los medicamentos y productos sanitarios (en adelante, TRLGM) y el RD 1345/2007, de 11 de octubre, por el que se regula el procedimiento de autorización, registro y condiciones de dispensación de los medicamentos de uso humano fabricados industrialmente[5], a la que se hará oportuna referencia en los siguientes apartados, si bien con la brevedad que exige la limitación de espacio de toda obra colectiva, en cuanto condiciona el acceso del paciente a la prestación farmacéutica adecuada.

---

[3] Aquella "*que se dispensa al paciente mediante receta médica u orden de dispensación hospitalaria, a través de oficinas o servicios de farmacia*" (art. 102.1 TRLGM). Los medicamentos de orden de dispensación hospitalaria pasaron a ser considerados prestación farmacéutica ambulatoria a partir del RD-ley 16/2012, que introdujo el art. 94 *bis*.1 Ley 29/2006, precedente del art. 102.1 TRLGM. Desde la entrada en vigor de dicha reforma, lo que determina la consideración de prestación farmacéutica ambulatoria y, por tanto, la necesidad de aportación por el paciente, es que el mismo no se encuentre hospitalizado, con independencia de que su dispensación se trate de medicamentos de orden de dispensación hospitalaria, pues estos medicamentos "pasaron de estar exentos de aportación a estar sujetos a aportación a partir de 1 de diciembre de 2012", como recuerda la STSJ Madrid, Sala Contencioso-Administrativo, núm. 559/2013, de 22 octubre 2014 (RJCA 2014, 764).

[4] Deliberadamente quedará fuera de este estudio, el análisis del régimen de financiación y copago de los medicamentos, al que se refiere específicamente otro capítulo de esta obra colectiva.

[5] Asimismo, cabe citar, entre otras normas de desarrollo reglamentario, el RD 823/2008, de 16 de mayo, sobre distribución y dispensación de medicamentos de uso humano; y el RD 177/2014, de 21 de marzo, regulador de los precios de referencia y de agrupaciones homogéneas de medicamentos en el Sistema Nacional de Salud y determinados sistemas de información en materia de financiación y precios de medicamentos y productos sanitarios.

Como habrá ocasión de comprobar, el contenido de la prestación farmacéutica se hace depender de criterios tan diversos como la seguridad del paciente, el factor territorial, la relación coste-beneficio, el impacto presupuestario, etc. De ahí, la conveniencia de analizar su regulación desde el punto de vista de la bioética, a fin de detectar los puntos de fricción entre dicha normativa y aquellos valores, principios y derechos con los que el derecho a la protección de la salud se halla íntimamente conectado, y que también se deducen de nuestra Norma fundamental, como son el derecho a la vida y a la integridad física y el derecho a un trato igual en todo el territorio español.

II. EL CONTENIDO DE LA PRESTACIÓN FARMACÉUTICA

El ámbito objetivo de la prestación farmacéutica se define legalmente de forma positiva mediante la concreta enunciación de los productos que la misma incluye, al tiempo que se completa negativamente con la precisión de aquellos otros productos que quedan excluidos de la cartera de servicios comunes de la prestación.

Desde la primera perspectiva, la prestación farmacéutica comprende *"los medicamentos y productos sanitarios y el conjunto de actuaciones encaminadas a que los pacientes los reciban de forma adecuada a sus necesidades clínicas, en las dosis precisas según sus requerimientos individuales, durante el período adecuado y al menor coste posible para ellos y la comunidad"*(art. 16 Ley 16/2003; anexo V RD 1030/2006 de 15 de septiembre, por el que se establece la cartera de servicios comunes del Sistema Nacional de Salud y el procedimiento para su actualización).

Ahora bien, el alcance de esta prestación varía en función de que el paciente se halle o no hospitalizado. Cuando se trata de pacientes hospitalizados, la prestación farmacéutica incluye los productos farmacéuticos que necesiten los pacientes y se encuentren incluidos en la cartera de servicios comunes de atención especializada, según el anexo III RD 1030/2006[6].En el ámbito de la atención primaria, la cartera básica de la prestación farmacéutica comprende diversos productos entre los que se encuentran los medicamentos de uso humano, los efectos y accesorios expresamente incluidos en la financiación del SNS, las fórmulas magistrales y preparados oficinales elaborados por las

---

[6] No obstante, en el supuesto planteado en la STSJ Galicia de 7 junio 2010 (AS 2010, 1897) [comentada por LANTARÓN BARQUÍN, D., "Reembolso de gasto farmacéutico generado por prescripción de tratamiento farmacéutico con hormona del crecimiento", *Revista Doctrinal Aranzadi Social*, núm. 11/2010, paraf. 39/2010 (Westlaw, BIB 2010\2882, p. 5], relativo a un caso de tratamiento con la hormona del crecimiento que se dispensa en el contexto de un internamiento hospitalario y en el ámbito de la prestación de atención especializada, se denegó el derecho a la prestación farmacéutica gratuita.

oficinas de farmacia y las vacunas individualizadas antialérgicas y bacterianas, en las condiciones establecidas por la normativa vigente (anexo V, aptdo. 1.1.1 RD 1030/2006).

En todo caso, es preciso delimitar conceptualmente los productos incluidos en la prestación farmacéutica, a fin de comprender el alcance objetivo de la misma en cada supuesto.

1. El medicamento: noción e inclusión en la prestación farmacéutica

A) Delimitación conceptual

Con carácter general, reciben la consideración de medicamento aquellas sustancias o combinación de sustancias que reúnen uno o ambos de los siguientes criterios[7]: a) En lo que atañe a la composición del producto, se exige que las sustancias que lo componen posean propiedades intrínsecas para restaurar o modificar las funciones fisiológicas o para establecer un diagnóstico médico. b) Respecto de la función del producto, la información o publicidad que acompaña al medicamento debe presentarlo al usuario como dotado de propiedades para tratar o prevenir enfermedades.

A dicha noción se adecuan los productos farmacéuticos que, según el art 8 TRLGM se consideran medicamentos, si bien el citado precepto induce a cierta confusión terminológica toda vez que, además de los medicamentos que literalmente califica como tales (los medicamentos de uso humano y veterinarios elaborados industrialmente), incluye en esta categoría legal la fórmula magistral, el preparado oficinal, y los medicamentos especiales, entre los que se encuentran, precisamente, las vacunas, que por tanto son también medicamentos.

Reiterando la noción contenida en el art. 1.2 de la Directiva 2001/83/CE, de 6 de noviembre, por la que se establece un código comunitario sobre medicamentos de uso humano[8], el art. 2.a) TRLGM, define el medicamento de uso humano como *"toda sustancia o combinación de sustancias que se presente como poseedora de propiedades para el tratamiento o prevención de enfermedades en seres humanos o que pueda usarse en seres humanos o administrarse a seres humanos con el fin de restaurar, corregir o modificar las funciones fisiológicas ejerciendo una acción farmacológica, inmunológica o metabólica, o de establecer un diagnóstico médico"*[9].

---

[7] ASEDEF, *Curso básico de Derecho Farmacéutico*, Instituto de Legislación Farmacéutica, Madrid, 2014, pp. 75-76.

[8] Según redacción dada por la Directiva 2004/27/CE, de 31 de marzo.

[9] Como ha advertido la doctrina, este precepto recoge una noción dualista, de "medicamento por presentación", de carácter extensivo, cuya finalidad es evitar su confusión con otros productos disponibles

Si bien, como se ha señalado, todos los productos farmacéuticos anteriormente citados quedan encuadrados en la categoría legal de medicamento según el art. 8 TRLGM, el propio precepto reserva la denominación legal de medicamento (de uso humano o veterinario[10]) a los productos *"elaborados industrialmente o en cuya fabricación intervenga un proceso industrial"* [aptdo.1.a)], ya estén autorizados e inscritos en el Registro de Medicamentos de la Agencia Española de Medicamentos y Productos Sanitarios (en adelante AEMPS), ya se trate de medicamentos en investigación que todavía no disponen de autorización de comercialización pero sí *"para su empleo en ensayos clínicos o para investigación en animales"* (aptdo.2). Con todo, de conformidad con lo establecido en el anexo V RD 1030/2006, la inclusión de los medicamentos en la cartera de servicios básicos de la prestación farmacéutica del SNS requiere *"que hayan sido autorizados y registrados por la Agencia Española de Medicamentos y Productos Sanitarios o de acuerdo con lo dispuesto por las normas europeas que establecen los procedimientos comunitarios para la autorización y control de los medicamentos de uso humano"*.

Frente a los anteriores elaborados de forma industrial, la fórmula magistral[11] y el preparado oficinal[12]son medicamentos elaborados en una oficina de farmacia o servicio farmacéutico hospitalario, "de forma individualizada

en el mercado y asegurar la salud de las personas, y "medicamento por función", más restrictiva, relativa a su composición, propiedades farmacológicas, etc., que busca delimitar este frente a los "productos frontera", tales como los complementos alimenticios o dietéticos [BAËS, C., "El concepto jurídico del medicamento y sus diferentes clases", en AA.VV., LARIOS RISCO, D., GONZÁLEZ GARCÍA, L., DE MONTALVO JÄÄSKELÄINEN (coords.),*Tratado de Derecho Sanitario*, vol. II, Thomson Reuters Aranzadi, 2013, pp. 412-421].

[10] Se consideran como tales: *"Toda sustancia o combinación de sustancias que se presente como poseedora de propiedades curativas o preventivas con respecto a las enfermedades animales o que pueda administrarse al animal con el fin de restablecer, corregir o modificar sus funciones fisiológicas ejerciendo una acción farmacológica, inmunológica o metabólica, o de establecer un diagnóstico veterinario. También se considerarán «medicamentos veterinarios» las «premezclas para piensos medicamentosos» elaboradas para ser incorporadas a un pienso"* [art. 2.b) TRLGM]. Puesto que el objeto de este estudio viene constituido por los productos incluidos en la prestación farmacéutica del SNS, estos medicamentos no serán analizados en este capítulo.

[11] A tenor del art. 2.i) TRLGM, "fórmula magistral" es *"el medicamento destinado a un paciente individualizado, preparado por un farmacéutico, o bajo su dirección, para cumplimentar expresamente una prescripción facultativa detallada de los principios activos que incluye, según las normas de correcta elaboración y control de calidad establecidas al efecto, dispensado en oficina de farmacia o servicio farmacéutico y con la debida información al usuario en los términos previstos en el artículo 42.5"* de la misma norma.

[12] Definido como *"aquel medicamento elaborado según las normas de correcta elaboración y control de calidad establecidas al efecto y garantizado por un farmacéutico o bajo su dirección, dispensado en oficina de farmacia o servicio farmacéutico, enumerado y descrito por el Formulario Nacional, destinado a su entrega directa a los enfermos a los que abastece dicha farmacia o servicio farmacéutico"* [art. 2.j) TRLGM].

y tras recibir receta", en el primer supuesto, o por lotes y sin previa demanda, para los potenciales enfermos a los que abastece dicha oficina o servicio de farmacia, en el segundo[13].

Por último, en lo que concierne a los denominados como"medicamentos especiales" por el art. 8TRLGM, la norma no ofrece su definición, sino que se limita a regular las garantías sanitarias relativas a determinados medicamentos que califica como tales, en el Capítulo V:

- Vacunas y demás medicamentos biológicos, como los alérgenos (art. 45)[14].Así pues, las vacunas son, al fin y al cabo, medicamentos, si bien el anexo V del RD 1030/2006 hace mención a ellas de forma expresa y separadamente de los medicamentos, a efectos de su inclusión en la cartera de servicios comunes de la prestación farmacéutica. En este punto, es preciso advertir que la prestación farmacéutica para pacientes no hospitalizados incluye únicamente las vacunas individualizadas (antialergénicas y bacterianas), preparadas con agentes inmunizantes, a concentración y dilución específica en base a la correspondiente prescripción facultativa para un paciente determinado (anexo V, aptdo. 1.1.1 RD 1030/2006). Una interpretación literal *contrario sensu* permite concluir la exclusión de la prestación farmacéutica de las vacunas sistemáticas o de calendario. Su dispensación se encuadra en el marco de otra prestación sanitaria, la de atención primaria, cuya cartera de servicios comunes incluye, como actividad preventiva, las *"vacunaciones en todos los grupos de edad y, en su caso, grupos de riesgo, según el calendario de vacunación vigente aprobado por el Consejo interterritorial del SNS"* (anexo II, aptdo. 3.1.2.a) RD 1030/2006)[15].

---

13 ASEDEF, *Curso básico de Derecho Farmacéutico*, Instituto de Legislación Farmacéutica, cit., pp. 97-98.

14 Que se consideran medicamentos en Europa a partir de la Directiva 89/342, de 3 de mayo.

15 El art. 19.3.a) Ley 33/2011, de 4 de octubre, General de Salud Pública prevé que el Consejo Interterritorial del SNS acordará un *"calendario único de vacunas en España"*, advirtiendo expresamente que las Comunidades Autónomas *"solo podrán modificarlo por razones epidemiológicas"*. En su aplicación, el 21 de marzo de 2013, el Consejo Interterritorial acordó el calendario común de vacunación infantil (Puede consultarse en la página http//: www.msc.es/ciudadanos/proteccionSalud/vacunaciones/docs/CalendarioVacunacionmar2013.pdf), pese a las objeciones manifestadas por parte de diversas sociedades científicas (Asociación Española de Pediatría, Asociación Española de Vacunología y Sociedad Española de Medicina Preventiva, Salud Pública e Higiene. Véase en http//: www.aeped.es/noticias/posicionamiento-las-sociedades-cientificas-ante-inminente-publicacion-calendario-vacunal-unico). No son pocos los profesionales que tildan el calendario previsto como calendario "de mínimos", aduciendo que la decisión respecto de qué vacunas se incorporan y cuándo, obedece a criterios economicistas. Como reacción a esta medida, algunas Comunidades Autónomas han optado por completarlo con ciertas vacunas en función de sus recursos económicos, o mantener el calendario vacunal precedente (Navarra y País Vasco); de ahí que el calificativo de "calendario único" que utiliza la

- Medicamentos de origen humano, es decir, *"los derivados de la sangre, del plasma y el resto de sustancias de origen humano (fluidos, glándulas, excreciones, secreciones, tejidos y cualesquiera otras sustancias), así como sus correspondientes derivados, cuando se utilicen con finalidad terapéutica"* (art. 46).
- Medicamentos de terapia avanzada, entendiendo por tales los medicamentos "de terapia génica" (que, conforme a la Directiva 2009/120/CE de la Comisión, de 14 de septiembre, incluyen un principio activo que contiene ácido nucléico recombinante utilizado en seres humanos con el objeto de regular, reparar, sustituir, añadir o eliminar unas secuencia génica) y "de terapia celular somática" (que, según la precitada Directiva 2009/120/CE, contienen células o tejidos que han sido objeto de manipulación sustancial de modo que se hayan alterado sus características biológicas, funciones fisiológicas o propiedades estructurales pertinentes para el uso clínico previsto, o por células o tejidos que no se pretende destinar a la misma función esencial en el receptor que en el donante y puede ser usado en seres humanos para tratar, prevenir o diagnosticar una enfermedad mediante la acción farmacológica, inmunológica o metabólica de sus células o tejidos) (art. 47).
- Radiofármacos o productos que contienen uno o más radionucleidos (isótopos radiactivos) (art. 48).
- Medicamentos con sustancias psicoactivas con potencial adictivo, incluidas en las listas anexas a la Convención Única de 1961 sobre Estupefacientes y al Convenio de 1971 sobre Sustancias Psicotrópicas, así como los medicamentos que las contengan (art. 49).
- Medicamentos homeopáticos u obtenidos a partir de sustancias denominadas cepas homeopáticas con arreglo a un procedimiento de fabricación homeopático descrito en la Farmacopea Europea o en la Real Farmacopea Española o, en su defecto, en una farmacopea utilizada de forma oficial en un Estado miembro de la Unión Europea (art. 50).
- Medicamentos de plantas medicinales. El art. 51 dispone que *"las plantas y sus mezclas, así como los preparados obtenidos de plantas en forma de extractos, liofilizados, destilados, tinturas, cocimientos o cualquier otra preparación galénica que se presente con utilidad terapéutica, diagnóstica o preventiva seguirán el régimen de las fórmulas*

norma resulte inapropiado, siendo más atinado el de "calendario común" que emplea el propio Consejo Interterritorial.

magistrales, preparados oficinales o medicamentos industriales, según proceda".

- Gases medicinales licuados como el nitrógeno líquido y el protóxido de nitrógeno líquido, así como cualesquiera otros que, con similares características y utilización, puedan fabricarse en el futuro (art. 52).

La razón de la ausencia de una definición legal de esta categoría de medicamentos es clara: se trata de medicamentos (de uso humano, fórmulas magistrales o preparados oficinales) que carecen de una cualidad intrínseca funcional u objetiva que los distinga de las anteriores categorías, siendo su único elemento común la sujeción a un régimen especial de autorización, distribución y/o comercialización, en atención a sus características particulares que la ley no detalla de forma apriorística. En suma, la consideración legal de medicamentos "especiales" viene dada por un dato formal, su inclusión legal en dicha categoría[16].

B) Inclusión de los medicamentos en la prestación farmacéutica

No todo medicamento autorizado se haya incluido en la prestación farmacéutica del SNS. La inclusión de los medicamentos en el *Nomenclator*[17] que, constituye el presupuesto de su financiación total o parcial con cargo al mismo, requiere de *"resolución expresa de la unidad responsable del Ministerio de Sanidad, Servicios Sociales e Igualdad, estableciendo las condiciones de financiación y precio en el ámbito del Servicio Nacional de Salud"* (art. 92 TRLGM)[18]. Aun cuando tras la reforma introducida por el RD-ley 16/2012, de 24 de abril, de medidas urgentes para garantizar la sostenibilidad del Sistema Nacional de Salud y mejorar la calidad y seguridad de las prestaciones, no se requiere expresamente que dicha resolución sea motivada[19], a juicio de la doctrina, ello no significa que la decisión del Ministerio de Sanidad, Servicios

[16] *Ibidem*, p. 110.

[17] Los productos incluidos en la financiación del SNS configuran el *Nomenclator* o "catálogo oficial de medicamentos incluidos en cada momento en la prestación farmacéutica del SNS" [LARIOS RISCO, D., "Intervención administrativa y uso racional del medicamento: medidas para el control del gasto farmacéutico en el Sistema Nacional de Salud", en TOMILLO URBINA, J., CAYÓN DE LAS CUEVAS, J. (dirs.), *Derecho y Salud como Realidades Interactivas*, Thomson Reuters, Aranzadi, Navarra, 2015, p. 302].

[18] La jurisprudencia contencioso-administrativa [STS, Sala 3ª, de 9 de julio de 2001 (rec. 381/98)] ha reconocido esta facultad de la Administración Sanitaria, fundada en la actualidad en la habilitación legal contenida en la Disposición adicional 5ª RDLeg. 1/2015.

[19] A diferencia de su precedente normativo, el art. 89.1 Ley 29/2006.

Sociales e Igualdad (MSSSI) sea discrecional[20], pues se halla sujeta a los criterios objetivos enunciados en el art. 92.1 TRLGM[21]:

a) *"Gravedad, duración y secuelas de las distintas patologías para las que resulten indicados.*
b) *Necesidades específicas de ciertos colectivos.*
c) *Valor terapéutico y social del medicamento y beneficio clínico incremental del mismo teniendo en cuenta su relación coste-efectividad.*
d) *Racionalización del gasto público destinado a prestación farmacéutica e impacto presupuestario en el SNS.*
e) *Existencia de medicamentos u otras alternativas terapéuticas para las mismas afecciones a menor precio e inferior coste de tratamiento.*
f) *Grado de innovación del medicamento".*

La valoración del criterio de racionalización del gasto público destinado a prestación farmacéutica e impacto presupuestario en el SNS, que se tendrá asimismo en cuenta para la inclusión de nuevos medicamentos en la prestación farmacéutica (art. 92.8 TRLGM), puede generar dudas respecto de su compatibilidad con el derecho fundamental a la vida y a la integridad física, cuando el medicamento cuya inclusión se baraja es clave para prevenir un riesgo grave para la integridad física del paciente.

2. Otros productos incluidos en la prestación farmacéutica

En términos estrictos, los únicos productos que, sin tener la consideración técnica de medicamentos, se hallan comprendidos en la prestación farmacéutica, son los productos sanitarios, también denominados efectos y accesorios. Los efectos y accesorios de la prestación farmacéutica son aquellos *"productos sanitarios de fabricación seriada que se obtienen en régimen ambulatorio y que están destinados a utilizarse con la finalidad de llevar a cabo un tratamiento terapéutico o ayudar en los efectos indeseados del mismo"* (art. 2.1 RD 9/1996, de 15 de enero[22]). Tienen tal consideración el material de cura, los utensilios destinados a la aplicación de medicamentos, los utensilios para la recogida de excretas y secreciones, y los utensilios necesarios para la protección o reducción de lesiones o malformaciones internas (art. 2.2 RD 9/1996).

[20] Aunque la Sala 3ª del TS, ha reconocido que la Administración Sanitaria goza en este punto de "cierto grado de discrecionalidad" [STS, Sala 3ª, de 9 de julio de 2001 (rec. 382/98)].

[21] LARIOS RISCO, D., "Intervención administrativa y uso racional del medicamento: medidas para el control del gasto farmacéutico en el Sistema Nacional de Salud", cit., p. 303.

[22] RD 9/1996, de 15 de enero, que regula la selección de los efectos y accesorios, su financiación con fondos de la Seguridad Social o fondos estatales afectos a la sanidad y su régimen de suministro y dispensación a pacientes no hospitalizados.

Su incorporación a la cartera de servicios comunes requiere que sean *"expresamente incluidos en la financiación del SNS"* (anexo V RD 1030/2006). A estos efectos, su inclusión en la prestación farmacéutica del SNS se efectuará *"de forma equivalente"* a la prevista para los medicamentos, según el art. 92.4 TRLGM, por tanto requiere resolución expresa del MSSSI, basada en criterios objetivos análogos aunque no idénticos a los establecidos para los medicamentos que, curiosamente, no hacen referencia ni al grado de innovación del producto ni a la racionalización del gasto público destinado a prestación farmacéutica e impacto presupuestario en el SNS. El mismo precepto añade que, ha de tratarse de productos *"que se dispensen, a través de receta oficial, en territorio nacional"*.

Pese a su carácter instrumental de la prestación farmacéutica, no se hallan comprendidos en la prestación principal, pues no se consideran medicamentos, por lo que no se les aplica necesariamente el mismo régimen de financiación que a aquellos. En el ámbito de la prestación ambulatoria, el acceso a los denominados efectos y accesorios se incluye en la cartera común suplementaria de prestación farmacéutica, de forma que su dispensación requiere aportación del usuario[23]. En la actualidad, los efectos y accesorios financiados (total o parcialmente) con cargo al SNS se hallan clasificados por grupos en los anexos I y II del RD 9/1996, en función del porcentaje de participación económica de los beneficiarios en su dispensación.

Sobre la financiación de estos productos, la doctrina judicial ha recordado que los efectos y accesorios aplicados o utilizados por los pacientes no hospitalizados, serán financiados con cargo al SNS únicamente a partir de la fecha en que se hallen incluidos en la cartera de servicios de la prestación farmacéutica. Así, en el caso del tratamiento con bomba de insulina, que constituye un utensilio destinado a la aplicación del medicamento (bomba portátil de infusión subcutánea continua de insulina), su financiación fue establecida por la Orden SCO/710/2004, de 12 de marzo, sobre financiación de determinados efectos y accesorios con fondos públicos[24], de ahí que únicamente sean reintegrables los gastos generados por dicho tratamiento a partir de la fecha de entrada en vigor de dicha norma[25].

---

[23] Sin embargo, la Cartera de servicios comunes de atención especializada comprende estos productos sanitarios cuando sean precisos en la prestación de la asistencia especializada en hospital de día, médico y quirúrgico, en la hospitalización en régimen de internamiento, incluso en caso de alta hospitalaria precoz y en la hospitalización a domicilio (anexo III RD 1030/2006).

[24] En la actualidad, derogada por el RD 1030/2006, salvo el aptado. 3 y el Anexo.

[25] SSTS de 5 junio 2006 (RJ 2006, 4744), y de 27 febrero 2007 (RJ 2007, 4169). Sobre la cuestión, véase BLASCO LAHOZ, J.F., *Las prestaciones del Sistema Nacional de Salud. Su aplicación legal y judicial*,Tirant lo Blanch, Valencia 2014, pp.71-76.

La distinción entre medicamentos y otros productos sanitarios tiene también trascendencia práctica en lo que concierne a la prescripción médica, pues el principio general de prescripción por principio activo, regulado en el art. 87.2 TRLGM, se aplica únicamente a los medicamentos, dado que dicho precepto, a diferencia de su precedente (el art. 85.1 Ley 29/2006[26]), ya no hace mención a los productos sanitarios[27].

3. Productos excluidos de la prestación farmacéutica

Con carácter general, el art. 92.2 TRLGM excluye expresamente de la prestación farmacéutica los *"medicamentos no sujetos a prescripción médica, medicamentos que no se utilicen para el tratamiento de una patología claramente determinada, ni los productos de utilización cosmética, dietéticos*[28]*, aguas minerales, elixires, dentífricos y otros productos similares.*

Tampoco se financiarán los medicamentos indicados en el tratamiento de síndromes y/o síntomas de gravedad menor, ni aquellos que, aun habiendo sido autorizados de acuerdo a la normativa vigente en su momento, no respondan a las necesidades terapéuticas actuales, entendiendo por tal un balance beneficio/riesgo desfavorable en las enfermedades para las que estén indicados".

No obstante, el mismo precepto delega en el MSSSI la facultad de establecer exclusiones generales, totales o parciales, de *"grupos, subgrupos, categorías y/o clases de medicamentos cuya financiación no se estime necesaria para cubrir las necesidades sanitarias básicas de la población española".*

El desarrollo reglamentario de este precepto se encuentra en el RD 83/1993, de 22 de enero, por el que se regula la selección de los medicamentos a efectos de su financiación por el Sistema Nacional de Salud[29], el RD 1663/1998, de 24 de julio, así como en el anexo V del RD 1030/2006.

El primero de ellos establece las exclusiones generales relativas a las siguientes especialidades farmacéuticas: a) especialidades farmacéuticas ca-

---

[26] Según su tenor literal, introducido por RD-ley 9/2011, de 19 de agosto: "(...) *en los productos sanitarios para pacientes no hospitalizados que requieran para su disposición en oficina de farmacia receta médica oficial u orden de dispensación, del Sistema Nacional de Salud, la prescripción, indicación o autorización de dispensación se realizará por denominación genérica por tipo de producto y por las características que lo definan, especificando su tamaño y contenido"*.Dicha precisión, que fue suprimida por el RD-Ley 16/2012, que modificó la redacción del art. 85 Ley 29/2006, tampoco aparece en el art. 87 del vigente TRLGM.

[27] LARIOS RISCO, D., "Intervención administrativa y uso racional del medicamento: medidas para el control del gasto farmacéutico en el Sistema Nacional de Salud", cit., p. 293.

[28] Por lo que la STSJ Castilla-La Mancha, de 2 abril 2003 (AS 2003, 3070), deniega el reintegro del gasto farmacéutico referido a especialidades farmacéuticas autorizadas como suplementos alimenticios, anabolizantes o productos antiobesidad.

[29] Dictado en aplicación del art. 94 de la Ley 25/1990 de 20 de diciembre, del Medicamento.

lificadas como publicitarias; b) los suplementos alimenticios, anabolizantes o productos antiobesidad adscritos a los grupos o subgrupos terapéuticos del anexo 1, apartado II; c) las especialidades farmacéuticas cuya finalidad sea la higiene o para síntomas o síndromes dermatológicos, adscritas a los grupos o subgrupos terapéuticos del anexo I, apartado I; y d) las especialidades farmacéuticas destinadas a síntomas menores, adscritas a los grupos o subgrupos terapéuticos del anexo I, apartado III[30].

El RD 1663/1998 excluye los grupos y subgrupos farmacéuticos enunciados en sus anexos I y II: el primero de ellos alude a productos antiespasmódicos, cicatrizantes, antihemorroidales, antibióticos asociados a sulfamidas, antiasmáticos, antiinflamatorios, entre otros; mientras que el anexo II concreta las especialidades farmacéuticas de dichos grupos que quedan excluidas, precisando, en su caso, las condiciones y circunstancias en que permanecen incluidas en la prestación farmacéutica.

El anexo V.1.1.2 del RD 1030/2006, dictado en virtud de la delegación al Gobierno contenida en la Disposición Adicional 5ª de la Ley 29/2006, también se refiere a los productos excluidos de la prestación farmacéutica, citando los siguientes:

- Productos de utilización cosmética, constituidos por "*toda sustancia o mezcla destinada a ser puesta en contacto con las partes superficiales del cuerpo humano (epidermis, sistema piloso y capilar, uñas, labios y órganos genitales externos) o con los dientes y las mucosas bucales, con el fin exclusivo o principal de limpiarlos, perfumarlos, modificar su aspecto, protegerlos,mantenerlos en buen estado o corregir los olores corporales*" [art. 2.n) TRLGM].
- Medicamentos publicitarios, que se caracterizan por no hallarse sujetos a prescripción médica, toda vez que su seguridad y eficacia está demostrada a través de una amplia experiencia[31], aunque requieren la intervención de un farmacéutico. El TRLGM no recoge como tal esta categoría de medicamentos, pero su existencia puede deducirse del

[30] La Orden de 6 de abril de 1993, desarrolló el RD 83/1993, concretando las especialidades farmacéuticas adscritas a los grupos o subgrupos terapéuticos excluidos de la prestación farmacéutica según el anexo I del RD 83/1993. Además, la Orden regulaba el procedimiento aplicable para la no inclusión de una concreta especialidad farmacéutica en la financiación del SNS en el momento de su autorización, así como el procedimiento para la exclusión de medicamentos que figuran incluidos en la prestación farmacéutica.

[31] De conformidad con el art. 19.4 TRLGM, la AEMPS "*podrá calificar como medicamentos no sujetos a prescripción médica aquéllos que vayan destinados a procesos o condiciones que no necesiten un diagnóstico preciso y cuyos datos de evaluación toxicológica, clínica o de su utilización y vía de administración no exijan prescripción médica, de modo que dichos medicamentos puedan ser utilizados para autocuidado de la salud, mediante su dispensación en la oficina de farmacia por un farmacéutico, que informará, aconsejará e instruirá sobre su correcta utilización*".

art. 80, en cuanto alude a la posibilidad de publicitar medicamentos no sujetos a prescripción médica (aptdo. 3), ni a financiación por el SNS (aptdo. 4). Asimismo, el art. 93.2.c), entre los motivos de exclusión de medicamentos y productos sanitarios de la prestación farmacéutica, alude a *"la consideración del medicamento como susceptible de publicitarse, directamente al público, en la Unión Europea"*.

- Medicamentos terapéuticos excluidos de la financiación con cargo al SNS por la normativa vigente.
- Medicamentos homeopáticos. Debido a la baja concentración de sus principios activos[32], estos medicamentos son inocuos para los pacientes y no provocan toxicodependencia, de ahí que sean dispensados sin receta médica.
- Efectos y accesorios *"de los que se realice publicidad dirigida en general al público"*[33].

A las anteriores exclusiones, es preciso añadir la que afecta a los productos de cuidado personal[34], a los que sí se refieren el RD 83/1993 y el TRLGM. Precisamente, el art. 2.m) los define como aquellas *"sustancias o mezclas que, sin tener la consideración legal de medicamentos, productos sanitarios, cosméticos o biocidas, están destinados a ser aplicados sobre la piel, dientes o mucosas del cuerpo humano con finalidad de higiene o de estética, o para neutralizar o eliminar ectoparásitos"*.

En lo que concierne a los medicamentos no sujetos a prescripción médica, conviene hacer especial referencia a la llamada "píldora del día después", medida considerada de anticoncepción de urgencia. En la actualidad este medicamento no requiere prescripción médica por lo que, según lo previsto por el art. 86.3 TRLGM, las oficinas de farmacia están obligadas a dispensarla sin exigirla. Dejando a un lado el análisis de cuestiones más controvertidas que suscita la regulación de su dispensación, como la edad mínima para poder obtener este medicamento y las facultades y responsabilidades del profesional farmacéutico[35], la ausencia de prescripción médica obedece a un criterio de

---

[32] Como ha expuesto la doctrina, estos medicamentos aplican clínicamente el fenómeno de similitud y utilizan las sustancias medicamentosas en dosis débiles o infinitesimales (ASEDEF, *Curso básico de Derecho Farmacéutico*, cit., p. 131).

[33] Exclusión recogida igualmente por los arts. 3.2 y 9.1.e) RD 9/1996.

[34] Anteriormente, la Disposición Adicional 2ª RD 1599/1997, modificado por RD 209/2005, los calificaba como productos "de higiene personal".

[35] Se dispensa en España desde el año 2001, en virtud a la Resolución de 5 de marzo de 2001, de la Agencia Española del Medicamento, por la que se acuerda la publicación de especialidades farmacéuticas autorizadas y registradas en el año 2000 (MURILLO MUÑOZ, M., GARCÍA RUIZ, Y., "El derecho a decidir sobre la propia salud reproductiva" en FERNÁNDEZ CORONADO, A., PÉREZ ÁLVAREZ, S. (dirs.), *La protección de la Salud en tiempos de crisis. Nuevos retos del bioderecho en una sociedad plural*, Tirant lo Blanch, Monografías, núm. 920, Valencia, 2014, p. 245).

celeridad en el acceso a métodos anticonceptivos de urgencia y a la voluntad de eliminar trabas a la libre decisión de la mujer en cuanto a su salud sexual y reproductiva, de conformidad con las recomendaciones contenidas en la Resolución del Parlamento Europeo sobre salud sexual y reproductiva y los derechos en esta materia (2001/2128 (INI)). Ahora bien, la adquisición de este medicamento sin prescripción facultativa tiene como consecuencia su falta de financiación con cargo al SNS, según el art. 92.2 TRLGM.

Las exclusiones generales de la prestación farmacéutica arriba mencionadas obedecen a razones muy diversas: en unos casos no se trata de medicamentos propiamente dichos (productos de utilización cosmética[36], productos de cuidado personal y efectos y accesorios publicitarios); en otros supuestos las exclusiones se justifican en la ausencia de exigencia de prescripción médica para la dispensación de los medicamentos (v.gr. publicitarios y homeopáticos), o en su menor utilidad terapéutica o, simple y llanamente, en criterios financieros, pues no cabe olvidar que, en lo que se refiere a la decisión de excluir medicamentos de la prestación farmacéutica, el art. 92.3 TRLGM remite a los criterios objetivos que el aptdo. 1° del mismo precepto establece a afectos de su inclusión, añadiendo expresamente la necesidad de tener *"en cuenta el precio o el coste del tratamiento de los medicamentos comparables existentes en el mercado"*.

Por otra parte, el art. 93 TRLGM delega en el *"órgano responsable de la prestación farmacéutica del Ministerio de Sanidad, Servicios Sociales e Igualdad"*, la actualización de la lista de medicamentos que quedan excluidos de la prestación farmacéutica en el SNS, *"mediante resolución motivada"* (aptdo. 1) basada en alguno de los siguientes criterios (aptdo. 2):

a) *"El establecimiento de precios seleccionados.*
b) La convivencia con un medicamento no sujeto a prescripción médica con la que comparte principio activo y dosis.
c) La consideración del medicamento como susceptible de publicitarse, directamente al público, en la Unión Europea.
d) Que el principio activo cuente con un perfil de seguridad y eficacia favorable y suficientemente documentado a través de años de experiencia y un uso extenso.
e) Por estar indicados en el tratamiento de síntomas menores.
f) Por cumplir cualquiera de los criterios de no inclusión en la financiación pública recogido en el artículo 92.2".

[36] Pese a que pueden presentar algunas características propias de los medicamentos, su fin exclusivo o principal no es restaurar o modificar las funciones fisiológicas, sino –como precisa el art. 2.n) TRLGM– limpiar, perfumar, modificar el aspecto de partes superficiales del cuerpo humano (epidermis, sistema piloso y capilar, uñas, labios y órganos genitales externos), protegerlos, mantenerlos en buen estado o corregir los olores corporales.

La actualización del *Nomenclator* en función de estos criterios se ha efectuado por Resolución de la Dirección general de Cartera Básica de Servicios del Sistema Nacional de Salud y Farmacia, de 18 de febrero de 2013, por la que se procede a la actualización de la lista de medicamentos que quedan excluidos de la prestación farmacéutica del SNS[37].

4. Reservas especiales

Por último, conviene hacer referencia a una categoría de medicamentos que se encuentra"a medio camino" entre la financiación pública de un medicamento incluido en la prestación farmacéutica en el SNS y su exclusión del *Nomenclator* oficial[38]. Se trata de medicamentos respecto de los que la Administración Sanitaria realiza una reserva especial que implica restricciones en las condiciones de prescripción, dispensación o financiación, con el objeto de asegurar que la utilización de los fármacos se adecua a lo fijado en las autorizaciones de comercialización de los mismos o a las indicaciones terapéuticas recogidas en la ficha técnica del producto, o que el paciente reciba la medicación adecuada. Esta medida se ha aplicado, por ejemplo, para limitar la utilización de determinados medicamentos a medios especializados o a grupos poblacionales considerados de riesgo.[39]

El art. 92.1 *in fine* TRLGM otorga la facultad de establecer tales reservas al MSSSI[40], bien de oficio o a propuesta de las Comunidades Autónomas en la Comisión Permanente de Farmacia del Consejo Interterritorial del SNS. El mismo precepto advierte que estas últimas no pueden establecer unilateralmente reservas especiales, y ello *"con el fin de garantizar el derecho de todas las personas que gocen de la condición de asegurado y beneficiario en el Sistema de un acceso a la prestación farmacéutica en condiciones de igualdad en todo el Sistema Nacional de Salud"*. No obstante, se admite que de forma excepcional, en el seno de dicha Comisión pueda decidirse la excepción mo-

[37] Aprobada mediante Resolución de 2 de agosto de 2012, de la Dirección General de Cartera Básica de Servicios del SNS y Farmacia.

[38] LARIOS RISCO, D., "Intervención administrativa y uso racional del medicamento: medidas para el control del gasto farmacéutico en el Sistema Nacional de Salud", cit., pp. 305-306.

[39] Así, la Resolución de la Dirección general de Cartera Básica de Servicios del Sistema Nacional de Salud y Farmacia, de 18 de febrero de 2013 antes citada, establece el visado para determinados medicamentos que han sido excluidos de la prestación farmacéutica del SNS pero permanecen financiados excepcionalmente para las indicaciones establecidas en función del grupo terapéutico al que pertenecen.

[40] Conforme al procedimiento previsto en el RD 618/2007, de 11 de mayo, que contempla la posibilidad de establecimiento de visado a medicamentos para los que se financien únicamente algunas de sus indicaciones terapéuticas, precisando que las resoluciones administrativas en las que se establezca la medida de visado, serán motivadas.

tivada por una o varias Comunidades Autónomas en razón de sus propias particularidades.

III. INCIDENCIA DEL REPARTO COMPETENCIAL ENTRE ESTADO Y COMUNIDADES AUTÓNOMAS EN EL CONTENIDO DE LA PRESTACIÓN FARMACÉUTICA

Este estudio ha comenzado con la cita obligada del fundamento constitucional del derecho a la prestación farmacéutica, el art. 43 CE, que reconoce el derecho a la protección de la salud y encomienda a los poderes públicos organizar y tutelar la salud pública a través de medidas preventivas y de las prestaciones y servicios necesarios, disponiendo la necesidad de que una Ley establezca los derechos y deberes de todos al respecto. Pues bien, la determinación de cuáles son los poderes públicos llamados a dictar la normativa que debe concretar este derecho, se deduce del complejo reparto competencial establecido en los arts. 148.1.21° y 149.1.16° CE: El primero, prevé que las Comunidades Autónomas podrán asumir competencias en materia de sanidad e higiene[41]. Por su parte, el art. 149.1.16 CE atribuye en exclusiva al Estado la competencia sobre sanidad exterior, bases y coordinación general de la sanidad, la sanidad exterior y las relaciones y acuerdos sanitarios internacionales y la legislación sobre productos farmacéuticos.

Para el máximo intérprete constitucional, la lectura conjunta de ambos preceptos permite concluir que la asistencia médico-farmacéutica puede incluirse dentro del ámbito competencial de las Comunidades Autónomas conforme al art. 148.1.21°, que podrán regularla dentro de las bases que al Estado corresponde fijar en la materia según el art. 149.1.16° de la norma fundamental[42]. En consecuencia, el título competencial relativo a la *"legislación sobre productos farmacéuticos"*, que el art. 149.1.16° atribuye en exclusiva al Estado, se refiere a la ordenación de los medicamentos como "sustancias" cuya fabricación y comercialización está sometida al control de los poderes públicos, a través de las actividades de evaluación, registro, autorización, inspección y vigilancia, en orden a garantizar los derechos de los pacientes y usuarios que los consumen. Sin embargo, el papel del Estado en la regulación de los medicamentos en su

---

[41] En aplicación de dicho título competencial, a partir de la década de los ochenta comienza la transferencia de competencias en materia de asistencia sanitaria, incluida la prestación farmacéutica, a las Comunidades Autónomas, que culmina en el año 2002, de forma que, en la actualidad el Estado únicamente presta la asistencia sanitaria –a través del Instituto Nacional de Gestión Sanitaria (INGESA)– en Ceuta y Melilla.

[42] STC 76/1986, de 9 de junio (FJ. 8).

dimensión de "prestación sanitaria" del SNS, se encuadra en el título competencial de establecimiento de las *"bases y coordinación general de la sanidad"*[43].

Según la doctrina constitucional, las Comunidades Autónomas deben garantizar, al menos, la cartera de servicios comunes del SNS, que constituye el mínimo igualitario de vigencia y aplicación a todo el territorio nacional, establecido por el Estado en virtud de la atribución competencial para dictar las bases en materia de sanidad. No obstante, dichas bases deben ceñirse a lo esencial, lo nuclear o imprescindible, sin llegar a tal grado de desarrollo que dejen vacías de contenido las competencias de las Comunidades Autónomas en la materia[44].

Este reparto competencial supone uno de los principales retos a los que se enfrenta el SNS según la doctrina, cual es "compatibilizar la igualdad básica de las personas como usuarios de un servicio público universal con el principio de descentralización en la gestión sanitaria propio del modelo autonómico"[45].

Por esta razón, la Ley 16/2003 establece la denominada "garantía de accesibilidad", en cuya virtud *"todos los usuarios del Sistema Nacional de Salud tendrán acceso a las prestaciones sanitarias reconocidas en esta ley en condiciones de igualdad efectiva"* (art. 23)[46]. De este modo, se concreta en el ámbito sanitario una manifestación del principio de igualdad, valor superior del ordenamiento jurídico y derecho fundamental reconocido en el art. 14 CE, que constituye un principio rector del acceso a la sanidad[47].

Asimismo, la Ley 16/2003 recoge dos "garantías de movilidad", que persiguen, de un lado, *"el acceso a las prestaciones sanitarias reconocidas en esta ley (....) con independencia del lugar del territorio nacional en el que se encuentren en cada momento los usuarios del Sistema Nacional de Salud, atendiendo especialmente a las singularidades de los territorios insulares"*, y, de otro, *"el acceso de todos los usuarios a aquellos servicios que sean considerados como servicios de referencia de acuerdo con el artículo 28 de esta ley"* (art. 24)[48].

---

[43] STC 98/2004, de 25 de mayo (FJ. 5).

[44] Por todas, véanse las SSTC 98/2004, cit.; 22/2012, de 16 de febrero; 136/2012, de 19 de junio; 71/2014, de 6 de mayo; y 85/2014, de 29 de mayo.En el mismo sentido, GÓMEZ MARTÍN, M., "Régimen jurídico de la asistencia sanitaria del Sistema Nacional de Salud", cit., p. 545.

[45] AAVV., FERNÁNDEZ CORONADO, A., PÉREZ ÁLVAREZ, S. (dirs.), *La protección de la Salud en tiempos de crisis. Nuevos retos del bioderecho en una sociedad plural*, Tirant lo Blanch, Monografías, núm. 920, Valencia, 2014, p. 27.

[46] En similares términos se establece el acceso a las prestaciones sanitarias en condiciones de igualdad efectiva en el art. 3.2. LGS.

[47] AHIJADO PÉREZ, M., "Garantías de las prestaciones del Sistema Nacional de Salud (I): prestaciones autonómicas, equidad, movilidad de pacientes", en AA.VV., LARIOS RISCO, D., GONZÁLEZ GARCÍA, L., DE MONTALVO JÄÄSKELÄINEN (coords.),*Tratado de Derecho Sanitario*, vol. I, Thomson Reuters Aranzadi, 2013, pp. 685 y 701.

[48] Para hacer efectivo este principio, se crea el Fondo de Cohesión Sanitaria, regulado por el RD 1207/2006, de 20 de octubre, con la finalidad de *"garantizar la igualdad de acceso a los servicios de*

Por su parte, el art. 91 TRLGM establece el principio de igualdad territorial y coordinación[49], en virtud del cual, *"se reconoce el derecho de todos los ciudadanos a obtener medicamentos en condiciones de igualdad en todo el SNS, sin perjuicio de las medidas tendentes a racionalizar la prescripción y la utilización de medicamentos y productos sanitarios que puedan adoptar las Comunidades Autónomas en el ejercicio de sus competencias"*.

Esta interpretación del reparto competencial entre el Estado y las Comunidades Autónomas en materia de prestaciones, no se acomoda al art. 139.1 de la propia norma fundamental, según el cual *"todos los españoles tienen los mismos derechos y obligaciones en cualquier parte del territorio del Estado"*, sino que impone una lectura del principio de igualdad territorial que preconiza la ley[50], en los términos del art. 158.1 CE, que se limita a establecer la *"garantía de un nivel mínimo en la prestación de los servicios públicos fundamentales en todo el territorio español.*[51]

Ahora bien, si la prestación farmacéutica queda integrada en la cartera de servicios comunes del Sistema Nacional de Salud y, por tanto, se dispensa para todo el territorio nacional, constituyendo el mínimo intangible para los sistemas de Salud de las Comunidades Autónomas, cabe plantearse cuál es el margen de actuación de que estas disponen. Al respecto, la doctrina constitucional ha descartado la posibilidad de que la regulación autonómica afecte al régimen de financiación de la prestación farmacéutica, haciéndolo

---

asistencia sanitaria públicos en todo el territorio español y la atención a ciudadanos desplazados procedentes de países de la Unión Europea o de países con los que España tenga suscritos convenios de asistencia sanitaria recíproca, y será gestionado por el Ministerio de Sanidad y Consumo". (Disp. Adicional 5ª Ley 16/2003). Posteriormente, el RD-ley 16/2012, crea el Fondo de Garantía Asistencial cuyo objetivo es la compensación entre las comunidades autónomas y ciudades de Ceuta y Melilla, por las actuaciones que sus servicios de salud realicen en el marco de la aplicación de la cartera común (básica y suplementaria) de servicios asistenciales a las personas aseguradas en el SNS durante sus desplazamientos temporales (art. 3).

[49] A fin de lograr dicha coordinación, se prevé la participación de las Comunidades Autónomas en el Consejo rector de la EMPS. Por otra parte,el MSSSI les facilitará un informe, en cada reunión de la Comisión Permanente de Farmacia del Consejo Interterritorial del SNS, respecto de los medicamentos y productos sanitarios que hayan sido autorizados por la AEMPS desde la última reunión del Consejo, así como del precio de aquellos medicamentos y productos sanitarios que hayan sido incluidos en la financiación del SNS (Disposición Adicional 10ª RDLeg. 1/2015).

[50] Que, a la luz de la doctrina constitucional, habrá que entender referido a las prestaciones comunes garantizadas en el conjunto del SNS. En este sentido, véase SEMPERE NAVARRO, A.V., *El derecho a la asistencia sanitaria pública (Régimen jurídico de la prestación sanitaria y reintegro de gastos)*, Academia de Farmacia Santa María de España de la Región de Murcia, Cartagena, 2009, pp. 28 y 109.

[51] MONTOYA MELGAR, A., "Equidad y universalidad en la sanidad pública", *Revista Española de Derecho del Trabajo*, núm. 174, 2015 (Westlaw, BIB 2015\1041, p. 6).

más gravoso[52], pero sí podría mejorar o completar el contenido de la cartera común[53], con cargo a la denominada cartera complementaria de servicios[54].

En este punto, las SSTC 98/2004 y 136/2012, establecen como condición que "con ello, no contravengan las exigencias que impone el principio de solidaridad", introduciendo un instrumento de corrección que parece aludir a la situación menos ventajosa de algunas Comunidades Autónomas, si bien su alcance y virtualidad práctica es difícil precisar, dada la vaguedad con la que se expresa el máximo intérprete constitucional[55].

Es opinable que el principio de solidaridad deba actuar como límite a la cartera complementaria de la prestación farmacéutica. El mismo debería traducirse en mecanismos de cooperación interterritorial y de reajuste en la financiación de la asistencia sanitaria, para garantizar una asignación sanitaria *per capita* que tenga en cuenta la realidad demográfica (v.gr. número y edad de los habitantes) y necesidades de las Comunidades Autónomas[56], de forma que el contenido y alcance de las carteras complementarias no venga predeterminado por la diferente capacidad presupuestaria de las Comunidades Autónomas, sino a lo sumo por la gestión de los recursos con que cuentan (cuya optimización constituye una asignatura pendiente, un reto ineludible,

---

52 En este sentido, la STC 71/2014, cit., admite el recurso de inconstitucionalidad frente a la Ley del Parlamento de Cataluña 5/2012, de 20 de marzo, que regula la tasa sobre actos preparatorios y accesorios de la prescripción y dispensación de medicamentos. En los mismos términos se pronuncia la STC 85/2014, con relación al art. 29 de la Ley de la Asamblea de Madrid, 8/2012, de 28 de diciembre, que regula la tasa por prestación de servicios administrativos complementarios de información con ocasión de la emisión de recetas médicas y órdenes de dispensación.

53 Así, la STC 98/2007, refiriéndose al art. 23 Ley 16/2003 que establece el acceso a las prestaciones sanitarias en condiciones de igualdad efectiva, afirma que "siendo una de las citadas prestaciones el medicamento, es evidente que el acceso al mismo en condiciones de igualdad presupone necesariamente una regulación uniforme mínima y de vigencia en todo el territorio español que establezca un sistema de precios de referencia a los efectos de determinar el alcance de su financiación pública, de tal modo que quede garantizado a todos los ciudadanos, con independencia de la Comunidad Autónoma en que residan, el disfrute de medicamentos públicamente al menos en un mismo porcentaje mínimo, susceptible, como ya ha quedado dicho, de ser incrementado en virtud de las disponibilidades financieras de cada Comunidad en cuestión" (FJ. 7º). Más recientemente, la STC 71/2014, ha afirmado que "las Comunidades Autónomas podrán mejorar el mínimo estatal, pero en ningún caso empeorarlo".

54 En cuyo caso, deberán establecer los recursos adicionales necesarios, asumiendo, con cargo a sus propios presupuestos, todos los costes de aplicación de dicha cartera de servicios complementaria (art. 8 quinquies Ley 16/2003 y art. 11 RD 1030/2006).

55 Como ha advertido MONTOYA MELGAR, A., "Equidad y universalidad en la sanidad pública", cit.,p. 6.

56 REPULLO LABRADOR, J.R., "Financiación de la sanidad: distribución y asignación de recursos", en AA.VV. LARIOS RISCO, D., GONZÁLEZ GARCÍA, L., DE MONTALVO JÄÄSKELÄINEN (coords.), *Tratado de Derecho Sanitario*, vol. I, Thomson Reuters Aranzadi, 2013, p. 155.

dada su incidencia en la calidad y sostenibilidad de este servicio público[57]) y por las legítimas opciones de política autonómica respecto de las prioridades en las que emplear los mismos a la vista de las necesidades y demanda de la población. Por otra parte, desde la óptica de la solidaridad interterritorial, se ha afirmado que el tratamiento de las desigualdades en lo que concierne a la asistencia sanitaria y, en particular,a la prestación farmacéutica, requiere un mayor apoyo financiero a las Comunidades menos favorecidas, de forma que puedan garantizar una prestación igual en contenido a la prevista en el resto de Comunidades Autónomas[58].

Se trata, en definitiva, de que el principio de igualdad no se interprete a la baja para imponer una cartera única de mínimos, justificada en la necesidad de reducir el gasto farmacéutico para atender los compromisos en materia de reducción del déficit[59]. En esta última línea de interpretación, parecen inscribirse los Autos del Tribunal Constitucional que, desestimando la petición de dejar sin efecto la suspensión de normas autonómicas (de País Vasco y Navarra) que mejoran el contenido de la prestación farmacéutica, incrementando la financiación pública de los medicamentos, han acordado mantener dicha suspensión hasta que recaiga sentencia que resuelva sobre la constitucionalidad de las mismas, por entender que el establecimiento autonómico de "un régimen de financiación pública de las prestaciones farmacológicas distinto del que rige en el resto del territorio nacional podría poner en peligro el conjunto de la política estatal de contención del gasto público, por cuanto se vería afectado un componente esencial del mismo como es el relativo al gasto farmacéutico"[60].

---

[57] Sobre la cuestión, véanse las interesantes reflexiones de PALOMAR OLMEDA, A., "El modelo de sanidad pública: algunas consideraciones de carácter introductorio y generales sobre la conformación de un servicio público esencial", en AA.VV. LARIOS RISCO, D., GONZÁLEZ GARCÍA, L., DE MONTALVO JÄÄSKELÄINEN (coords.), *Tratado de Derecho Sanitario*,vol. I, Thomson Reuters Aranzadi, 2013, pp. 67-102.

[58] AHIJADO PÉREZ, M., "Garantías de las prestaciones del Sistema Nacional de Salud (I): prestaciones autonómicas, equidad, movilidad de pacientes", cit., p. 713.

[59] Como se deduce del Proyecto de RD por el que se regula la financiación y fijación de precios de medicamentos y productos sanitarios y su inclusión en la prestación farmacéutica del Sistema Nacional de Salud, fechado el 18 de septiembre de 2015 (www.msssi.gob.es/normativa/docs/Rdfinanciacionmedicamentos.pdf), cuyo art. 2.4 establece que *"(l)as condiciones de financiación establecidas para los medicamentos y productos sanitarios incluidos en la prestación farmacéutica del Sistema Nacional de Salud serán de aplicación en la misma fecha en todo el territorio nacional, no pudiendo establecerse ningún tipo de diferencias entre comunidades autónomas y demás entidades gestoras de la asistencia sanitaria de carácter público"*.

[60] En este sentido, puede consultarse, entre otros, el ATC 239/2012, de 12 de diciembre, FJ 6, con relación al art. 8 del Decreto 114/2012, de 26 de junio, sobre régimen de las prestaciones sanitarias del SNS en el ámbito de la Comunidad Autónoma de Euskadi, que modifica el porcentaje y condiciones de la aportación de las personas usuarias a la prestación farmacéutica ambulatoria. En términos muy parecidos, el ATC 88/2013, de 23 de abril, mantiene la suspensión de la medida contenida en la Ley Foral 8/2013, de 25 de febrero, que establece el derecho al acceso a la asistencia sanitaria gratuita del Servicio

IV. AUTORIZACIÓN DEL USO DE MEDICAMENTOS E INCLUSIÓN EN LA CARTERA DE SERVICIOS, COMO CONDICIONANTES DEL ACCESO DE LOS PACIENTES A LA PRESTACIÓN FARMACÉUTICA ADECUADA

1. La autorización del uso de medicamentos en situaciones especiales

Según se expuso anteriormente, la inclusión de los medicamentos en la cartera de servicios básicos de la prestación farmacéutica del SNS requiere que hayan sido autorizados y registrados por la AEMPS, de conformidad con el RD 1345/2007, de 11 de octubre, por el que se regula el procedimiento de autorización, registro y condiciones de dispensación de los medicamentos de uso humano fabricados industrialmente. Dicha autorización constituye asimismo condición indispensable para la comercialización de los medicamentos, según el art. 9.1 TRLGM. La intervención administrativa en esta materia se halla justificada por la necesidad de garantizar la salud pública, interés general que determina que el medicamento no pueda ser tratado como un bien de consumo clásico que se vende libremente en el mercado[61].

Ahora bien, como ha advertido la doctrina, el procedimiento de decisión sobre qué medicamentos se incorporan al mercado de uso por los pacientes debe ser suficientemente ágil para evitar que la intervención pública constituya una barrera que dificulte que los usuarios se beneficien de los avances científicos y tecnológicos[62] o, cuanto menos, del tratamiento adecuado.

En este sentido, el art. 24 TRLGM, contempla la posibilidad de que el procedimiento de autorización del consumo de medicamentos se vea alterado por la AEMPS, que puede autorizar el consumo de medicamentos en situaciones especiales, de forma temporal y bajo determinadas condiciones destinadas a garantizar la seguridad en el uso del medicamento. Dichas situaciones se

Público de Salud de Navarra y la complementación de prestaciones farmacéuticas de la Comunidad Foral de Navarra con cargo a los Presupuestos Generales de Navarra. Resulta sorprendente que ambas resoluciones se basen en el ATC 270/1997, de 15 de julio (FJ 3), pues en aquel supuesto, pese a que el Tribunal Constitucional había acordado mantener la suspensión de la mejora de la aportación de los pacientes prevista en el art. 51 de la Ley 5/1996, de Presupuestos Generales de Canarias para 1997, que incrementaba el porcentaje de financiación con cargo a los presupuestos de dicha Comunidad Autónoma, finalmente, en su Sentencia 98/2004, declaró la constitucionalidad de la norma autonómica y señaló expresamente la posibilidad de mejorar las prestaciones farmacéuticas por parte de las Comunidades Autónomas.

[61] BAËS, C., "El concepto jurídico del medicamento y sus diferentes clases", cit., p. 434.

[62] DE VAL ARNAL, J., "La insuficiencia del art. 43 de la Constitución que establece el derecho a la salud en el lugar de los principios rectores de la Política Social y la bomba de insulina como parte del catálogo de servicio en el sistema de Salud veinte años después de su aparición en el mercado", *Revista Doctrinal Aranzadi Social*,núm. 16/2016, paraf. 5816/2006 (BIB 2006/1622), p. 2.

hallan reguladas en el RD 1015/2009, de 19 de junio, por el que se regula la disponibilidad de medicamentos en determinadas situaciones especiales:

a) El art. 24.3 TRLGM regula la aplicación, con carácter excepcional, de medicamentos en fase de prueba a pacientes no incluidos en un ensayo clínico con el fin de atender necesidades especiales de tratamiento de pacientes concretos. Este acceso a medicamentos en investigación, conocido como "uso compasivo" de medicamentos, es de "aplicación en situaciones clínicas comprometidas, entendiéndose como tales las enfermedades crónicas o gravemente debilitantes o aquellas que ponen en peligro la vida del paciente, y que no pueden ser tratadas satisfactoriamente con un medicamento autorizado y comercializado"[63]. Por las características de estas situaciones, el uso compasivo se circunscribe al ámbito hospitalario[64].

   El precitado RD 1015/2009, contempla dos vías de acceso al uso compasivo de medicamentos, la autorización de acceso individualizado (art. 8), que se cursa a la AEMPS a través del centro hospitalario, y la autorización colectiva o autorización temporal de utilización que, de conformidad con el Reglamento (CE) n.º 726/2004, posibilita agilizar los trámites administrativos en estas situaciones clínicas comprometidas, ya que permite el acceso al medicamento a los pacientes que reúnan determinados requisitos, sin necesidad de una autorización individualizada de la AEMPS para cada paciente.

b) Se prevé además la posible prescripción, que en todo caso tendrá carácter excepcional, de medicamentos en condiciones distintas a las autorizadas, cuando existan datos clínicos sobre un posible uso terapéutico de un medicamento ya autorizado que no esté incluido en su ficha técnica[65].

c) Asimismo, la AEMPS podrá autorizar la importación de medicamentos extranjeros no autorizados en España, siempre que estén legalmente comercializados en otros Estados, cuando dicha importación resulte

---

[63] Según lo previsto en el Reglamento (CE) n.º 726/2004 del Parlamento Europeo y del Consejo, de 31 de marzo de 2004, por el que se establecen procedimientos comunitarios para la autorización y el control de los medicamentos de uso humano y veterinario y por el que se crea la Agencia Europea del Medicamento.

[64] Exposición de Motivos del RD 1015/2009, de 19 de junio, por el que se regula la disponibilidad de medicamentos en situaciones especiales.

[65] Este caso se puede dar, con mayor probabilidad, en áreas terapéuticas en las que la actividad investigadora es más intensa, de forma que el conocimiento científico puede preceder a los trámites necesarios para incorporar dichos cambios en la ficha técnica del medicamento. También existen condiciones de uso establecidas en la práctica clínica, pero no contempladas en la autorización del medicamento, a menudo por ausencia de interés comercial para la realización de los estudios que son requeridos para obtener la autorización de la AEMPS.

imprescindible para la prevención, el diagnóstico o el tratamiento de patologías concretas por no existir en España la alternativa adecuada autorizada para esa indicación concreta o por situaciones de desabastecimiento que lo justifiquen (art. 24.4 TRLGM). Como ocurría en el caso del uso compasivo de medicamentos en investigación, el acceso a medicamentos no autorizados o no disponibles en España puede efectuarse a título individual, a través de las Consejerías de Sanidad o centros designados por estas o de los centros sanitarios que lo necesiten, o con carácter colectivo, a través de un protocolo de utilización, cuando se prevea la necesidad de un medicamento extranjero para un número importante de pacientes. El protocolo de utilización, denominado así por contener las condiciones para el uso del medicamento, es elaborado por la AEMPS de oficio o a instancia de las autoridades competentes de las Comunidades Autónomas, de forma que no es precisa en dicho supuesto la autorización individualizada de la AEMPS para cada paciente[66].

2. Inclusión de medicamentos en la cartera de servicios comunes y actualización de la misma

La situación económica del paciente unida al coste de determinados fármacos, puede determinar que, también el procedimiento de inclusión de los medicamentos en la cartera de servicios comunes del SNS o, en su caso, complementarios de la correspondiente Comunidad Autónoma, sea un factor determinante de la salud de los ciudadanos. De ahí, la importancia de que la normativa que regula el procedimiento de actualización de la cartera de servicios, el RD 1030/2006, contribuya al efectivo acceso de los ciudadanos a las prestaciones del SNS en condiciones de equidad con independencia del lugar de residencia[67].

La accesibilidad de los pacientes a los avances científicos y técnicos justifica, asimismo, que el RD 1030/2006 establezca mecanismos para la toma de decisiones rápidas por parte del Ministerio competente a fin de actualizar la

[66] Sobre los requisitos para solicitar la autorización del uso de medicamentos extranjeros y la tramitación de las solicitudes por vía telemática, que se ajustan a un único formato para todos los supuestos de "acceso a medicamentos en situaciones especiales" (incluido el uso compasivo), véase OLALLA HERBOSA, R., "Gestión de las solicitudes de medicamentos extranjeros", en TOMILLO URBINA, J., CAYÓN DE LAS CUEVAS, J. (dirs.), *Derecho y Salud como Realidades Interactivas*, Thomson Reuters, Aranzadi, Navarra, 2015, pp. 351-356.

[67] DE VAL ARNAL, J., "La insuficiencia del art. 43 de la Constitución que establece el derecho a la salud en el lugar de los principios rectores de la Política Social y la bomba de insulina como parte del catálogo de servicio en el sistema de Salud veinte años después de su aparición en el mercado", cit., p. 2.

cartera de servicios comunes. No obstante, esta posibilidad de actualización, que el art. 7.3 RD 1030/2006 contempla con relación a tratamientos innovadores, no se extiende a los productos farmacéuticos, ni, más concretamente, a los medicamentos cuyo régimen de actualización se rige por su propia normativa[68], con los cauces de participación de las comunidades autónomas que en ella se establezcan (art. 7.4).

El art. 92. 5 TRLGM únicamente precisa en este punto que la actualización de la relación de medicamentos y productos sanitarios incluidos en la prestación farmacéutica del SNS se efectuará de acuerdo con diversos criterios, entre los que cita, además de los previstos en el mismo precepto respecto de las decisiones de inclusión y exclusión de la financiación, el *"uso racional, los conocimientos científicos, la aparición de nuevos medicamentos de mayor utilidad terapéutica o la aparición de efectos adversos que hagan variar la relación beneficio/riesgo"*.El aptdo. 8 del mismo precepto insiste en que la decisión de financiación de nuevos medicamentos, tendrá en cuenta el análisis coste/efectividad y el impacto presupuestario, *"el componente de innovación, para avances terapéuticos indiscutibles por modificar el curso de la enfermedad o mejorar el curso de la misma, el pronóstico y el resultado de la intervención"*,así como –insistiendo en la idea de ahorro– *"su contribución a la sostenibilidad del SNS si, para un mismo resultado en salud, contribuye positivamente al PIB"*.

Con relación a los medicamentos o productos sanitarios cuyo uso aun no está autorizado y/o no se está incluido en la cartera de servicios de la prestación farmacéutica, la doctrina se ha planteado si los tribunales pueden reconocer el derecho del paciente a la financiación o, en su caso, reintegro de un medicamento o producto sanitario por parte de la Administración Sanitaria. La cuestión, suscitada con relación a la bomba de insulina, se ha zanjado por parte de la jurisprudencia desestimando el reintegro de gastos originados por la adquisición de dicho producto, aunque el tratamiento hubiera sido prescrito por los facultativos de un centro de salud, si en tal fecha no estaba prevista la

---

[68] En materia de selección de medicamentos a efectos de su financiación por el SNS sigue en vigor el RD 83/1993, de 22 de enero, desarrollado por la Orden de 6 de abril de 1993. El Proyecto de RD por el que se regula la financiación y fijación de precios de medicamentos y productos sanitarios y su inclusión en la prestación farmacéutica del Sistema Nacional de Salud, de 18 de septiembre de 2015, introduce la regulación del "procedimiento para la inclusión de medicamentos en la prestación farmacéutica del Sistema Nacional de Salud" (arts. 5 a 13), estableciendo diversas particularidades en función de que la inclusión se inste de oficio por el órgano competente en materia de prestación farmacéutica del MSSSI, tras la recepción de la comunicación de autorización de comercialización del medicamentopor parte de la AEMPS, o a instancia de parte, es decir, del titular de la autorización de comercialización del medicamento, una vez haya transcurrido, al menos, un año desde la fecha de la resolución anterior de no inclusión en la prestación farmacéutica. En ambos casos, el plazo máximo de resolución es de seis meses a contar desde la fecha del acuerdo de iniciación del procedimiento.

financiación del mismo mediante su inclusión en la cartera de servicios de la prestación farmacéutica[69].

En contra de tal posibilidad cabe recordar que, desde un punto de vista estrictamente dogmático, conforme al art. 53.3 CE, el derecho a la salud, y el derecho a la prestación farmacéutica que constituye una de sus derivaciones, se reconoce en los términos establecidos en las leyes, de forma que no existe un derecho subjetivo a la cobertura de la prestación que pueda invocarse directamente ante los tribunales, si tal posibilidad no se encuentra contemplada en la normativa aplicable. Sin embargo, existen interpretaciones alternativas que se basan en la íntima relación existente entre el derecho a la salud y los derechos fundamentales a la vida y a la integridad física (art. 15 CE)[70], reconocida por el propio Tribunal Constitucional, aunque precisando que "no todo supuesto de riesgo o daño para la salud implica una vulneración del derecho fundamental a la integridad física y moral, sino tan solo aquel que genere un peligro grave y cierto para la misma"[71].

Sobre la base de la conexión entre estos derechos, el ATC 239/2012, de 12 de diciembre, dejó sin efecto la suspensión de la vigencia por parte del Gobierno Central, del Decreto 114/2012, de 26 de junio, del País Vasco que garantizaba la asistencia sanitaria a los extranjeros en situación irregular, por entender que ello repercutiría en un deterioro de la salud pública, ya que suponía un grave riesgo de contagio para el resto de la población, sin que la consideración de un eventual ahorro económico pudiera prevalecer sobre el interés general de preservar la salud y el derecho a la integridad física de las personas[72].

---

[69] SSTS de 5 junio 2006 (RJ 2006, 4744), 27 diciembre 2006 (RJ 2007, 1003) y de 27 febrero 2007 (RJ 2007, 4169). Por el contrario, la STS de 20 octubre 2003 (RJ 2004, 502), estima el reintegro de gastos derivados de un tratamiento basado en un fármaco no autorizado por la Agencia Europea del Medicamento, justificándose en que los facultativos recomendaban la inclusión de dicho tratamiento y así ocurrió finalmente.

[70] REVIRIEGO PICÓN, F., ALGUACIL GONZÁLEZ-AURIOLES, J., "La protección de la salud en la Constitución Española", en FERNÁNDEZ CORONADO, A., PÉREZ ÁLVAREZ, S. (dirs.), *La protección de la Salud en tiempos de crisis. Nuevos retos del bioderecho en una sociedad plural*, Tirant lo Blanch, Monografías, núm. 920, Valencia, 2014, p. 27, citando la tesis mantenida en ESCOBAR ROCA, G., (Dir.), *Derechos sociales y tutela antidiscriminatoria*, Aranzadi, Navarra, 2012, p. 1076.

[71] SSTC 35/1996, de 11 de marzo, 119/2001, de 14 de mayo, 5/2002, de 14 de enero, 220/2005, de 12 de septiembre, 62/2007, de 27 de marzo y 160/2007, de 2 de julio. Cfr., en sentido análogo, la STEDH, asunto VO contra Francia, de 8 de julio de 2004.

[72] En el mismo sentido, se ha pronunciado el posterior ATC 114/2014, de 8 de abril, que acordó levantar la suspensión de la Ley Foral 8/2013, de 25 de febrero, por la que se reconoce a las personas residentes en Navarra el derecho de acceso a la asistencia sanitaria gratuita del sistema público sanitario de Navarra, así como el ATC 54/2016, de 1 marzo, con relación al Decreto-ley del Consell de la Generalitat Valenciana 3/2015, por el que se regula el acceso universal a la atención sanitaria en la Comunitat Valenciana.

Pues bien, el mismo argumento podría avalar que en casos de grave deterioro de la integridad física o riesgo para la vida, se pudiera invocar directamente el art. 15 CE para solicitar de los tribunales el reconocimiento del derecho a la financiación de la medicación solicitada con cargo al SNS, o al reembolso de su precio, respecto de medicamentos no incluidos en la prestación farmacéutica, bien como consecuencia de la propia lentitud del procedimiento de actualización de la cartera de servicios, bien debido a la decisión de no financiarlos.

En este sentido, aceptando la concurrencia de urgencia vital, alguna doctrina de suplicación ha estimado el derecho al reembolso de gastos farmacéuticos incurridos por la adquisición de productos cosméticos, dietéticos o alimenticios, excluidos de la prestación farmacéutica, que resultaban imprescindibles para la curación o subsistencia del paciente[73].

Distinto es el caso del tratamiento con hormonas del crecimiento, pues el medicamento empleado en el mismo está incluido en la prestación farmacéutica, como medicamento de aportación reducida en el RD 1348/2003, de 31 de octubre. En este concreto supuesto, el factor que condiciona el acceso al fármaco viene dado por el procedimiento que se ha de seguir para la autorización de dicho tratamiento de atención especializada, que requiere homologación sanitaria, por la Inspección Médica del Servicio Público de Salud, de la receta del especialista en la que se prescribe la hormona del crecimiento, así como informe favorable al tratamiento por parte del Comité Asesor para la Hormona del Crecimiento y Sustancias Relacionadas dependiente del MSSSI[74] o del Comité competente en la materia que, en su caso, exista en la correspondiente Comunidad Autónoma.

El problema se plantea cuando existe discrepancia de criterio entre los facultativos endocrinólogos de atención especializada y el citado Comité, en la que puede pesar en exceso el principio económico informador del régimen jurídico de la prestación farmacéutica[75]. Con carácter general, la doctrina de suplicación da prioridad a la decisión del facultativo especialista del Servicio Público de Salud de la Comunidad Autónoma, frente a la valoración del Comité Asesor (que no se considera vinculante), condenando en consecuencia al SPS

---

[73] SEMPERE NAVARRO, A.V., *El derecho a la asistencia sanitaria pública*, cit., p. 172, citando los supuestos de adquisición de lágrimas artificiales, simples cosméticos que en el caso concreto resultaban imprescindibles para la curación de la persona [STSJ Canarias de 10 septiembre 2004 (JUR 2004, 282456)]; de productos dietéticos que posibilitan la reducción del trastorno metabólico diagnosticado, que el paciente continua necesitando tras el internamiento en centro hospitalario [STSJ Asturias de 5 diciembre 2003 (AS 2004, 921)], o de productos alimenticios necesarios para la subsistencia del paciente [STSJ Murcia de 6 marzo 1995 (AS 1995, 1194)].

[74] Adscrito a la Dirección General de Farmacia y Productos Sanitarios, en virtud del RD 1258/2010, de 8 de octubre.

[75] LANTARÓN BARQUÍN, D., "Reembolso de gasto farmacéutico generado por prescripción de tratamiento farmacéutico con hormona del crecimiento", cit., p. 5.

a reintegrar los gastos derivados de la adquisición del fármaco recomendado para tratar la patología[76].

Diferente fortuna ha merecido la reclamación de reintegro de estos gastos farmacéuticos alegando urgencia vital dada la proximidad de la edad límite para la eficacia del tratamiento con hormona del crecimiento, en el supuesto de que la persona asegurada opte por acudir a instituciones sanitarias ajenas sin efectuar previa solicitud al SPS de la propia Comunidad Autónoma, pues la doctrina de suplicación ha rechazado, por regla general,la concurrencia de urgencia vital para estos tratamientos[77].

3. Accesibilidad de los pacientes afectados por enfermedades raras a los medicamentos huérfanos

Como se ha señalado, entre los criterios que se tienen en consideración a efectos de la inclusión de los medicamentos en la prestación farmacéutica, el art. 92.1.d) TRLGM cita el de racionalización del gasto público destinado a dicha prestación e impacto presupuestario en el SNS. Este criterio puede determinar que, en el caso de enfermedades infrecuentes la financiación del medicamento adecuado resulte muy costosa, siendo ello un óbice a la incorporación del fármaco en el *Nomenclator* oficial.

Esta circunstancia concurre en los denominados "medicamentos huérfanos", aquellos productos medicinales que sirven para diagnosticar, prevenir o tratar enfermedades raras, entendiendo por tales "aquellas que presentan peligro de muerte o de invalidez crónica, con una prevalencia tan baja que es necesario aunar esfuerzos de modo especial para velar por evitar una morbilidad o mortalidad perinatal o precoz importante, o una disminución considerable de la calidad de vida o del potencial socioeconómico del individuo"[78].

---

[76] Concretamente, la STSJ Castilla y León de 28 abril 2014 ha razonado que "La hormona del crecimiento o somatropina es un tratamiento médico ordinario dentro de la prestación farmacéutica del Sistema Nacional de Salud, estando por lo tanto incluido en la cartera de servicios comunes del SNS y en concreto dentro de la cartera de servicios relativos a la prestación farmacéutica del anexo V Real Decreto 1030/2006 de 15 de septiembre, pudiendo ser prescrito por los facultativos encargados de los servicios sanitarios sin que quede condicionada tal prescripción a la aprobación del Comité Asesor para la Hormona del Crecimiento".

[77] En este sentido, véase la STSJ Galicia, de 7 junio 2010 (AS 2010, 1897), comentada porLANTARÓN BARQUÍN, D., "Reembolso de gasto farmacéutico generado por prescripción de tratamiento farmacéutico con hormona del crecimiento", cit., y las sentencias allí citadas.

[78] Programa de Acción Comunitaria sobre las enfermedades poco comunes (1999-2003), aprobado por Decisión nº 1295/1999/CE del Parlamento Europeo y del Consejo de 29 de abril de 1999. En el ámbito de la UE se considera enfermedad rara la que afecta a menos de 5 personas por cada 10.000 sujetos en la comunidad [art. 3 Recomendación del Consejo de 8 de junio de 2009 relativa a una acción en el ámbito de las enfermedades raras (2009/C 151/02)].

En efecto, debido a la escasa prevalencia de estas afecciones, "el coste de desarrollo y puesta en el mercado de un medicamento destinado a establecer un diagnóstico, prevenir o tratar dichas afecciones no podría amortizarse con las ventas previstas del producto; la industria farmacéutica sería poco propensa a desarrollar dicho medicamento en las condiciones normales del mercado"[79]. El poco interés de la industria farmacéutica en desarrollar y poner en el mercado productos dirigidos a su tratamiento[80], dificulta el acceso de los pacientes a los tratamientos y medicamentos adecuados, que en el caso de comercializarse, tendrán normalmente un precio elevado. Es, pues, un reto para los Estados cubrir las necesidades médicas de estos pacientes precisados de tratamientos y medicamentos escasos y caros.

De ahí que, siguiendo el camino iniciado por Estados Unidos, a partir de 1983, y Japón, desde 1993, tanto en el ámbito de la UE [fundamentalmente, mediante el Reglamento (CE) nº 141/2000 del Parlamento Europeo y del Consejo, de 16 de diciembre de 1999, sobre medicamentos huérfanos] como de los Estados miembros, se hayan tomado medidas para incentivar a la industria para que desarrolle y comercialice estos medicamentos a través de diversos mecanismos, entre los que cabe citar, fundamentalmente, una protección de mercado de 10 años tras la obtención de la autorización de comercialización que implica la concesión de un derecho de exclusividad comercial durante dicho período, así como la gratuidad en la asesoría científica, la reducción de tasas aplicables en el proceso de obtención, autorización, incentivos para la investigación[81], etc.

En España, con el objeto de asegurar el abastecimiento de estos medicamentos, el art. 3.3 TRLGM autoriza al Gobierno a adoptar medidas especiales en relación con su fabricación, importación, distribución y dispensación, así como medidas relacionadas con el régimen económico y fiscal de dichos medicamentos[82].

---

[79] Reglamento (CE) nº 141/2000 del Parlamento Europeo y del Consejo, de 16 de diciembre de 1999, sobre medicamentos huérfanos, cuyo objeto es establecer un procedimiento comunitario para declarar determinados medicamentos como medicamentos huérfanos, y establecer incentivos para fomentar la investigación, el desarrollo y la comercialización de los medicamentos declarados huérfanos.

[80] Eurordis, RareDiseasesEurope (http://www.eurordis.org/es/medicamentos-huerfanos) [fecha de consulta: 26/07/2016].

[81] También, la Recomendación del Consejo relativa a una acción Europea en el ámbito de las Enfermedades Raras, adoptada por el Consejo el 9 de junio de 2009, propone incentivar a la industria para que desarrolle medicamentos destinados a tratar estas enfermedades.

[82] El 9 de junio de 2009 se aprobó la *Estrategia en Enfermedades Raras del Sistema Nacional de Salud*, que recoge gran parte de las líneas de actuación introducidas por la Recomendación del Consejo de la misma fecha. En su aplicación, la Orden SAS/2039/2009, de 20 de julio, estableció las bases reguladoras de la concesión de ayudas para el fomento de la traslación, avances de la investigación

No obstante la introducción de estos incentivos, según el Informe de la Comisión Europea "Enfermedades Raras en la UE"[83], "ni los medicamentos huérfanos autorizados se encuentran disponibles en todos los Estados miembros, ni todos los pacientes tienen el mismo acceso a ellos. Además, se han observado retrasos importantes en el suministro". Por ello, se ha puesto en marcha un proyecto a escala europea para evaluar el valor de los medicamentos huérfanos de forma que los Estados miembros puedan tomar decisiones con conocimiento de causa sobre la fijación de precios y su reembolso, propiciando precios más adecuados para los consumidores y un acceso más equitativo para los pacientes.

Junto a estas medidas, la doctrina reclama un firme compromiso de los poderes públicos nacionales en el fomento de la investigación en nuevos fármacos, lo que no solamente pasa por comprometer fondos suficientes para el fomento de la investigación por el sector privado, sino también por parte del sector público, bien en colaboración con aquel, bien sustituyendo la iniciativa privada en aquellos ámbitos donde no exista[84].

Por otra parte, la Comunicación de la Comisión, "Enfermedades Raras: un reto para Europa[85], propone, entre otras acciones, la cooperación europea para elaborar programas de uso compasivo de medicamentos a pacientes con enfermedades raras que los necesitan, antes de que estén autorizados o puedan ser reembolsados.

Un ejemplo de esta práctica puede encontrarse en la administración del fármaco Translarna (Ataluren) aprobado por la Agencia Europea del Medicamento desde mayo de 2014. Dicho medicamento ha sido autorizado a los pacientes afectados por una patología denominada síndrome de Duchenne. Ahora bien, puesto que el acceso al uso compasivo de medicamentos en investigación requiere solicitud previa del paciente, a la que se debe adjuntar la prescripción del medicamento por el especialista (en el caso señalado, el neuropediatra), autorizada por la Consejería competente en materia de Sanidad de la correspondiente Comunidad Autónoma, se han ocasionado diferencias

y dinamización del entorno del SNS, refiriéndose entre otros ámbitos de interés a los medicamentos huérfanos y medicamentos de uso humano utilizados en enfermedades raras.

83 Dicho informe se puede consultar en la página de la Organización Médica Colegial de España (OMC), Consejo General de Colegios Oficiales de Médicos: http://www.cgcom.es/europa_al_dia/2014/422 [fecha de consulta: 27/07/2016].

84 MERINO GÓMEZ, G., "Hacia la normalización jurídica de las enfermedades raras y de los medicamentos huérfanos", en TOMILLO URBINA, J., CAYÓN DE LAS CUEVAS, J. (dirs.), *Derecho y Salud como Realidades Interactivas*, Thomson Reuters, Aranzadi, Navarra, 2015, p. 336.

85 COM (2008) 679 final.

de trato a los pacientes en función de su residencia en una u otra Comunidad Autónoma[86].

V. SUMINISTRO DEL MEDICAMENTO GENÉRICO Y DERECHO A LA PRESTACIÓN FARMACÉUTICA ADECUADA PARA EL ESTADO DE SALUD DEL PACIENTE

Una de las reformas efectuadas por el RD-ley 16/2012 con el objeto de reducir el gasto farmacéutico y procurar la sostenibilidad del sistema público de salud consistió en primar la prescripción y/ o suministro del medicamento genérico frente a los medicamentos comerciales, normalmente de mayor precio. Con este fin, se han introducido, entre otras medidas, el principio general de prescripción por principio activo, recogido en el art. 87.2 TRLGM, y la sustitución por parte del farmacéutico del medicamento comercial prescrito por el facultativo por el de precio más bajo de su agrupación homogénea, según lo dispuesto en el art. 89.5 de la misma norma.

Por más que estas medidas permitan reducir el gasto farmacéutico, contribuyendo a la sostenibilidad del sistema, no cabe negar de forma categórica su posible incidencia en la calidad de la asistencia sanitaria, así como en el derecho del paciente a la prestación farmacéutica adecuada. Se trata de dos objetivos (ahorro en la prestación farmacéutica y calidad de la misma), cuya conciliación pretende el legislador, al establecer que *"la prescripción de medicamentos y productos sanitarios en el Sistema Nacional de Salud se efectuará en la forma más apropiada para el beneficio de los pacientes, a la vez que se protege la sostenibilidad del sistema"* (art. 87.1 TRLGM).

Pero dicha armonización no siempre es posible. Así ocurre en el supuesto de los medicamentos considerados como no sustituibles, respecto de los que se admite la prescripción por denominación comercial (art. 87.3 TRLGM). Ahora bien, el conflicto de intereses también se puede plantear cuando se trata de medicamentos calificados como sustituibles, pues pese a que, en teoría, el medicamento genérico tiene la misma composición que la especialidad farmacéutica comercial prescrita[87], el estudio de bioequiva-

---

86 Así, en Aragón se decidió no conceder la autorización del medicamento pues el medicamento estaba pendiente de asignación de precio y financiación por la Comisión interministerial de precios de los medicamentos del SNS, mientras que en Andalucía, Castilla-La Mancha, Cataluña, Extremadura, Galicia, Comunidad Valenciana, Madrid, sí se ha autorizado su prescripción.

87 Definido, por el art. 2.g) TRLGM, como: *"Todo medicamento que tenga la misma composición cualitativa y cuantitativa en principios activos y la misma forma farmacéutica, y cuya bioequivalencia con el medicamento de referencia haya sido demostrada por estudios adecuados de biodisponibilidad (...). El solicitante podrá estar exento de presentar los estudios de biodisponibilidad si puede demostrar que*

lencia[88] con este puede presentar inexactitudes o lagunas, que se pondrán de manifiesto *a posteriori*, cuando el uso del medicamento genérico por el paciente ocasione un empeoramiento de su salud, como consecuencia de su menor eficacia terapéutica o de determinados efectos secundarios perjudiciales. Una vez constatada esta realidad, algunos pacientes han optado por asumir el coste del tratamiento específico prescrito por el facultativo, solicitando posteriormente el reintegro del gasto farmacéutico al SPS. Ante la negativa del SPS a atender dicha petición, la doctrina judicial ha concluido, con buen criterio, que la obligación de dispensación del medicamento más económico no puede afectar al estado de salud del paciente, de forma que, en estos casos, prevalece el derecho a la prescripción farmacéutica más apropiada para el beneficio del paciente sobre el objetivo de sostenibilidad del sistema[89].

VI. BIBLIOGRAFÍA

AHIJADO PÉREZ, M., "Garantías de las prestaciones del Sistema Nacional de Salud (I): prestaciones autonómicas, equidad, movilidad de pacientes", en AA.VV., LARIOS RISCO, D., GONZÁLEZ GARCÍA, L., DE MONTALVO JÄÄSKELÄINEN (coords.), *Tratado de Derecho Sanitario*,vol. I, Thomson Reuters Aranzadi, 2013.

ASEDEF, *Curso básico de Derecho Farmacéutico*, Instituto de Legislación Farmacéutica, Madrid, 2014.

BAËS, C., "El concepto jurídico del medicamento y sus diferentes clases", en AA.VV., LARIOS RISCO, D., GONZÁLEZ GARCÍA, L., DE MONTALVO JÄÄSKELÄINEN (coords.), *Tratado de Derecho Sanitario*,vol. II, Thomson Reuters Aranzadi, 2013.

BOMBILLAR SÁENZ, F.M.,"Intervención administrativa de orden público sanitario y régimen jurídico del medicamento", en AA.VV., LARIOS RISCO, D., GONZÁLEZ GARCÍA, L., DE MONTALVO JÄÄSKELÄI-

el medicamento genérico satisface los criterios pertinentes definidos en las correspondientes directrices detalladas".

[88] Cuya finalidad es, precisamente, la garantía de que la sustitución de la especialidad de referencia por el genérico no comporte un riesgo para el paciente (BAËS, C., "El concepto jurídico del medicamento y sus diferentes clases", cit., p. 429).

[89] En este sentido, véase la STSJ País Vasco de 3 febrero 2015 (AS 2015, 174), objeto de diversos comentarios doctrinales: LÓPEZ AHUMADA, J.E., "El derecho de prescripción farmacéutica adecuada a los intereses del paciente: reflexiones desde el punto de vista del reintegro de gastos farmacéuticos", *Revista Española de Derecho del Trabajo*, núm. 178, 2015 (Westlaw, BIB 2015, 4137); VIVERO SERRANO, J.B., "Reintegro de gastos farmacéuticos. Comentario a la STSJ del País Vasco (Sala de lo Social) de 3 de febrero de 2015", *Revista Trabajo y Derecho, Nueva Revista de Actualidad y Relaciones Laborales*, núm. 5, 2015, pp. 93-94.

NEN (coords.), *Tratado de Derecho Sanitario*,vol. II, Thomson Reuters Aranzadi, 2013.

BLASCO LAHOZ, J.F., "La prestación farmacéutica y la nueva cartera común de servicios", *Revista Doctrinal Aranzadi Social*, núm.3/2013 (BIB 2013\1252).

- *Las prestaciones del Sistema Nacional de Salud. Su aplicación legal y judicial*, Tirant lo Blanch, Valencia 2014.

DE VAL ARNAL, J., "La insuficiencia del art. 43 de la Constitución que establece el Derecho a la Salud en el lugar de los principios rectores de la Política Social y la bomba de insulina como parte del catálogo de servicio en el sistema de Salud veinte años después de su aparición en el mercado", *Revista Doctrinal Aranzadi Social*, núm. 16/2006, paraf. 5816/2006 (BIB 2006\1622).

GÓMEZ MARTÍN, M., "Régimen jurídico de la asistencia sanitaria del Sistema Nacional de Salud", en AA.VV. LARIOS RISCO, D., GONZÁLEZ GARCÍA, L., DE MONTALVO JÄÄSKELÄINEN (coords.), *Tratado de Derecho Sanitario*,vol. I, Thomson Reuters Aranzadi, 2013.

LANTARÓN BARQUÍN, D., "Reembolso de gasto farmacéutico generado por prescripción de tratamiento farmacéutico con hormona del crecimiento", *Revista Doctrinal Aranzadi Social*, núm. 11/2010, paraf. 39/2010 (BIB 2010\2882).

LARIOS RISCO, D., "La prestación farmacéutica del Sistema Nacional de Salud: fijación de precios, financiación pública y copago", en AA.VV. LARIOS RISCO, D., GONZÁLEZ GARCÍA, L., DE MONTALVO JÄÄSKELÄINEN (coords.), vol. II, Thomson Reuters, Aranzadi, 2013.

- "Intervención administrativa y uso racional del medicamento: medidas para el control del gasto farmacéutico en el Sistema Nacional de Salud", TOMILLO URBINA, J., CAYÓN DE LAS CUEVAS, J. (dirs.), *Derecho y Salud como Realidades Interactivas*, Thomson Reuters, Aranzadi, Navarra, 2015.

LÓPEZ AHUMADA, J.E., "El derecho de prescripción farmacéutica adecuada a los intereses del paciente: reflexiones desde el punto de vista del reintegro de gastos farmacéuticos. STSJ País Vasco de 2 febrero 2015 (AS 2015, 174)", *Revista Española de Derecho del Trabajo*, núm. 178, 2015 (Westlaw, BIB 2015, 4137).

MONTOYA MELGAR, A., "Equidad y universalidad en la sanidad pública", *Revista Española de Derecho del Trabajo*, núm. 174, 2015 (BIB 2015\1041).

MERINO GÓMEZ, G., "Hacia la normalización jurídica de las enfermedades raras y de los medicamentos huérfanos", en TOMILLO URBINA, J., CAYÓN DE LAS CUEVAS, J. (dirs.), *Derecho y Salud como Realidades Interactivas*, Thomson Reuters, Aranzadi, Navarra, 2015.

MURILLO MUÑOZ, M., GARCÍA RUIZ, Y., "El derecho a decidir sobre la propia salud reproductiva" en FERNÁNDEZ CORONADO, A., PÉREZ ÁLVAREZ, S. (dirs.), *La protección de la Salud en tiempos de crisis. Nuevos retos del bioderecho en una sociedad plural*, Tirant lo Blanch, Monografías, núm. 920, Valencia, 2014.

OLALLA HERBOSA, R., "Gestión de las solicitudes de medicamentos extranjeros", en TOMILLO URBINA, J., CAYÓN DE LAS CUEVAS, J. (dirs.), *Derecho y Salud como Realidades Interactivas*, Thomson Reuters, Aranzadi, Navarra, 2015.

PALOMAR OLMEDA, A., "El modelo de sanidad pública: algunas consideraciones de carácter introductorio y generales sobre la conformación de un servicio público esencial", en AA.VV. LARIOS RISCO, D., GONZÁLEZ GARCÍA, L., DE MONTALVO JÄÄSKELÄINEN (coords.), *Tratado de Derecho Sanitario*, vol. I, Thomson Reuters Aranzadi, 2013, pp. 67-102.

REPULLO LABRADOR, J.R., "Financiación de la sanidad: distribución y asignación de recursos", en AA.VV. LARIOS RISCO, D., GONZÁLEZ GARCÍA, L., DE MONTALVO JÄÄSKELÄINEN (coords.), *Tratado de Derecho Sanitario*,vol. I, Thomson Reuters Aranzadi, 2013.

REVIRIEGO PICÓN, F., ALGUACIL GONZÁLEZ-AURIOLES, J., "La protección de la salud en la Constitución Española", en FERNÁNDEZ CORONADO, A., PÉREZ ÁLVAREZ, S. (dirs.), *La protección de la Salud en tiempos de crisis. Nuevos retos del bioderecho en una sociedad plural*, Tirant lo Blanch, Monografías, núm. 920, Valencia, 2014.

SÁNCHEZ GARCÍA, M.M., "Prestaciones sanitarias: catálogo de prestaciones y cartera de servicios del Sistema Nacional de Salud", en AA.VV. LARIOS RISCO, D., GONZÁLEZ GARCÍA, L., DE MONTALVO JÄÄSKELÄINEN (coords.), *Tratado de Derecho Sanitario*,vol. I, Thomson Reuters Aranzadi, 2013.

VIVERO SERRANO, J.B., "Reintegro de gastos farmacéuticos. Comentario a la STSJ del País Vasco (Sala de lo Social) de 3 de febrero de 2015", *Revista Trabajo y Derecho, Nueva Revista de Actualidad y Relaciones Laborales*, núm. 5, 2015.

CAPÍTULO CUARTO.
EL RÉGIMEN DE COPAGO DE LA PRESTACIÓN FARMACÉUTICA

María del Carmen López Aniorte
Profesora Titular de Derecho del Trabajo y de la Seguridad Social
Universidad de Murcia

Sumario: 1. PRESTACIÓN FARMACÉUTICA: COSTE ECONÓMICO, FUNDAMENTO CONSTITUCIONAL Y REPARTO COMPETENCIAL. 2. LA FINANCIACIÓN DE LA PRESTACIÓN FARMACÉUTICA ANTE EL PRINCIPIO DE ESTABILIDAD PRESUPUESTARIA: DE LA GRATUIDAD AL COPAGO GENERALIZADO. 3. EL RÉGIMEN DE COPAGO GENERALIZADO ESTABLECIDO POR EL REAL DECRETO LEY 16/2012, DE 20 DE ABRIL. 3.1. Situación previa: participación económica reducida de las personas usuarias. 3.2. El nuevo sistema de copago generalizado. A) La aportación de las personas usuarias y sus límites. B) Colectivos exentos de aportación. C) Observaciones críticas al nuevo régimen de copago. 4. LA "REACCIÓN" DE LAS COMUNIDADES AUTÓNOMAS. 4.1. Análisis particular de las medidas adoptadas por Comunidades Autónomas que han optado por ampliar la cobertura financiera de la prestación farmacéutica o reconocer subvenciones a colectivos desfavorecidos. A) Medidas adoptadas en el País Vasco y en la Comunidad Foral Navarra. B) Medidas adoptadas en la Comunidad Valenciana. a) Justificación de las medidas. b) Personas beneficiarias y contenido de las ayudas. 5. CONCLUSIONES.

1. PRESTACIÓN FARMACÉUTICA: COSTE ECONÓMICO, FUNDAMENTO CONSTITUCIONAL Y REPARTO COMPETENCIAL

Conforme al art. 16 de la Ley 16/2003, de 28 de mayo, de cohesión y calidad del Sistema Nacional de Salud (en adelante, LCSNS), la prestación farmacéutica "*comprende los medicamentos y productos sanitarios y el conjunto de actuaciones encaminadas a que los pacientes los reciban de forma adecuada a sus necesidades clínicas, en las dosis precisas según sus requerimientos indi-*

viduales, durante el período de tiempo adecuado y al menor coste posible para ellos y la comunidad"[1].

La introducción en esta definición del elemento económico "menor coste posible" pone de manifiesto dos ideas fundamentales: 1º) El coste y la financiación de la prestación farmacéutica constituye una preocupación para el legislador, lo que se justifica tras la constatación de que el gasto público farmacéutico supone uno de los principales componentes del gasto sanitario español[2]. 2º) Esta prestación, al menos, en la generalidad de los supuestos, no es gratuita para las personas beneficiarias.

La prestación farmacéutica se halla directamente vinculada al derecho a la protección a la salud (art. 43.1 CE), el cual, pese a su innegable conexión con el derecho fundamental a la vida y a la integridad física (art. 15 CE), no tiene atribuida por la Constitución española la naturaleza de derecho subjetivo de eficacia directa, como correspondería a un Estado socialmente avanzado, sino que es configurado como un principio rector de la política social y económica.

Por ello, es a la Ley a la que le compete establecer *"los derechos y deberes de todos al respecto"*–pudiendo el legislador, en un momento dado, no sólo ampliarlos sino también restringirlos– y a los poderes públicos *"organizar y tutelar la salud pública a través de medidas preventivas y de las prestaciones y servicios necesarios"* (art. 43.2 CE). Ahora bien, el legislador, en la adopción de eventuales medidas restrictivas en la materia habrá de ser extremadamente cauteloso, habida cuenta que, dada la íntima conexión del derecho a la salud con el derecho fundamental a la vida e integridad física –el primero sería parte integrante del segundo–, aquel constituye un derecho básico sin el cual los restantes derechos no pueden ejercerse de forma efectiva.

La intervención de los poderes públicos en el ámbito de la prestación farmacéutica se desarrolla en dos niveles. De un lado se encuentran las medidas

---

1 En parecidos términos es definida la prestación farmacéutica en la Exposición de Motivos del Real Decreto Legislativo 1/2015, de 24 de julio, por el que se aprueba el texto refundido de la Ley de garantías y uso racional de los medicamentos y productos sanitarios: *"La prestación farmacéutica comprende los medicamentos y los productos sanitarios, así como el conjunto de actuaciones encaminadas a que los pacientes los reciban y los utilicen de forma adecuada a sus necesidades clínicas y en las dosis precisas según sus requerimientos individuales, durante el período de tiempo adecuado, con la información necesaria para su correcto uso y al menor coste posible"*.

2 A título de ejemplo el gasto farmacéutico de 2015 cerró con una cifra de 9.360 millones de euros, superando en un 1,86 por ciento la cifra de 2014. En total, se han desembolsado 17,4 millones más que en el ejercicio anterior, según datos del Ministerio de Sanidad (http://www.redaccionmedica.com/noticia/el-gasto-farmaceutico-cierra-2015-con-datos-record-93356, en línea, fecha de consulta: 13 de marzo de 2016). Ello contrasta con la circunstancia de que el gasto sanitario global no ha dejado de reducirse en España desde el año 2009, donde alcanzó el 6,7% del PIP; así, en 2015, dicho gasto descendió al 5,8% del PIB (http://www.redaccionmedica.com/noticia/el-gasto-sanitario-respecto-al-pib-cae-al-56-87948, en línea, fecha de consulta: 13 de marzo de 2016).

dirigidas a velar por la seguridad y calidad de los medicamentos. Y, de otro, las encaminadas a garantizar el acceso a los mismos a quienes los necesiten, independientemente, en principio, de su capacidad económica[3].En relación con este segundo nivel, que es el conectado con el objeto del presente trabajo, el art. 10.1.14 de la Ley 14/1986, de 25 de abril, General de Sanidad (en adelante, LGS), reconoce a "todos" el derecho a "*obtener los medicamentos y productos sanitarios que se consideren necesarios para promover, conservar o restablecer su salud, en los términos que reglamentariamente se establezcan por la Administración del Estado*", derecho que se puede exigir a las Administraciones públicas sanitarias competentes en la materia. Por su parte, el art. 91 del Real Decreto Legislativo 1/2015, de 24 de julio, por el que se aprueba el texto refundido de la Ley de garantías y uso racional de los medicamentos y productos sanitarios, reconoce "*el derecho de todos los ciudadanos a obtener medicamentos en condiciones de igualdad en todo el Sistema Nacional de Salud, sin perjuicio de las medidas tendentes a racionalizar la prescripción y la utilización de medicamentos y productos sanitarios que puedan adoptar las comunidades autónomas en ejercicio de sus competencias*".

Ciertamente, la prestación farmacéutica es una competencia y responsabilidad compartida entre el Estado y las Comunidades Autónomas. El Estado tiene competencia exclusiva en materia de "*bases y coordinación general de la sanidad*", "*legislación sobre productos farmacéuticos*" (art. 149.1.16 CE), y sobre "*legislación básica y régimen económico de la Seguridad Social, sin perjuicio de la ejecución de sus servicios por las Comunidades Autónomas*" (art. 149.1.17CE). Así pues, en materia de prestación farmacéutica –independientemente de que la misma tenga actualmente la consideración de sanidad o Seguridad Social[4]–, las Comunidades Autónomas, de acuerdo con lo establecido en sus Estatutos de Autonomía, podrían asumir competencias de desarrollo legislativo y ejecución en la materia, pero no podrán legislar sobre productos farmacéuticos.

Ahora bien, esta es una materia muy compleja que puede suscitar diversos interrogantes: 1º) La competencia exclusiva del Estado en materia de "legislación sobre productos farmacéuticos" (art. 149.1.16 CE),¿podría entenderse

---

[3] Cfr. LENS CABRERA, C., "Financiación pública y fijación del precio de los medicamentos", en AAVV, *Curso Básico de Derecho Farmacéutico. 100 cuestiones esenciales*, Asociación Española de Derecho Farmacéutico (ASEDEF), Edición 2014, pp.513-514.

[4] Cfr. GÓMEZ MARTÍN, M., "Régimen jurídico de la asistencia sanitaria del Sistema Nacional de Salud", en *Tratado de Derecho Sanitario*, Volumen I (D. Larios Risco, L. González García y F. Montalvo), Tirant lo Blanch, Valencia, 2014, pp. 542-545. Téngase en cuenta que el TC, en S. 98/2014, de 25 de mayo, señala que cuanto afecta a las prestaciones del Sistema Nacional de Salud ha de considerarse "sanidad" (art. 149.1.16), a partir del momento en que dichas prestaciones han dejado de estar financiadas con cargo a la Seguridad Social.

referida a los aspectos relativos a seguridad y calidad de los productos farmacéuticos, sin extenderse a su consideración como prestación farmacéutica[5]?2º) En el caso de ser la respuesta a la pregunta anterior afirmativa, ¿podrían las Comunidades Autónomas, mediante su normativa de desarrollo, establecer mejoras en el sistema de acceso a la prestación farmacéutica regulado en la normativa estatal? 3) Y si, en el supuesto anterior, la respuesta también fuera afirmativa, ¿dichas mejoras podrían incidir negativamente en el *"derecho de todos los ciudadanos a obtener medicamentos en condiciones de igualdad en todo el Sistema Nacional de Salud"*reconocido en el art. 91 del Real Decreto Legislativo 1/2015?

2. LA FINANCIACIÓN DE LA PRESTACIÓN FARMACÉUTICA ANTE EL PRINCIPIO DE ESTABILIDAD PRESUPUESTARIA: DE LA GRATUIDAD AL COPAGO GENERALIZADO

Desde la creación del sistema de la Seguridad Social, la financiación de la prestación farmacéutica ha sufrido cambios sustanciales que han supuesto una paulatina merma de los derechos de las personas beneficiarias. Así, mientras que en los años sesenta del pasado siglo la prestación tenía carácter gratuito[6], en los años setenta evolucionó hacia un sistema de copago reducido, que se mantuvo durante décadas hasta la irrupción de la crisis económico-financiera iniciada en 2008. Bajo el argumento de esta gravísima crisis, y con la finalidad de garantizar el equilibrio de las cuentas públicas, la Unión Europea ha exigido duros sacrificios a las economías de los Estados del sur de Europa, a los que la prestación farmacéutica no ha resultado inmune, lo que no ha impedido, paradójicamente, que el gasto público farmacéutico dejara de crecer[7].

Los recortes sociales producidos en los últimos años han encontrado justificación constitucional tras la reforma del art. 135 CE, pactada en 2011 por el PSOE y el PP, para introducir el principio de estabilidad presupuestaria en

---

[5] En este sentido, VIDA FERNÁNDEZ, J., "La configuración de la prestación farmacéutica: reparto de competencias y régimen jurídico aplicable, en *Curso Básico de Derecho Farmacéutico. 100 cuestiones esenciales*, cit., pp. 518 y ss., con apoyo en la STC núm. 98/2004, de 25 de mayo de 2004.

[6] Ello no obstante, ya la LSS de 1966 (Decreto 907/1966, de 21 de abril, por el que se aprueba el texto articulado primero de la Ley 193/1963, de 28 de diciembre, sobre Bases de la Seguridad Social) preveía el copago ligado a la prestación farmacéutica, aunque la cuantía de la aportación del usuario se determinaría reglamentariamente. En este sentido, su art. 107.1 establecía: *"La dispensación de medicamentos será gratuita en los tratamientos que se realicen en las Instituciones propias o concertadas de la Seguridad Social y en los que tengan su origen en accidentes de trabajo o enfermedades profesionales. En los demás casos participarán los beneficiarios mediante el pago de una cantidad fija por receta o, en su caso, por medicamento, cuya determinación corresponderá al Gobierno, a propuesta del Ministro de Trabajo y previo informe de la Organización Sindical"*.

[7] Véase nota 2.

la actuación de todas las Administraciones Públicas, principio que prohíbe al Estado y a las Comunidades Autónomas *"incurrir en un déficit estructural que supere los márgenes establecidos, en su caso, por la Unión Europea para sus Estados Miembros"*. De este modo, tras la reforma constitucional, los derechos sociales quedan subordinados al principio de estabilidad presupuestaria.

Desde el inicio de la crisis, los hitos normativos más relevantes a través de los cuales se ha perseguido la contención del gasto farmacéutico son los siguientes:

- El Real Decreto Ley 4/2010, de 26 de marzo, de racionalización del gasto farmacéutico con cargo al Sistema Nacional de Salud, y el Real Decreto Ley 8/2010, por el que se adoptan medidas extraordinarias para la reducción del déficit público. Estas normas establecieron descuentos sobre los precios de los medicamentos financiados por el sistema, y permitieron el ajuste de las unidades dispensadas a la duración del tratamiento.
- Real Decreto-ley 9/2011, de 19 de agosto, de medidas para la mejora de la calidad y cohesión del sistema nacional de salud, de contribución a la consolidación fiscal, y de elevación del importe máximo de los avales del Estado para 2011. Con el fin de garantizar la independencia de las decisiones relacionadas con la prescripción, dispensación, y administración de medicamentos la norma *"prohíbe el ofrecimiento directo o indirecto de cualquier tipo de incentivo, bonificaciones, descuentos, primas u obsequios, por parte de quien tenga intereses directos o indirectos en la producción, fabricación y comercialización de medicamentos a los profesionales sanitarios implicados en el ciclo de prescripción, dispensación y administración de medicamentos o a sus parientes y personas de convivencia"*[8]; asimismo, prevé que la prescripción, indicación o autorización de dispensación de los medicamentos se realizará por principio activo[9].
- Real Decreto-ley 16/2012, de 20 de abril, de medidas urgentes para garantizar la sostenibilidad del Sistema Nacional de Salud y mejorar la calidad y seguridad de sus prestaciones. Esta norma ha modificado de forma muy relevante la aportación de las personas beneficiarias a la prestación farmacéutica, generando un sistema de "copago generalizado"[10], que será objeto de análisis en el apartado siguiente.

---

[8] Art. 1. Dos del Real Decreto-ley 9/2011, de 19 de agosto, por el que se modifica el apartado 6 del artículo 3 de la Ley 29/2006, de 26 de julio, de garantías y uso racional de los medicamentos y productos sanitarios.

[9] Art. 1. Seis del Real Decreto-ley 9/2011, de 19 de agosto, por el que se modifica el artículo 85 de la Ley 29/2006, de 26 de julio.

[10] Terminología utilizado por LENS CABRERA, C., "¿Quién puede acceder a la prestación farmacéutica y qué obligaciones tiene? Aportación del beneficiario", en AAVV, *Curso Básico de Derecho Farmacéutico. 100 cuestiones esenciales*, cit., p. 512.

Por lo demás, ha introducido distintos cambios en los procesos de fijación de precios y en la condiciones de financiación de los medicamentos.

- Real Decreto-ley 28/2012, de 30 de noviembre, de medidas de consolidación y garantía del sistema de la Seguridad Social: equipara a efectos de copago la dispensación de medicamentos y productos sanitarios a todos los pacientes no hospitalizados, independientemente de que dicha dispensación sea efectuada por oficina de farmacia o por el servicio de farmacia hospitalaria[11].
- Real Decreto Legislativo 1/2015, de 24 de julio, por el que se aprueba el texto refundido de la Ley de garantías y uso racional de los medicamentos y productos sanitarios. Esta norma se dicta en virtud de la autorización realizada al Gobierno por la disposición final cuarta de la Ley 10/2013, de 24 de julio[12], para elaborar un texto refundido de la Ley 29/2006, de 26 de julio, de garantías y uso racional de los medicamentos y productos sanitarios, con el objeto de consolidar, en un texto único, las sucesivas modificaciones producidas desde su entrada en vigor, incluyendo la facultad de regularizar, aclarar y armonizar los textos legales objeto de refundición.

3. EL RÉGIMEN DE COPAGO GENERALIZADO ESTABLECIDO POR EL REAL DECRETO LEY 16/2012, DE 20 DE ABRIL

1. Situación previa: participación económica reducida de las personas usuarias

Siguiendo la dinámica marcada por la Ley de Seguridad Social de 1966, conforme a la cual la cuantía de la aportación de la persona usuaria se concretaría reglamentariamente, el Real Decreto 1030/2006, de 15 de septiembre, por el que se establece la cartera de servicios comunes del Sistema Nacional de Salud y el procedimiento para su actualización, incluyó en su Anexo V, apartado 3, el régimen de participación económica de las personas usuarias

[11] La Disposición final primera del Real Decreto-ley 28/2012 modifica el apartado 1 del artículo 94 bis de la Ley 29/2006, de 26 de julio, de garantías y uso racional de los medicamentos y productos sanitarios, que queda redactado en los siguientes términos «1. Se entiende por prestación farmacéutica ambulatoria la que se dispensa al paciente mediante receta médica u orden de dispensación hospitalaria a través de oficinas o servicios de farmacia».

[12] Téngase en cuenta que, en virtud de la Ley 10/2013, se incorporan al ordenamiento jurídico español las Directivas 2010/84/UE del Parlamento Europeo y del Consejo, de 15 de diciembre de 2010, sobre fármaco-vigilancia, y 2011/62/UE del Parlamento Europeo y del Consejo, de 8 de junio de 2011, sobre prevención de la entrada de medicamentos falsificados en la cadena de suministro legal.

en la prestación farmacéutica, régimen que estaba vigente en el momento de la entrada en vigor del Real Decreto Ley 16/2012, de 20 de abril.

El Real Decreto 1030/2006 preveía tres situaciones:

A) Aportación normal: con carácter general, la participación económica que correspondía satisfacer a las personas usuarias en el momento de la dispensación en oficina de farmacia era del 40% sobre el PVP, independientemente de su renta.

B) Aportación reducida: constituía el abono de un 10% sobre el PVP, sin que el importe total de la aportación pudiera exceder de 2,64 € por envase (importe susceptible de actualización por el Ministerio competente), en los siguientes grupos terapéuticos:
   a) Medicamentos para el tratamiento de enfermedades crónicas o graves, clasificados en los grupos o subgrupos terapéuticos recogidos en la normativa aplicable y de acuerdo con las condiciones establecidas.
   b) Efectos y accesorios pertenecientes a los grupos reglamentariamente establecidos.
   c) Medicamentos que proporcionaba el Sistema Nacional de Salud a través de receta oficial a los enfermos de SIDA.

C) Exentos de aportación: se hallaban libres de copago los siguientes colectivos, tratamientos y productos:
   a) Pensionistas y colectivos asimilados, afectados de síndrome tóxico y personas con discapacidad en los supuestos contemplados en su normativa específica.
   b) Tratamientos derivados de accidentes de trabajo y enfermedad profesional.
   c) Productos cuya dispensación al usuario se realizara en los centros o servicios asistenciales sanitarios.

2. El nuevo sistema de copago generalizado

A) La aportación de las personas usuarias y sus límites

El Real Decreto Ley 16/2012 añadió un nuevo artículo 94 bis a la Ley 29/2006, de garantías y uso racional de los medicamentos y productos sanitarios,en el que se fijó un nuevo régimen de aportación de las personas usuarias y sus beneficiarios/as en la prestación farmacéutica ambulatoria, menos ventajoso que el anterior. La nueva regulación actualmente se contiene en el art. 102 del texto refundido de la Ley de garantías y uso racional de los medicamentos y productos sanitarios, aprobada por Real Decreto Legislativo

1/2015, donde se contempla un sistema de copago de gran alcance, que se extiende a colectivos vulnerables como el de las personas pensionistas, y del que sólo quedan excluidos determinados colectivos.

La norma prevé la aportación de las personas usuarias y sus beneficiarios/as en la prestación farmacéutica ambulatoria, que es la que se dispensa mediante "*receta médica u orden de dispensación hospitalaria, a través de oficinas o servicios de farmacia*" (art. 102.1). Así pues, se mantiene la exención del copago a pacientes en régimen interno, quienes no están obligados a aportar cantidad alguna por los medicamentos administrados durante su estancia hospitalaria, incluidos los tratamientos en hospital de día.

La aportación de las personas usuarias y sus beneficiarios/as se efectuará en el momento de la dispensación del medicamento o producto sanitario (art. 102.3), será proporcional a su nivel de renta (art. 102.4), y estará vinculada a su condición de persona activa o de pensionista, conforme a las siguientes reglas (art. 102.5):

a) Un 60 % del PVP para las personas usuarias (y sus beneficiarios/as) cuya renta sea igual o superior a 100.000 euros consignada en la casilla de base liquidable general y del ahorro de la declaración del IRPF.
b) Un 50 % del PVP para las personas que ostenten la condición de aseguradas activas y sus beneficiarios/as cuya renta sea igual o superior a 18.000 euros e inferior a 100.000 euros consignada en la casilla de base liquidable general y del ahorro de la declaración del IRPF.
c) Un 40 % del PVP para las personas que ostenten la condición de aseguradas activas y sus beneficiarios/as y no se encuentren incluidos en los apartados a) o b) anteriores.
d) Un 10 % del PVP para las personas que ostenten la condición de aseguradas como pensionistas de la Seguridad Social y sus beneficiarios/as, con excepción de las personas incluidas en el apartado a).

Así pues, las personas beneficiarias en activo pasan, de una "tarifa plana" del 40% del PVP, independiente de la renta, a aportar un 40, 50 o 60% del PVP,de acuerdo con sus ingresos. Por su parte, las personas pensionistas transitan, de la gratuidad, a una aportación del 10% del PVP. Se pone fin, de este modo, por primera vez en la historia de nuestro Sistema de Seguridad Social, a la exención del copago de la prestación farmacéutica de las personas pensionistas[13], en un momento en el que la crisis económica y el alto nivel de paro las ha convertido en el principal sostén económico para sus descendientes

[13] Un clarificador cuadro comparativo en relación con la aportación de la persona usuaria, antes y después de la entrada en vigor del Real Decreto Ley 16/2012, de 20 de abril, puede verse en, http://www.ocu.org/salud/derechos-paciente/noticias/reforma-sanitaria-copago (en línea; fecha de consulta: 13 de marzo de 2016).

sin empleo. Con esta medida se corre el riesgo cierto de que los componentes más vulnerables de este colectivo, siempre sensible, no inicien o abandonen el tratamiento prescrito[14], lo que puede tener serias repercusiones sobre su estado de salud individual y sobre el Sistema Nacional de Salud en su conjunto, que habrá de asumir el mayor coste sanitario derivado del empeoramiento de determinadas patologías asociadas a la edad.

Precisamente, con el fin declarado de *"garantizar la continuidad de los tratamientos de carácter crónico y asegurar un alto nivel de equidad a los pacientes pensionistas con tratamientos de larga duración"*, la norma, de un lado, mantiene, para las personas usuarias con tratamientos crónicos, la aportación del 10% del PVP, con una aportación máxima de 4,24 euros, en los medicamentos pertenecientes a los grupos ATC; y, de otro, establece topes mensuales máximos a la aportación de las personas jubiladas, de 8, 18 o 61,75 euros, dependiendo, respectivamente, de que la renta de la persona pensionista sea inferior a 18.000 euros, igual o superior a 18.000 euros e inferior a 100.000 euros, o superior a 100.000 euros [art. 102. 6, b), c) y d)]. El importe de las aportaciones que superen las cuantías mencionadas será objeto de reintegro por la Comunidad Autónoma correspondiente, con una periodicidad máxima semestral (art. 102.7).

B) Colectivos exentos de aportación

Quedan exentos de aportación las personas usuarias (y sus beneficiarios/as) que pertenezcan a una de las siguientes categorías (art. 102.8):

a) Personas afectadas de síndrome tóxico y personas con discapacidad en los supuestos contemplados en su normativa específica. Este colectivo ya se encontraba exento de aportación en la normativa anterior al Real Decreto Ley 16/2012[15].

   En relación con el segundo colectivo, el Texto Refundido de la Ley General de derechos de las personas con discapacidad y de su inclusión social, aprobada por Real Decreto Legislativo 1/2013, de 29 de noviembre, en su art. 8.1.a), reconoce la prestación farmacéutica entre las incluidas dentro de la acción protectora del sistema especial de

---

[14] En este sentido, son significativos los datos que ofrece la Exposición de Motivos del Decreto 240/2015, de 29 de diciembre, de la Conselleria de Sanidad Universal y Salud Pública de la Comunidad Valenciana (DO de la Comunidad Valenciana núm. 7688/30-12-2015), por el que aprueban las bases reguladoras para la concesión de subvenciones al colectivo de pensionistas, destinadas a compensar gastos relacionados con la protección de la salud durante el ejercicio presupuestario de 2016.

[15] En relación con las personas discapacitadas, véase, art. 6 Real Decreto 383/1984, de 1 de febrero, por el que se establece y regula el sistema especial de prestaciones sociales y económicas previsto en la Ley 13/1982, de 7 de abril, de integración social de los minusválidos.

prestaciones sociales y económicas para las personas con discapacidad[16], sistema que integra en su ámbito de aplicación, no a todas las personas con discapacidad, sino a aquellas que, *"por no desarrollar una actividad laboral, no están incluid(as) en el campo de aplicación del Sistema de la Seguridad Social"*. Las personas beneficiarias del mencionado sistema especial estarán exentas *"de aportación por el consumo de especialidades farmacéuticas"* (art. 9).

b) Personas perceptoras de rentas de integración social. La exclusión del régimen de copago de este colectivo constituye una novedad del Real Decreto Ley 16/2012. Con anterioridad a esta norma, se les aplicaba el porcentaje general de aportación del 40%.

c) Personas perceptoras de pensiones no contributivas (colectivo también exento de aportación en la normativa anterior al Real Decreto Ley 16/2012).

d) Personas paradas que han perdido el derecho a percibir el subsidio de desempleo en tanto subsista su situación. Al igual que las personas perceptoras de rentas de integración social, en la regulación anterior se les aplicaba el porcentaje de aportación del 40%.

e) Personas con tratamientos derivados de accidente de trabajo y enfermedad profesional (colectivo ya exento de aportación en la normativa anterior al Real Decreto Ley 16/2012).

Por su parte, el nivel de aportación de las personas encuadradas en la Mutualidad General de Funcionarios Civiles del Estado, el Instituto Social de las Fuerzas Armadas y la Mutualidad General Judicial continúa siendo, independientemente de su renta, del 30 % con carácter general, con dos excepciones: 1) En el caso de personas usuarias con tratamientos crónicos, se aplica el límite de aportación del 10% del PVP, con una aportación máxima de 4,24 euros, en los medicamentos pertenecientes a los grupos ATC. 2) Queda exento de aportación el personal funcionario con tratamientos derivados de accidente de trabajo y enfermedad profesional (art. 102.9).

---

[16] En la actualidad, la Ley General de Derechos de las personas con discapacidad (aprobada por RDleg. 1/2013), define, en su apartado 1, las personas con discapacidad como *"aquellas que presentan deficiencias físicas, mentales, intelectuales o sensoriales, previsiblemente permanentes que, al interactuar con diversas barreras, puedan impedir su participación plena y efectiva en la sociedad, en igualdad de condiciones con los demás"*. Por su parte, su apartado 2, extiende la consideración de personas con discapacidad a *"quienes se les haya reconocido un grado de discapacidad igual o superior al 33 por ciento"*. Asimismo se prevé que se considerará que presentan una discapacidad en grado igual o superior al 33 por ciento *"los pensionistas de la Seguridad Social que tengan reconocida una pensión de incapacidad permanente en el grado de total, absoluta o gran invalidez, y a los pensionistas de clases pasivas que tengan reconocida una pensión de jubilación o de retiro por incapacidad permanente para el servicio o inutilidad"*.

Así pues, las personas funcionarias en activo mantienen un régimen diferenciado, siendo el único colectivo al que se le aplica una tarifa plana, independiente de la renta, cifrada en el 30 % del PVP de los medicamentos, y situada, incluso, por debajo de la que rige en el sector privado para rentas inferiores a 18.000 euros. Como contrapartida, la persona funcionaria jubilada no se beneficia de los topes mensuales máximos que rigen para las restantes personas jubiladas.

C) Observaciones críticas al nuevo régimen de copago

El nuevo régimen de copago generalizado ha suscitado fundadas críticas. Además del riesgo, ya denunciado, de abandono o no iniciación del tratamiento prescrito –uno de los problemas más graves que puede generar la nueva regulación, pues puede afectar a la vida y a la integridad física de las personas beneficiarias más vulnerables–, cabe destacar las siguientes[17]:

- El largo plazo establecido para los reintegros –de periodicidad máxima semestral– en el caso de pensionistas con bajas pensiones, puede acabar neutralizando la finalidad perseguida por la norma de garantizar con la medida *"la continuidad en los tratamientos"* y de asegurar *"un alto nivel de equidad a los pacientes pensionistas con tratamientos de larga duración"*. Por ello, se deben generalizar mecanismos, en todas las Comunidades Autónomas, que permitan a las oficinas de farmacia aplicar el tope mensual máximo aplicable a cada pensionista en el momento de la dispensación del medicamento o producto sanitario.
- A efectos de concretar la aportación de la persona beneficiaria, se tienen en cuenta los datos del ejercicio fiscal anterior, sin considerar que su situación económica puede haber variado sustancialmente en el momento de la prescripción del medicamento. Sería muy conveniente establecer un protocolo que permitiera la actualización de estos datos de forma ágil.
- Para el cálculo de la aportación farmacéutica, la normativa no discrimina entre los supuestos en los que la persona usuaria presenta una declaración de la renta individual y aquellos otros en los que realiza una declaración conjunta. En el primer caso sólo se tendrán en cuenta los ingresos de la persona beneficiaria, y en el segundo todos los ingresos familiares. Conforme a esta regulación,las personas beneficiarias pertenecientes a familias con idénticos ingresos tendrán

[17] Véanse las críticas al cambio normativo realizadas por la Organización de Consumidores y Usuarios; pueden verse en http://www.ocu.org/salud/derechos-paciente/noticias/reforma-sanitaria-copago, cit. (en línea; fecha de consulta: 13 de marzo de 2016).

que soportar un copago mayor o menor, dependiendo de la modalidad de declaración de la renta por la que hayan optado, lo que no resulta equitativo, razón por la cual esta previsión también habría de ser modificada.

- Pese a que, conforme establece el art. 102.4 Real Decreto Legislativo 1/2015, la aportación las personas usuarias (y sus beneficiarios/as) será proporcional al nivel de renta, lo cierto es que el sistema instaurado ni es proporcional ni progresivo, pues contempla un tramo de renta muy amplio, entre 18.000 € y 100.000 €, en el que se abona un mismo porcentaje equivalente al 50% del PVP, siendo especialmente injusto con las rentas medias y bajas en comparación con las altas. Así, una persona beneficiaria que obtenga una renta de 18.000 €, independientemente del número de miembros de su unidad familiar, soportará un copago del 50%, al igual que quien declare 100.000 €, mientras que quien declare unos ingresos de 200.000 € sólo aportará un 10% más (el 60%); por su parte, toda persona asegurada activa con rentas inferiores a 18.000 € aportará el 40%, sin tener en cuenta la cuantía concreta de los ingresos declarados, los cuales pueden situarse muy por debajo del SMI en el caso de las personas trabajadoras a tiempo parcial.
- Por último, como ya se ha señalado, también resulta criticable el mantenimiento de un tratamiento diferenciado para el personal funcionario de mutualidades y clases pasivas de MUFACE, MUGEJU e ISFAS, que mantienen el sistema de aportación farmacéutica anterior, situado en el 30%, independientemente de su condición de personas activas o de pensionistas, y que no permite a quien esté en el segundo grupo beneficiarse de los topes mensuales máximos que rigen para las restantes personas jubiladas.

4. LA "REACCIÓN" DE LAS COMUNIDADES AUTÓNOMAS

Ante el nuevo régimen de copago generalizado establecido por el Real Decreto Ley 16/2012, las Comunidades Autónomas han reaccionado de forma distinta, pudiendo ser clasificadas, dependiendo del tipo de medidas adoptadas, o de la falta de respuesta, en tres categorías. En un extremo se situarían las que han ampliado la cobertura financiera de la prestación farmacéutica, limitando la aportación de las personas usuarias y/o declarando exentos de aportación a determinados colectivos, o reconociendo subvenciones a los colectivos más desfavorecidos (País Vasco, Navarra y, recientemente, Comunidad Valenciana). En el extremo opuesto se encuentran las que optaron por agravar la situación de los usuarios, mediante el establecimiento del denominado "euro por receta" (Comunidad de Madrid y Cataluña). En un tercer grupo se situarían las restantes Comunidades Autónomas, que no han adoptado medida alguna en esta materia. Analizamos, a continuación, las medidas adoptadas por las Comunidades Autónomas que se han situado en el primer grupo, optando por favorecer a colectivos vulnerables.

1. Análisis particular de las medidas adoptadas por Comunidades Autónomas que han optado por ampliar la cobertura financiera de la prestación farmacéutica o reconocer subvenciones a colectivos desfavorecidos

A) Medidas adoptadas en el País Vasco y en la Comunidad Foral Navarra

Tras la aprobación del Real Decreto Ley 16/2012, ambas Comunidades Autónomas dictaron, en el mismo año 2012, sendas normas, un Decreto de 26 de junio de 2012, en el caso del País Vasco, y una Ley de 19 de octubre de 2012, en el de la Comunidad Foral Navarra[18], con las que intentaron contrarrestar los efectos –como se verá, infructuosamente– de la normativa estatal, mediante la adopción de dos medidas idénticas, consistentes en:

a) La recuperación del porcentaje de aportación económica general previsto en la normativa anterior derogada, del 40% sobre el PVP (salvo en el supuesto de los medicamentos sujetos al sistema de aportación reducida).
b) La declaración de exentas de aportación de las personas usuarias (y sus beneficiarios/as) incluidas en determinadas categorías (algunas de ellas ya excluidas de aportación por la normativa estatal):
   - Pensionistas, incluidas las personas perceptoras de pensiones no contributivas.
   - Personas afectadas de síndrome tóxico y personas con discapacidad en los supuestos contemplados en su normativa específica[19].
   - Personas perceptoras de Renta de Garantía de Ingresos (Euskadi)/ Personas perceptoras de Renta de Inclusión Social (Comunidad Foral Navarra).

---

[18] Véanse, el Decreto 114/2012, de 26 de junio, sobre régimen de las prestaciones sanitarias del Sistema Nacional de Salud en el ámbito de la Comunidad Autónoma de Euskadi (particularmente su artículo 8); y la Ley Foral 18/2012, de 19 de octubre, sobre la complementación de las prestaciones farmacéuticas en la Comunidad Foral de Navarra (art. 5).

19 Sobre la materia, véase, GARCÍA ROMERO, B., "El derecho a la prestación farmacéutica para personas con discapacidad y el dispar régimen de participación", AA.VV., Los retos actuales de la asistencia sanitaria española en el contecto de la Unión Europea", Laborum, 2016, pp. 751-760.

- Personas paradas que han perdido el derecho a percibir el subsidio de desempleo en tanto subsista su situación.
- Personas con tratamientos derivados de accidente de trabajo y enfermedad profesional.
- Otras personas mayores de 65 años, viudas, huérfanas menores de 18 años, o con minusvalía en grado igual o superior al 33%.

Sin embargo, estas medidas tuvieron un corto recorrido. En el caso de las previstas en el Decreto 114/2012, de 26 de junio, de la Comunidad Autónoma de Euskadi, fueron suspendidas por el Pleno del Tribunal Constitucional (Auto 239/2012, de 12 de diciembre de 2012), tras admitir a trámite el conflicto positivo de competencia promovido por el Gobierno de la Nación en el que se invocaba el art. 161.2 de la Constitución.

Por su parte, en lo que se refiere a la Ley Foral 18/2012, de 19 de octubre, de la Comunidad Foral Navarra, el Pleno del Tribunal Constitucional acordó admitir a trámite el recurso de inconstitucionalidad n.º 501/2013 (Providencia de 12 de febrero de 2013) planteado por el Presidente del Gobierno contra la misma. En dicho recurso también se invocó el art. 161.2 CE, provocando la suspensión de la vigencia y aplicación de dicha Ley.

B) Medidas adoptadas en la Comunidad Valenciana

a) Justificación de las medidas

Tres años más tarde de la aprobación del Real Decreto-ley 16/2012, de 20 de abril, y tras el cambio de gobierno producido en la Comunidad Valenciana en las elecciones autonómicas celebradas en mayo de 2015, en dicha Comunidad se dictan dos normas emanadas de la Conselleria de Sanidad Universal y Salud Pública: el Decreto 239/2015, de 29 de diciembre, dirigido al colectivo de personas con diversidad funcional,y el Decreto 240/2015, de 29 de diciembre, para pensionistas, normas reglamentarias por las que se aprueban las bases reguladoras para la concesión de subvenciones destinadas a compensar gastos relacionados con la protección de la salud durante el ejercicio presupuestario de 2016.

Ambos de Decretos, que a diferencia de la normativa homóloga vasca y navarra, no han sido impugnados ante el TC, ni, en consecuencia, se han visto suspendidos[20], entraron en vigor el 1 de enero de 2016, fecha a partir de la

[20] Ello no obstante, el Gobierno central, a través del Abogado del Estado, ha presentado un recurso contencioso-administrativo contra los Decretos 240/2015 y 39/2015, ambos de 29 de diciembre de 2015, del Consell, ante el Tribunal Superior de Justicia de la Comunidad Valenciana.Dicho recurso no ha afectado, de momento, a la concesión de las subvenciones, puesto que no lleva aparejado la suspensión

cual las medidas previstas en ellos han resultado plenamente aplicables a las personas beneficiarias de las mismas[21]. De este modo, a día de hoy, la Comunidad Valenciana es la única comunidad autónoma española que ha conseguido minorar, respecto de los colectivos más vulnerables –ciertas personas discapacitadas y pensionistas con bajos ingresos– los efectos más perversos del sistema de copago generalizado establecido por el Real Decreto Ley 16/2012.

Le dedicamos especial atención al estudio de las Exposiciones de Motivos de ambos decretos, documentos muy valiosos en este trabajo de investigación, pues, los mismos, además de construir una sólida fundamentación jurídica de las medidas adoptadas –de las que, posiblemente, adolecían las normas vasca y navarra–, reflejan con crudeza el impacto del copago generalizado en colectivos especialmente vulnerables, con la perspectiva del paso del tiempo.

Los decretos 239/2015 y 240/2015 fundamentan las medidas adoptadas en el derecho a la protección de la salud (art. 43 CE) y su conexión con el derecho a la integridad física (art. 15); el derecho a la dignidad de la persona (art. 10.1 CE); el deber que la CE impone a los poderes públicos de mantener un *"régimen público de Seguridad Social para todos los ciudadanos, que garantice la asistencia y prestaciones sociales suficientes ante situaciones de necesidad"* (art. 41 CE); los específicos deberes que la Norma Fundamental impone a los poderes públicos, de un lado, respecto de las personas durante la tercera edad (art. 50 CE) –particularmente, habrá de ser garantizada su "suficiencia económica" mediante pensiones adecuadas, y su bienestar mediante un sistema de servicios sociales que atiendan sus problemas específicos, entre otros, en materia de salud–, y de otro, respecto de los disminuidos físicos, sensoriales y psíquicos", quienes habrán de ser amparados *"especialmente para el disfrute de los derechos"* reconocidos por el Título I de la CE a todos los ciudadanos (art. 49 CE).

Por su parte, en el plano de la leyes estatales, ambos Decretos se asientan en la Ley 14/1986, de 25 de abril, General de Sanidad, cuyo artículo 12 establece que los poderes públicos orientarán sus políticas de gasto sanitario en orden a corregir desigualdades sanitarias y garantizar la igualdad de acceso a los servicios sanitarios públicos en todo el territorio español, y en la Ley 16/2003, de 28 de mayo, de cohesión y calidad del Sistema Nacional de Salud, en la que se establece el marco legal para las acciones de coordinación y cooperación de las administraciones públicas sanitarias en el ejercicio de sus respectivas competencias.

Y, como fundamento último, facilitador de la adopción de las medidas previstas, los decretos examinados se apoyan en la Ley 1/2015, de 6 de febrero,

---

cautelar de la medida (http://www.diarioinformacion.com/alicante/2016/04/06/gobierno-lleva-tribunales-subvencion-consell/1746630.html; fecha de consulta 24/07/2016).

21 Para el año 2017, la Conselleia de Sanidad Universal y Salud Pública de la Cominudad Valenciana, a través de los decretos 193/2916, de 23 de diciembre (personas con diversidad funcional) y 199/2016, de 23 de diciembre (pensionistas), ha mantenido las subvenciones.

de la Generalitat, de Hacienda Pública, del Sector Instrumental y de Subvenciones, cuyo art. 168.1.c) prevé un régimen excepcional de adjudicación consistente en la concesión directa de subvenciones, cuando se acrediten razones de interés público, social, económico o humanitario.

En el supuesto analizado las razones de interés público, social, económico o humanitario parecen bastante claras, y son, como expresan ambas Exposiciones de Motivos, la existencia en la Comunidad Valenciana de "*personas en situación de desamparo, que requieren una actuación protectora para atender unas necesidades que no están cubiertas por la seguridad social en el actual contexto normativo*".

En lo que se refiere específicamente las personas con diversidad funcional, la Exposición de Motivos del Decreto 239/2015 pone de manifiesto que durante un año, "*el 43 % de las mismas no iniciaron el tratamiento prescrito por el facultativo correspondiente, lo que supone que se dejaron de administrar 57.527 tratamientos*", y que "*el 17 % de los que sí iniciaron el tratamiento, no lo continuaron, abandonando 24.528 tratamientos*". Asimismo, se advierte que "*el 24 % de las personas con diversidad funcional en 2014 no adquirieron el material ortoprotésico prescrito por el facultativo correspondiente, poniendo en riesgo su salud y la no recuperación funcional y rehabilitación con el consiguiente aumento de dependencia que ello puede originar*".

Por su parte, respecto del colectivo de pensionistas (9.335.224 en España, y 910.358 en la Comunidad Valenciana), se señala en el Decreto 240/2015, que según datos de que dispone la Conselleria de Sanidad Universal y Salud Pública, durante el periodo del mes de septiembre de 2014 a agosto del año 2015, en la Comunitat Valenciana,"*un 32 por ciento de pensionistas no iniciaron el tratamiento prescrito por el facultativo correspondiente, lo que supone que se dejaron de administrar 468.909 tratamientos necesarios para el cuidado de su salud*"; asimismo, "*el 16 por ciento de pensionistas que sí que iniciaron el tratamiento prescrito, no lo continuaron, con el resultado de 198.617 tratamientos abandonados*".

b) Personas beneficiarias y contenido de las ayudas

El objeto de ambos decretos es la aprobación de las bases reguladoras para la "*concesión de las ayudas directas de interés sociosanitario destinadas a facilitar la adherencia a los tratamientos médicos prescritos por el personal del Sistema Sanitario de la Comunitat Valenciana, que estén sujetos a financiación pública, correspondientes al año 2016*" (art.1.1). Las subvenciones tienen un carácter excepcional, basado en "*razones de interés público, social, económico o humanitario, acreditadas en el expediente del presente decreto"*, concediéndose *"de forma directa a las personas beneficiarias"* (art. 2.3.).

Los requisitos exigidos a las personas beneficiarias varían, dependiendo de que se trate de personas con discapacidad o pensionistas[22]. En el caso de las personas con discapacidad, los requisitos exigidos son[23]:

a) Ser menor de 18 años con declaración de discapacidad reconocida por el organismo competente, con un grado de discapacidad igual o superior al 33 % o ser mayor de 18 años con discapacidad reconocida por el organismo competente con un grado de discapacidad igual o superior al 65 %.
b) Disponer de la tarjeta sanitaria expedida por la Conselleria de Sanidad Universal y Salud Pública o documento de inclusión.
c) Ser residente en la Comunitat Valenciana.

Así pues, los elementos determinantes de la concesión de las ayudas son la declaración de discapacidad, en grado variable dependiendo de la edad, tener tarjeta sanitaria y ser residente en la Comunidad Autónoma. El nivel de ingresos es irrelevante.

Por su parte, los requisitos que se imponen a los pensionistas se concretan en[24]:

a) Ostentar la condición de asegurado del Sistema Nacional de Salud con tarjeta sanitaria individual expedida por la Conselleria de Sanidad Universal y Salud Pública y cuyo garante sea el INSS.
b) Tener la condición de pensionista de la Seguridad Social.
c) Tener un nivel de ingresos inferior a una base liquidable de 18.000 euros anuales y un régimen de aportación farmacéutica asignado TSI 002-01.

Se extienden estas ayudas a las personas que figuren como beneficiarias de pensionistas que cumplan los requisitos señalados.

En el caso de pensionistas, y a diferencia de las personas con discapacidad, el factor determinante, además de disponer de una tarjeta sanitaria individual

---

[22] Ambas normas declaran excluidos de las ayudas a "las personas en las que concurra alguna de las circunstancias previstas en el apartado 2 del artículo 13 de la Ley 38/2003, de 17 de noviembre, General de Subvenciones, a excepción del requisito previsto en la letra e), dada la naturaleza de estas ayudas" (arts. 4.2. Decreto 239/2015, de 29 de diciembre, del Consell por el que se aprueban las bases reguladoras para la concesión de subvenciones al colectivo de personas con diversidad funcional, destinadas a compensar gastos relacionados con la protección de la salud, durante el ejercicio presupuestario de 2016 y 4.3. Decreto 240/2015, de 29 de diciembre, del Consell, por el que aprueban las bases reguladoras para la concesión de subvenciones al colectivo de pensionistas, destinadas a compensar gastos relacionados con la protección de la salud durante el ejercicio presupuestario de 2016).

[23] Véase, art. 4.1 Decreto 239/2015, de 29 de diciembre, *cit.*

[24] Véase, art. 4.1. y 2 Decreto 240/2015, de 29 de diciembre, *cit.*

expedida por la Conselleria correspondiente, es la renta, debiendo tener la persona pensionista un nivel de ingresos inferior a una base liquidable de 18.000 €. Procede recordar que, de acuerdo con lo establecido en el art. 102 del texto refundido de la Ley de garantías y uso racional de los medicamentos y productos sanitarios, aprobada por Real Decreto Legislativo 1/2015, si bien la aportación de las personas pensionistas es, con carácter general, del 10%, a aquellos cuya renta sea inferior a 18.000 euros se les aplica un tope mensual máximo de 8 €. Es este subconjunto,dentro del colectivo de pensionistas,el más vulnerable, por tener los más bajos ingresos, y el único que en la Comunidad Valenciana –y por extensión, en toda España– ha recuperado la gratuidad de la prestación farmacéutica.

Particularmente, los gastos subvencionables, en el caso de personas con diversidad funcional incluidas en el ámbito aplicativo de la norma, son las *"cantidades abonadas por tratamientos farmacológicos y productos ortoprotésicos, sujetos a financiación pública, prescritos por el personal médico del Sistema Sanitario Público Valenciano a las personas beneficiarias (...) y adquiridos en establecimientos autorizados de la Comunitat Valenciana, en el ejercicio 2016"* (art. 5 Decreto 39/2015); y, en el supuesto de pensionistas (y sus beneficiarios/as) con un nivel de ingresos inferior a una base liquidable de 18.000 €, resultan subvencionables *"las cantidades abonadas por tratamientos farmacológicos sujetos a financiación pública, prescritos por el personal médico del Sistema Sanitario Público Valenciano a las personas beneficiarias del presente decreto y adquiridos en establecimientos autorizados de la Comunitat Valenciana, en el ejercicio 2016"*, siendo el importe máximo de la ayuda en cómputo anual, en este caso, de 110 € (art. 5 240/2015)[25].

En el supuesto de medicamentos, tanto en el colectivo de pensionistas como de personas con diversidad funcional, la subvención cubre la aportación total que le correspondería abonar al beneficiario en concepto de pago por el medicamento. Son un máximo de 110 euros al año en el caso de pensionistas y sus beneficiarios, y en el caso de personas con diversidad funcional la subvención dependerá del régimen de aportación farmacéutica que tengan asignado.

5. CONCLUSIONES

1. La prestación farmacéutica se halla directamente vinculada al derecho a la protección a la salud (art. 43.1 CE), el cual, pese a su evidente conexión con el derecho fundamental a la vida y a la integridad física (art. 15 CE), no tiene atribuida por la Constitución española la naturaleza de derecho subjetivo de eficacia directa, como correspondería a un

[25] Recuérdese que estas medidas se han mantenido para el año 2017.

Estado socialmente avanzado, siendo configurado como un principio rector de la política social y económica. Por ello, es a la Ley a la que le compete establecer "los derechos y deberes de todos al respecto", pudiendo el legislador, en un momento dado, no sólo ampliarlos sino también restringirlos.

2. La prestación farmacéutica es una competencia y responsabilidad compartida entre el Estado y las Comunidades Autónomas. El Estado tiene competencia exclusiva en materia de "bases y coordinación general de la sanidad", "legislación sobre productos farmacéuticos" (art. 149.1.16 CE), y sobre "legislación básica y régimen económico de la Seguridad Social, sin perjuicio de la ejecución de sus servicios por las Comunidades Autónomas" (art. 149.1.17CE). Así pues, en materia de prestación farmacéutica, las Comunidades Autónomas, en sus Estatutos de Autonomía, pueden asumir competencias de desarrollo legislativo y ejecución en la materia, pero carecen de atribuciones para legislar sobre productos farmacéuticos.

3. Desde la creación del Sistema de la Seguridad Social en España, la financiación de la prestación farmacéutica ha sufrido cambios sustanciales que han supuesto una paulatina merma de derechos para las personas beneficiarias. En los años setenta evolucionó hacia un sistema de copago reducido, que se mantuvo durante décadas hasta la irrupción de la crisis económico-financiera iniciada en 2008.

4. El Real Decreto-ley 16/2012, de 20 de abril, de medidas urgentes para garantizar la sostenibilidad del Sistema Nacional de Salud y mejorar la calidad y seguridad de sus prestaciones, ha modificado de forma muy relevante la aportación de las personas beneficiarias a la prestación farmacéutica, generando un sistema de copago generalizado que se extiende a colectivos vulnerables como el de pensionistas, y del que solo quedan excluidos determinados colectivos. La nueva regulación actualmente se contiene en el art. 102 del texto refundido de la Ley de garantías y uso racional de los medicamentos y productos sanitarios, aprobada por Real Decreto Legislativo 1/2015.

5. Conforme a la nueva regulación, las personas beneficiarias en activo pasan, de una "tarifa plana" del 40% del PVP, independiente de la renta, a aportar un 40, 50 o 60% del PVP, de acuerdo con sus ingresos. Por su parte, las personas pensionistas transitan, de la gratuidad, a una aportación del el 10% del PVP. Se pone fin, de este modo, por primera vez en la historia de nuestro Sistema de Seguridad Social, a la exención del copago de la prestación farmacéutica de pensionistas. Con esta medida se corre el riesgo de que los componentes más vulnerables de este colectivono inicien o abandonen el tratamiento prescrito, lo que puede tener serias repercusiones sobre su estado de salud individual y sobre el Sistema Nacional de Salud en su conjunto.

6. Si bien el art. 102.4 Real Decreto Legislativo 1/2015, establece que la aportación de las personas usuarias (y sus beneficiarios/as), será proporcional al nivel de renta, lo cierto es que el nuevo sistema instaurado ni es proporcional ni progresivo, pues contempla un tramo de renta muy amplio, entre 18.000 € y 100.000 €, en el que se abona un mismo porcentaje equivalente al 50% del PVP, siendo especialmente injusto con las rentas medias y bajas en comparación con las altas.

7. Ante el nuevo régimen de copago generalizado, las Comunidades Autónomas han reaccionado de forma distinta. En un extremo se sitúan las que han ampliado la cobertura financiera de la prestación farmacéutica, limitando la aportación de las personas usuarias y/o declarando exentos de aportación a determinados colectivos, o reconociendo subvenciones a los colectivos más desfavorecidos (País Vasco, Navarra y, recientemente, Comunidad Valenciana). En el extremo opuesto se encuentran las que optaron por agravar la situación de los usuarios, mediante el establecimiento del denominado "euro por receta" (Comunidad de Madrid y Cataluña). En un tercer grupo se ubican las restantes Comunidades Autónomas, que no han adoptado medida alguna en esta materia.

8. A día de hoy, la Comunidad Valenciana es la única comunidad autónoma española que ha conseguido minorar, respecto de los colectivos más vulnerables –ciertas personas discapacitadas y pensionistas con bajos ingresos– los efectos más negativos del sistema de copago generalizado, mediante la concesión de subvenciones destinadas a compensar gastos relacionados con la protección de la salud durante el ejercicio presupuestario de 2016. La normativa valenciana sobre la materia, a diferencia de la regulación homóloga vasca y navarra, no ha sido impugnada ante el TC, ni, en consecuencia, se ha visto suspendida.

CAPÍTULO QUINTO. LA REFORMA DEL COPAGO FARMACÉUTICO EN ESPAÑA

CRISTINA VILAPLANA PRIETO
Profesora Contratada Doctor de Fundamentos de Análisis Económico
Universidad de Murcia

1. EL SENTIDO DEL COPAGO FARMACÉUTICO

La implementación de mecanismos de contribución del usuario en el coste de las prestaciones sanitarias es una solución ampliamente conocida al problema de riesgo moral[1]. El problema de riesgo moral, también conocido como "azar moral" o "acción oculta" se produce en situaciones de información asimétrica cuando una de las partes (agente) tiene más información que otra (principal). En este contexto, el agente puede tener incentivos a comportarse de

[1] ARROW, K., "Uncertainty and the welfare economics of medical care", *American Economic Review*, núm.53, 1963, pp. 941-973, pp. 950-955.

ROTHSCHILD, M., STIGLITZ, J., "Equilibrium in competitive insurance markets: an essay on the economics of imperfect information", *Quarterly Journal of Economics*,núm. 90, 1976, pp. 629-650, pp. 630-637.

forma inapropiada, por lo que las consecuencias de sus actos pueden suponer un perjuicio para el principal.

En el área de la Economía de la Salud, el problema del riesgo moral puede surgir en situaciones en las que la participación del paciente en el coste del tratamiento es nula, de forma que el individuo tiene incentivos a demandar dicha prestación aunque el coste de la misma sea alto y el beneficio relativamente bajo. Como resultado del comportamiento del agente, el sistema sanitario o las compañías aseguradoras soportan un mayor gasto en prestaciones sanitarias.

Por consiguiente, los mecanismos de participación del usuario en el coste del tratamiento, usualmente conocidos como copagos, más que una finalidad puramente recaudatoria, responden a un doble propósito: concienciar al usuario de que las prestaciones sanitarias tienen un coste no nulo y reducir, en la medida de lo posible, la demanda de prestaciones que no sean necesarias.

2. ANTECEDENTES DEL COPAGO FARMACÉUTICO EN ESPAÑA

El copago farmacéutico en España está próximo a cumplir el medio siglo de vida. Al revisar la historia del mismo, se observa que tanto su implantación, como algunas de sus sucesivas revisiones se han producido a raíz de un fuerte aumento en el gasto farmacéutico público. El copago farmacéutico apareció en 1966 con igual contribución para pensionistas y activos[2], después de que en el año anterior el gasto farmacéutico creciera un 95%. La participación del paciente en el coste del medicamento quedó estipulada de la siguiente forma:

a) Cuando el precio del medicamento era inferior a treinta pesetas, la participación era de cinco pesetas.
b) Cuando el precio del medicamento era igual a treinta pesetas o superior, la participación de cinco pesetas se incrementará en una peseta adicional por cada decena del precio del medicamento, sin que el importe total de la participación pudiera exceder de cincuenta pesetas.
c) La dispensación de medicamentos era gratuita en los tratamientos que tuviesen su origen en accidentes de trabajo o enfermedades profesionales.

A partir de 1975 se estableció un sistema específico para mutualistas[3], y en 1978 se introdujo la gratuidad de los medicamentos para los pensionistas de

[2] REAL DECRETO 3157/1966, de 23 de diciembre, que regula la dispensación de especialidades farmacéuticas del Régimen General de la Seguridad Social. BOE núm. 312 de 30/12/1966.

[3] LEY 28/1975, de 27 de junio, sobre Seguridad Social de las Fuerzas Armadas (BOE de núm. 155 de 30/6/1975) para ISFAS (Instituto Social de las Fuerzas Armadas).

LEY 29/1975, de 27 de junio, sobre Seguridad Social de los Funcionarios Civiles del Estado (BOE núm. 155 de 30/6/1975) para MUFACE (Mutualidad de Funcionarios de la Administración Civil del Estado) .

la Seguridad Social[4]. A finales de los años setenta, el gasto farmacéutico experimentó tasas de crecimiento anual superiores al 20%, y en 1980, se aprobó aumentar la aportación de las personas en activo[5] al 40%, de tal manera, que el sistema de aportaciones del usuario quedó estructurado en los siguientes grupos:

(i) Con carácter general, la aportación del paciente era del 40% del precio de venta al público (PVP) en la oficina de farmacia.

(ii) Un 10% sobre el PVP, siempre que el importe resultante no excediera de 2,64 euros por envase para enfermos crónicos y enfermos de SIDA.

(iii) Exentos de aportación los pensionistas, personas con discapacidad en los supuestos contemplados en la normativa específica, así como los tratamientos derivados de accidentes de trabajo o enfermedades profesionales y los productos dispensados en centros asistenciales sanitarios.

(iv) Para los mutualistas la aportación normal era del 30% del precio de venta al público del producto dispensado, y sólo un 10% en productos de aportación reducida para pacientes crónicos (con el límite de 2,64 euros por envase), quedando exentos de copago los productos dietéticos y las tiras reactivas de glucemia.

Por último, en 1993 se estableció un tope del 10% para los enfermos crónicos[6]. El gasto farmacéutico creció de forma considerable durante los años 1995-1997, e incluso en el año 2004 aumentó un 11%, pero no se produjeron nuevos ajustes en el sistema de copago. No obstante, hay que señalar la introducción en el año 2010 de una serie de cambios importantes[7] (revisión del sistema de precios de referencia, adecuación del número de unidades de los envases, disminución del precio de los medicamentos genéricos), fruto de los cuales se consiguió una significativa reducción del gasto farmacéutico

REAL DECRETO 16/1978, de 7 de junio, por el que se regula la Seguridad Social de los funcionarios al servicio de la Administración de Justicia (BOE núm. 137 de 9/6/1978) para MUGEJU (Mutualidad General Judicial).

[4] REAL DECRETO 945/1978, de 14 de abril, por el que se da nueva regulación a la aportación del beneficiario de la Seguridad Social en la dispensación de las especialidades farmacéuticas. BOE núm. 108 de 6/5/1978.

[5] REAL DECRETO 1605/1980, de 31 de julio, por el que se modifican los tipos de cotización para desempleo, Seguridad Social y Fondo de Garantía Salarial y se revisa el porcentaje de participación de los beneficiarios en el precio de determinados medicamentos. BOE núm. 186 de 4/8/1980.

[6] REAL DECRETO 83/1993, de 22 de enero, por el que se regula la selección de los medicamentos a efectos de su financiación por el Sistema Nacional de Salud. BOE núm. 43 de 19/2/1993.

[7] REAL DECRETO LEY 4/2010, de 26 de marzo, de racionalización del gasto farmacéutico con cargo a la Seguridad Social. BOE núm. 75 de 27/3/2010.

REAL DECRETO LEY 8/2010, de 20 de mayo, por el que se adoptan medidas extraordinarias para la reducción del déficit público. BOE núm. 126 de 24/05/2010.

en recetas del Sistema Nacional de Salud (-2,38% en 2009-2010 y –8,78% en 2010-2011).

Este sistema es el que ha funcionado hasta julio de 2012. En el momento previo a la reforma del copago farmacéutico, España era el segundo país del mundo en consumo de medicamentos por persona. La factura farmacéutica (de medicamentos hospitalarios más los dispensados a través de oficinas de farmacia) representaba el 1,27% del PIB, mientras que la media de la Unión Europea-15 se situaba en el 0,94%[8].

3. LA REFORMA DEL COPAGO FARMACÉUTICO EN EL AÑO 2012

Durante el año 2012, la obligatoriedad de reducir el déficit público ha llevado a los poderes públicos a llevar a cabo una estricta política presupuestaria, que en materia sanitaria se ha concretado en el Real Decreto Ley 16/2012, de 20 de abril[9]. El cambio más sustancial consiste en la utilización de la base liquidable general y del ahorro como indicador conforme al cual se calcule la nueva aportación del usuario (art. 4.11). Con carácter general, el porcentaje de aportación del usuario sigue el siguiente esquema.

En primer lugar, para los usuarios que tengan la condición de activos:

a) Un 60% del PVP para los usuarios que tengan la condición de asegurado activo y sus beneficiarios, cuya renta sea igual o superior a 100.000 euros consignada en la casilla de base liquidable general y del ahorro de la declaración del Impuesto sobre la Renta de las Personas Físicas (IRPF).

b) Un 50% del PVP para las personas que ostenten la condición de asegurado activo y sus beneficiarios, cuya renta sea igual o superior a 18.000 euros e inferior a 100.000 euros consignada en la casilla de base liquidable general y del ahorro de la declaración del IRPF.

c) Un 40% para las personas que ostenten la condición de asegurado activo y sus beneficiarios y no se encuentren incluidos en los apartados a) o b) anteriores.

En segundo lugar, para los asegurados que tengan la condición de pensionista:

a) Un 10% del PVP para las personas que ostenten la condición de asegurado como pensionistas de la Seguridad Social y sus beneficiarios,

[8] LAPORTE, J., BOSCH, M., "Crisis y política de medicamentos", *Atención Primaria*, núm. 44(6), 2012, pp. 306-308, pp. 306.

[9] REAL DECRETO LEY 16/2012, de 20 de abril, de medidas urgentes para garantizar la sostenibilidad del Sistema Nacional de Salud y mejorar la calidad y seguridad de sus prestaciones. BOE núm. 98 de 24/4/2012.

cuya renta sea inferior a 18.000 euros consignada en la casilla de base liquidable general y del ahorro de la declaración del IRPF, hasta un límite máximo de aportación mensual de 8,23 euros, a partir del 1 de enero de 2015[10].

b) Un 10% del PVP para las personas que ostenten la condición de asegurado como pensionistas de la Seguridad Social y sus beneficiarios cuya renta sea igual o superior a 18.000 euros e inferior a 100.000 consignada en la casilla de base liquidable general y del ahorro de la declaración del IRPF, hasta un límite máximo de aportación mensual de 18,52 euros, a partir del 1 de enero de 2015.

c) Un 60% del PVP para las personas que ostenten la condición de asegurado como pensionista de la Seguridad Social y sus beneficiarios cuya renta sea superior a 100.000 euros consignada en la casilla de base liquidable general y del ahorro de la declaración del IRPF, hasta un límite máximo de aportación mensual de 61,75 euros, a partir del 1 de enero de 2015. El importe de las aportaciones que excedan estos montos será objeto de reintegro por la comunidad autónoma correspondiente, con una periodicidad máxima semestral.

En tercer lugar, estarán exentos de aportación, los usuarios y sus beneficiarios que pertenezcan a una de las siguientes categorías:

a) Afectados de síndrome tóxico y personas con discapacidad en los supuestos contemplados en su normativa específica.
b) Personas perceptoras de rentas de integración social.
c) Personas perceptoras de pensiones no contributivas.
d) Parados que han perdido el derecho a percibir el subsidio de desempleo en tanto subsista su situación.
e) Los tratamientos derivados de accidente de trabajo y enfermedad profesional.

El nivel de aportación de los mutualistas y clases pasivas de la Mutualidad General de Funcionarios Civiles del Estado, del Instituto Social de las Fuerzas Armadas y la Mutualidad General Judicial será del 30%.

Por último y con el fin de garantizar la continuidad de los tratamientos de carácter crónico y asegurar un alto nivel de equidad a los pacientes pensio-

---

[10] RESOLUCIÓN de 15 de diciembre de 2014, de la Dirección General de Cartera Básica de Servicios del Sistema Nacional de Salud y Farmacia, por la que se procede a la actualización de la cuantía máxima correspondiente a los medicamentos pertenecientes a los grupos ATC de aportación reducida, y se actualizan los límites máximos de aportación mensual para las personas que ostenten la condición de asegurado como pensionistas de la Seguridad Social y sus beneficiarios en la prestación farmacéutica ambulatoria. BOE núm. 309 de 23/12/2014.

nistas con tratamientos de larga duración, los porcentajes generales estarán sujetos a topes máximos de aportación en los siguientes supuestos:

a) A un 10% del PVP en los medicamentos pertenecientes a los grupos ATC (Anatomical, Therapeutic, Chemical ClassificationSystem) de aportación reducida[11]con una aportación máxima de 4,24 euros por envase, a partir de 1 de enero de 2015. Dicha aportación máxima se actualizará, de forma automática cada mes de enero de acuerdo con la evolución del Índice de Precios al Consumo.

b) A partir de 1 de octubre de 2013, se establece la consideración de aportación reducida para los medicamentos recogidos en el anexo 1 de la Resolución de 10 de septiembre de 2013, estando limitada su dispensación a los pacientes no hospitalizados en los servicios de farmacia de los hospitales[12]. Con la entrada en vigor de esta medida, una lista de 43 fármacos que estaban exentos de aportación por tratar enfermedades graves como el cáncer, la hepatitis o la esclerosis múltiple, pasaron a estar sujetos a un copago de un 10% del PVP del envase con un tope de 4,20 € por fármaco.

No obstante, cuando la dispensación de los medicamentos por los servicios de farmacia hospitalaria no se ajuste al envase comercial, el cálculo de la aportación se realizará de forma proporcional a la medicación dispensada, sobre la aportación que corresponda.

4. LA APLICACIÓN A NIVEL AUTONÓMICO DEL COPAGO FARMACÉUTICO

En esta sección se procede a revisar la diferente implementación del copago farmacéutico en el territorio español. Tanto el caso de algunas Comunidades como Cataluña y Madrid en donde se intentó establecer un copago autonómico adicional, como el caso de la Comunidad Valenciana y País Vasco que han introducido medidas para suprimir carga del copago farmacéutico sobre determinados grupos de pacientes. También se comentará la no aplicación de manera casi unánime del copago para pacientes no hospitalizados en servicios de farmacia de hospitales.

[11] Anexo III del REAL DECRETO1348/2003, de 31 de octubre por el que se adapta la clasificación anatómica de medicamentos al sistema de clasificación ATC. BOE núm. 264 de 4/11/2003.

[12] RESOLUCIÓN de 10 de septiembre de 2013, de la Dirección General de Cartera Básica de Servicios del Sistema Nacional de Salud y Farmacia, por la que se procede a modificar las condiciones de financiación de medicamentos incluidos en la prestación farmacéutica del Sistema Nacional de Salud mediante la asignación de la aportación del usuario. BOE núm. 225 de 19/9/2013.

4.1. El frustrado intento de copago autonómico en Cataluña y Madrid

Una de las primeras señales de que las medidas aprobadas en 2010 no eran suficientes surgió en Cataluña, cuyo gasto en recetas ascendió a más de 1.682 millones de euros en 2011 (15,11% del total; el segundo en importancia por detrás de Andalucía). Apenas unos días después de las elecciones generales de noviembre de 2011, se publicó la noticia de que los usuarios deberían cofinanciar el coste de los medicamentos, que finalmente se concretó en la Ley 5/2012, de 20 de marzo, de medidas fiscales, financieras y administrativas y de creación del Impuesto sobre las estancias en establecimientos turísticos.

El artículo 41 de dicha Ley procedió a añadir un capítulo XXII al título XXI de la Ley de Tasas y Precios Públicos de la Generalidad de Cataluña[13]. En este nuevo capítulo se regulaba la *"tasa sobre actos preparatorios y los servicios accesorios de mejora de la información inherentes al proceso para la prescripción y dispensación de medicamentos y productos sanitarios mediante la emisión de recetas médicas y órdenes de dispensación"*. El hecho imponible quedaba identificado en la propia denominación de la tasa, cuyo sujeto pasivo era la persona física a la que se prescribía o dispensaba el medicamento, siendo el importe de la tasa de un euro por receta u orden de dispensación efectivamente dispensada (aunque se establecían algunas exenciones[14]).

En el caso de la Comunidad de Madrid, se aprobó un copago autonómico mediante la Ley de la Comunidad de Madrid 8/2012 de 28 de diciembre, de medidas fiscales y administrativas[15]. En concreto, el artículo 2, situado dentro del título 1 relativo a medidas fiscales, modificaba el Texto Refundido de la Ley de Tasas y Precios Públicos de la Comunidad de Madrid[16]. El apartado 9 de dicho artículo 2, añadía un nuevo capítulo al Texto refundido (numerado como

---

[13] DECRETO LEGISLATIVO 3/2008, de 25 de junio, por el que se aprueba el Texto refundido de la Ley de tasas y precios públicos de la Generalidad de Cataluña. DOGC núm. 5161 de 27/6/2008).

[14] a) Los perceptores de una pensión no contributiva, los beneficiarios del programa de la renta mínima de inserción, los perceptores de la prestación económica para el mantenimiento de necesidades básicas, los perceptores de la prestación de la Ley de integración social de los minusválidos y los beneficiarios del Fondo de asistencia social ; b) Los actos preparatorios y los servicios accesorios de mejora de la información inherentes al proceso para la prescripción y dispensación de medicamentos y productos sanitarios mediante la emisión de recetas médicas y órdenes de dispensación, si el precio de venta al público, IVA incluido, de los medicamentos o productos sanitarios incluidos en la receta médica u orden de dispensación correspondiente es inferior a 1,67 euros; c) Los actos preparatorios y los servicios accesorios de mejora de la información inherentes al proceso para la prescripción y dispensación de medicamentos y productos sanitarios mediante la emisión de recetas médicas y órdenes de dispensación, a partir de la receta u orden de dispensación efectivamente dispensada número 62, en el período de un año.

[15] BOCM núm. 310 de 29/12/2012.

[16] DECRETO LEGISLATIVO 1/2022, de 24 de octubre, por el que se aprueba el Texto Refundido de la Ley de Tasas y Precios Públicos de la Comunidad de Madrid (BOCM núm. 257 de 29/11/2002).

CVII(107) comprensivo de los artículos 530 a 535), en el cual se regulaba la *"tasa por prestación de servicios administrativos complementarios de información, con ocasión de la emisión de recetas médicas y órdenes de dispensación, por los órganos competentes de la Comunidad de Madrid"*. Las novedades principales que introducía esta regulación eran las siguientes:

a) Hecho imponible: prestación de servicios administrativos complementarios y de información ajenos al acto médico, que *"redundan en beneficio directo del paciente"*, y que consisten en la inclusión de la prescripción en la historia clínica del paciente, el seguimiento de las prescripciones emitidas en relación con pacientes polimedicados, crónicos o con tratamientos superiores a cuatro meses, y la entrega, en los casos en que proceda, de la hoja de medicación comprensiva de la pauta de tratamiento farmacológico.
b) Sujeto pasivo: persona a quien se prescribía un medicamento o producto sanitario documentado en una receta u orden de dispensación. Se consideraban ciertos grupos exentos del pago de la tasa[17].
c) Cuota de un euro por receta u orden de dispensación *"correspondiente a un medicamento o producto sanitario, efectivamente dispensado"*.
d) El devengo se producía en el momento de la emisión de la receta u orden de dispensación aunque el pago debía efectuarse en las oficinas de farmacia en el momento de la dispensación.
e) Se encomendaba la gestión, liquidación y recaudación de la tasa al Servicio Madrileño de Salud y se establecía que la recaudación de la tasa debería minorarse de los ingresos del importe de la factura de la prestación farmacéutica que las oficinas cobraban del citado Servicio.

El análisis de la adecuación constitucional de ambas disposiciones (la de Cataluña y la de Madrid) se realiza mediante la confrontación de las competencias correspondientes al Estado y a las Comunidades. Ambas Comunidades han hecho ejercicio de su potestad tributaria para establecer tasas (art. 7.1 de la Ley Orgánica 8/1980, de 22 de septiembre, de Financiación de las Comunidades

[17] a) Beneficiarios de la renta mínima de inserción; b) Perceptores de pensiones no contributivas; c) Afectados de síndrome tóxico y personas con discapacidad en los supuestos contemplados en su normativa específica; d) Parados que han perdido el derecho a percibir el subsidio de desempleo, en tanto subsista la situación; e) Personas con tratamientos derivados de accidentes de trabajo y enfermedad profesional; f) Todos los sujetos pasivos a partir de la receta u orden de dispensación efectivamente dispensada número setenta y dos, en el período de un año; g) Todos los sujetos pasivos cuando el precio de venta al público del medicamento o producto incluido en la receta médica u orden de dispensación correspondiente sea inferior a 1,67 euros, IVA incluido; h) Todos los sujetos pasivos que no presenten a efectiva dispensación la receta médica u orden de dispensación en el plazo de validez normativamente previsto para las mismas; i) Todos los sujetos pasivos portadores de recetas médicas u órdenes de dispensación con defectos que impidan su efectiva dispensación, siempre que tales defectos no sean imputables a aquéllos.

Autónomas). Ello es diferente de los efectos que este ejercicio pueda suponer desde un punto de vista extratributario en la ordenación de las materias sobre la cual recae el tributo, en este caso, las condiciones de acceso a la prestación farmacéutica del Sistema Nacional de Salud.

El artículo 149.1.16ª de la Constitución Española atribuye al Estado la competencia exclusiva del Estado sobre las bases y la coordinación general de la sanidad y la legislación sobre productos farmacéuticos. Aunque ninguno de los dos copagos autonómicos regula de manera directa el precio de los medicamentos ni modifica su cuantía, sí que introduce una alteración considerable en la financiación de los mismos, al exigir al paciente una cantidad monetaria adicional por cada receta u orden de dispensación despachada en cada oficina de farmacia.

En este sentido, debe recordarse que uno de los títulos competenciales en los que se fundamenta la Ley 16/2003, de 28 de mayo, de Cohesión y Calidad del Sistema Nacional de Salud es que la prestación de los servicios a los usuarios del Sistema Nacional de Salud debe realizarse "*en condiciones de igualdad efectiva y calidad*" (letra a) del art. 2) y que "*todos los usuarios del Sistema Nacional de Salud tendrán acceso a las prestaciones sanitarias reconocidas en esta Ley en condiciones de igualdad efectiva*" (art. 23).

El Tribunal Constitucional ha considerado que el título relativo a la legislación de productos farmacéuticos debe considerarse referido a la ordenación de los medicamentos en tanto "sustancias" a efectos del control por los poderes públicos de su fabricación y comercialización y no como objeto del Sistema Nacional de Salud. En primer lugar, la Sentencia 98/2004[18] declaró que "*la Constitución no sólo atribuye al Estado una facultad, sino que le exige que preserve la existencia de un sistema normativo sanitario nacional con una regulación uniforme mínima y de vigencia en todo el territorio nacional*".

En segundo lugar, la Sentencia 136/2012[19] ha declarado que la definición de la modalidad de financiación de las diferentes prestaciones sanitarias, así como los supuestos en los que procede el pago de aportaciones por sus destinatarios, tiene una incidencia central en la forma de prestación del propio servicio, y constituye un elemento nuclear del propio ámbito objetivo de las prestaciones sanitarias. En consecuencia, debe ser regulado de manera uni-

[18] SENTENCIA 98/2004, de 25 de mayo de 2004. Recurso de inconstitucionalidad 1297/1997. Promovido por el Presidente del Gobierno respecto al art. 51 y una disposición adicional de la Ley del Parlamento de Canarias 5/1996, de 27 de diciembre, de presupuestos generales de la Comunidad Autónoma para 1997.BOE núm. 140 Suplemento de 10/6/2004.

[19] SENTENCIA 136/2012, de 19 de junio de 2012. Recurso de inconstitucionalidad 2810-2009. Promovido por el Presidente del Gobierno con respecto a los artículos 14 y 15 de la Ley de la Comunitat Valenciana 16/2008, de 22 de diciembre, de medidas fiscales, de gestión administrativa y financiera, y de organización de la Generalitat. BOE núm. 163 de 9/7/2012.

forme para garantizar un mínimo común de prestaciones sanitarias cubierto por la financiación pública en todo el territorio nacional.

Por todas estas razones, no cabe admitir que las Comunidades Autónomas, en ejercicio de su potestad tributaria, impongan gravámenes cuya exacción comporte (en último término) un incremento del coste que los pacientes deben abonar para obtener un determinado medicamento o producto sanitario. Éste es precisamente el efecto que provocan ambos copagos autonómicos, ya que como consecuencia de la exacción de dicho tributo, las persona a las que se prescribiera un medicamento en dicho ámbito territorial (Cataluña o Madrid) se vería obligada a pagar más que los restantes usuarios del Sistema Nacional de Salud.

En primera instancia, el Tribunal Constitucional admitió a trámite el recurso de inconstitucionalidad[20] de ambos copagos lo que provocó la suspensión de la vigencia y la aplicación del precepto impugnado desde la fecha de interposición del recurso. Con posterioridad, declaró la inconstitucionalidad de ambos copagos autonómicos: Sentencia 71/2014, de 6 de mayo de 2014 para Cataluña (BOE núm. 135 de 4/6/2014) y Sentencia 84/2015, de 30 de abril de 2015 para Madrid (BOE núm. 136 de 8/6/2015).

4.2. Medidas compensatorias frente al copago farmacéutico en la Comunidad Valenciana y País Vasco

Un caso totalmente opuesto al analizado en la sección anterior es el de la Comunidad Valenciana, en donde en diciembre de 2015 se aprobó la suspensión del copago para pensionistas de la Seguridad Social con base liquidable general y del ahorro inferior a 18.000 euros y personas con diversidad funcional con discapacidad reconocida el 65% o más en el caso de mayores de edad, y del 33% o más en el caso de menores[21]. Se estima que esta medida beneficia-

[20] Recurso de inconstitucionalidad n.º 349-2013, contra el apartado nueve del artículo 2 de la Ley de la Comunidad de Madrid 8/2012, de 28 de diciembre, de Medidas Fiscales y Administrativas de la Comunidad de Madrid (BOE núm. 139 de 11/6/2013).

Recurso de inconstitucionalidad n.º 7208-2012, contra la Ley de Cataluña 5/2012, de 20 de marzo, de medidas fiscales, financieras y administrativas y de creación del Impuesto sobre estancias en establecimientos turísticos (BOE núm. 127 de 28/5/2013).

[21] DECRETO 239/2015, de 29 de diciembre, del Consell, por el que se aprueban las bases reguladoras para la concesión de subvenciones al colectivo de personas con diversidad funcional, destinadas a compensar gastos relacionados con la protección de la salud, durante el ejercicio presupuestario de 2016 (DOCV núm. 7688 de 30/12/2015).

DECRETO 240/2015, de 29 de diciembre, del Consell, por el que aprueban las bases reguladoras para la concesión de subvenciones al colectivo de pensionistas, destinadas a compensar gastos relacionados con la protección de la salud durante el ejercicio presupuestario de 2016. (DOCV núm. 7688 de 30/12/2015).

rá a 910.000 pensionistas y a 136.000 personas con diversidad funcional. El importe de esa medida, que se estima en 41 millones de euros, será asumido por la Generalidad Valenciana.

Por otro lado, desde el año 2013 se han venido aprobando en el País Vasco unos paquetes de ayudas destinados a facilitar la continuidad con el tratamiento farmacológico para personas con situación económica menos favorable[22].

Los beneficiarios de estas ayudas son: (i) Los pensionistas de la Seguridad Social y los mutualistas titulares de la tarjeta sanitaria individual y sus beneficiarios con ingresos inferiores a 18.000 euros al año; (ii) Las personas desempleadas que no perciban ingresos de ningún tipo, ni por paro ni renta de Garantía de Ingresos, y sus beneficiarios, (iii) Las personas en situación administrativa irregular que no sean beneficiarios ni asegurados del sistema nacional de salud y carezcan de recursos. Hasta el momento se han aprobado dos paquetes de ayudas (para los ejercicios 2013-3014[23] y 2014-2015[24]), que consisten en realidad en un reembolso de las cantidades que se hayan hecho efectivas en relación con tratamientos farmacológicos sujetos a financiación pública, como consecuencia del tratamiento médico prescrito por el personal del Sistema Sanitario de Euskadi.

4.3. Copago hospitalario

El copago hospitalario no se ha llegado a aplicar en ninguna Comunidad Autónoma. Únicamente se ha cobrado dicho copago en Ceuta y Melilla, que son los únicos territorios que no tienen competencias sanitarias. A pesar de ello, los gobiernos de ambas ciudades han aprobado iniciativas para que el coste de estos tratamientos (generalmente muy caros) no repercuta directamente en el paciente. Finalmente, la Ley de Presupuestos Generales del Estado para 2016[25], en su disposición final vigésima, apartado seis, ha derogado esta tasa al establecer que *"sólo la prestación farmacéutica ambulatoria que se dispense por medio de receta médica oficial u orden de dispensación a través de oficinas de farmacia estará sujeta a aportación del usuario"*.

---

[22] DECRETO 447/2013, de 19 de noviembre, por el que se regulan las ayudas destinadas a facilitar la adherencia a los tratamientos médicos prescritos. BOPV n.º 227 de 28/11/2013.

[23] ORDEN de 23 de diciembre de 2013, del Consejero de Salud, por la que se convocan ayudas destinadas a facilitar la adherencia a los tratamientos médicos prescritos, correspondientes a los ejercicios 2013 y 2014. BOPV núm. 248 de 31/12/2013.

[24] ORDENde 21 enero de 2015, del Consejero de Salud, por la que se convocan ayudas destinadas a facilitar la adherencia a los tratamientos médicos prescritos, correspondientes a los ejercicios 2014 y 2015. BOPV núm. 386 de 27/1/2015.

[25] LEY 48/2015, de 29 de octubre, de Presupuestos Generales del Estado para el año 2016. BOE núm. 260 de 30/10/2015.

5. CONSECUENCIAS DEL COPAGO FARMACÉUTICO SOBRE EL CONSUMO DE MEDICAMENTOS Y LA DEMANDA DE OTRAS PRESTACIONES SANITARIAS

5.1. Efectos sobre el consumo de medicamentos

En España se han realizado algunos trabajos que han intentado valorar la equidad del anterior sistema de copago farmacéutico[26]. Coinciden en afirmar que la concentración del consumo de medicamentos en un grupo reducido de pacientes sujetos a copago, puede devenir en una aportación monetaria sustancial con independencia del nivel de renta del paciente. Por esta razón, la modulación del nivel de copago en función del nivel de renta (base liquidable en el caso de España) es una idea que ya se ha utilizado en otros países europeos (Alemania, Austria, Bélgica, Chipre, Grecia, Irlanda y Reino Unido)[27].

En relación a la literatura que ha contrastado la efectividad de los sistemas de copago, la mayor parte se ha concentrado en el caso de la prestación farmacéutica. Algunos de los primeros trabajos[28], analizaron los efectos del copago farmaceútico sobre la demanda de prescripciones por parte de personas mayores residentes en Estados Unidos, y concluyeron que se producía una disminución en el número de prescripciones de medicamentos tanto esenciales como no esenciales. Sin embargo, otros trabajos posteriores[29], que también utilizaron una muestra de personas mayores de Estados Unidos, observaron un

---

[26] RODRÍGUEZ, M., "La eficacia del ticket moderador: entre el ahorro y la equidad", *Gaceta Sanitaria*, núm. 30, 1986, pp. 232-236, pp. 234-236.

PUIG-JUNOY, J., "La corresponsabilidad individual en la financiación de medicamentos: evidencia y recomendaciones", en PUIG-JUNOY, J., *La corresponsabilidad individual en la financiación pública de la atención sanitaria*. Ed. Fundación Rafael Campalans, Barcelona, 2007, pp.123-160, pp. 150-155.

[27] TUR, A., PLANAS-MIRET, I., "Un panorama de la contribución financiera del usuario sanitario en Europa", *Presupuesto y Gasto Público*, núm. 49(4), 2007, pp. 107-123, pp. 110-120.

[28] FOXMAN, B., VALDEZ, B., LOHR, K., GOLDBERG, G., NEWHOUSE, J., BROOK, R., "The effect of cost sharing on the use of antibiotics in ambulatory care: results from a population based randomized controlled trial", *Journal of Chronic Diseases*,núm. 40, 1987, pp. 429-437, pp. 432-436.

SOUMERAI, S., AVORN, J., ROSS-DEGNAN, D., GORTMAKER, S., "Payment restrictions for prescription drugs under Medicaid: effects on therapy, cost and equity", *New England Journal of Medicine*,núm. 317(9), 1987, pp. 5150-5156, pp. 5152-5154.

[29] LANDSMAN, P. YU, W., LIU, X., TEUTSCH, S., BERGER, M., "Impact of 3-tier pharmacy benefit design and increased consumer cost-sharing on drug utilization", *American Journal of Managed Care*,núm. 11, 2005, pp. 621-628, pp. 624-628.

GOEDKEN, A., URMIE, J., FARRIS, K., DOUCETTE, W., "Impact of cost sharing on prescription drugs used by Medicare beneficiaries", *Administrative Policy*,núm. 6, 2010, pp. 100-109, pp. 103-107.

aumento de la demanda de medicamentos genéricos y medicamentos dispensados sin receta. Por consiguiente, no se pueden generalizar las conclusiones observadas para un país, e incluso es posible que después de una disminución inicial se produzca un incremento de la demanda de ciertos medicamentos calificados como esenciales[30].

Se han encontrado evidencias de que el copago no afecta por igual a todos los grupos de medicamentos. En una revisión del consumo de medicamentos pertenecientes a 8 categorías terapéuticas[31] entre la población de entre 18 y 64 años de Estados Unidos, se observó que los antihistamínicos y los medicamentos que sirven para aliviar el dolor, reducir la fiebre y la inflamación son los más afectados por los cambios en el copago (descenso en el consumo de un 45% en los antiinflamatorios y de un 44% en los antihistamínicos frente a una disminución de entre el 25%-34% para el resto de medicamentos).

También el impacto es diferente en función de si en el grupo de medicamentos en cuestión hay mayor o menor competencia entre medicamentos de marca y medicamentos genéricos. En un estudio sobre medicamentos para el aparato digestivo en Estados Unidos[32], se observó que la elasticidad[33] de los medicamentos de marca era muy elevada (entre -1,5 y -5,1) y todavía mayor si los medicamentos de marca se enfrentaban a competencia con los medicamentos genéricos.

La prudencia es el mejor consejo a seguir a la hora de introducir o modificar un sistema de copago farmacéutico. A nivel internacional se ha constado que el aumento del copago puede devenir en una disminución de la tasa de adherencia[34] al tratamiento, lo cual redunda en un empeoramiento de la salud

---

[30] MCMANUS, P. DONNELLY, N., HENRY, D., HALL, W., PRIMROSE, J., LINDNER, J., "Prescription drug utilization following patient co-payment changes in Australia", *Pharmacoepidemiology and Drug Safety*,núm. 5, 1996, pp. 385-392, pp. 389-392.

[31] GOLDMAN, D., JOYCE, G., ESCARCE, J., PACE, J., SOLOMON, M., LAOURI, M., LANDSMAN, P., "Pharmacy benefits and the use of drugs by the chronically ill", *Journal of American Medical Association*, núm. 291, 2004, pp. 2344-2350, pp. 2346-2348.

[32] ARCIDIACONO, P., ELLICKSON, P., LAUNDRY, P., RIDLEY, D., "Pharmaceutical followers", *International Journal of Industrial Organization*, núm. 31(5), 2013, pp.538-553, pp.540-545.

[33] La elasticidad precio de la demanda indica la variación porcentual de la cantidad demandada ante una variación del precio en un 1%. En este caso, los resultados muestran que ante un incremento en el precio de un 1%, la cantidad demandada disminuía entre 1,5% y 5,1%.

[34] La adherencia un tratamiento se refiere al cumplimiento del mismo, es decir, tomar la medicación de acuerdo con la dosificación y el programa prescrito.

del paciente (artritis[35], colesterol[36], diabetes[37], enfermedad pulmonar obstructiva crónica[38], hiperactividad o déficit de atención[39], hipertensión[40] y personas discapacitadas[41]). Por el contrario, una reducción en el nivel de copago puede mejorar la continuidad del tratamiento[42].

Un efecto bastante plausible del establecimiento de copago farmacéutico, es la observación de que la demanda de medicamentos esenciales es más inelástica respecto a medicamentos menos necesarios, es decir, que ante un mismo

---

[35] BRIESACHER, B., KAMAL-BAHL, S., HOCHBERG, M., ORWIG, D., KAHLER K., "Three-tiered-copayment drug coverage and use of nonsteroidal anti-inflammatory drugs", *Archives of Internal Medicine*, núm. 164(15), 2004, pp. 1679-1684, pp. 1680-1684.

CONTOYANNIS, P., HURLEY, J., GROOTENDORST, P., JEON, S.H., TAMBLYN, R., "Estimating the price elasticity of expenditure for prescription drugs in the presence of non-linear price schedules: an illustration from Quebec, Canada", *Health Economics*, núm 14(9), 2005, pp. 909-923, pp. 915-923.

[36] HUSKAMP, H., DEVERKA, P., EPSTEIN, A., EPSTEIN, R., MCGUIGAN, K., FRANK, R., "The effect of incentive based formularies on prescription-drug utilization and spending", *New England Journal of Medicine*, núm. 349(23), 2003, pp. 2224-2232, pp. 2228-2231.

GIBSON, T.B., MARK, T.L., MCGUIGAN, K.A., AXELSEN, K., WANG, S., "The effects of prescription drug copayments on statin adherence", *American Journal of Managed Care*,núm. 12(9), 2006, pp. 509-517, pp. 512-517.

GOLDMAN, D.P., JOYCE, G.F., KARACA-MANDIC, P., "Varying pharmacy benefits with clinical status: the case of cholesterol-lowering therapy", *American Journal of Managed Care*, núm. 12(1),2006, pp. 21-28, pp. 26-28.

KNOTT, R., PETRIE, D., HEELEY, E., CHALMERS, J., CLARKE, P., "The effects of reduced copayments on discontinuation and adherence failure to statin medication in Australia", *Health Policy*, núm. 119(5), 2015, pp. 620-627, pp. 623-627.

[37] CHERNEW, M., GIBSON, T., YU-ISENBERG, K., SOKOL, M., ROSEN, A., FENDRICK, A., "Effects of increased patient cost sharing on socioeconomic disparities in health care", *Journal of General Internal Medicine*,núm. 23, 2008, pp. 1131-1136, pp. 1134-1136.

[38] DORMUTH, C., GLYNN, R., NEUMANN, P., MACLURE, M., BROOKHART, A., SCHNEEWEISS, S., "Impact of two sequential drug cost sharing policies on the use of inhaled medications in older patients with chronic obstructive pulmonary disease or asthma", Clinical Therapy, núm. 28(6), 2006, pp. 964-978, pp. 967-975.

[39] HUSKAMP, H., DEVERKA, P., EPSTEIN, A., "Impact of 3-tier formularies on drug treatment of attention- deficit/hyperactivity disorder in children. *Archives of General Psychiatry*, núm. 62(4), 2005, pp. 435-441, pp. 437-440.

[40] HUSKAMP, H., DEVERKA, P,, EPSTEIN, A., EPSTEIN, R., MCGUIGAN, K., FRANK, R., "The effect of incentive based formularies on prescription-drug utilization and spending", *est.cit*,núm, pp. 2228-2230.

TAIRA, D., WONG, K., FRECH-TAMAS, F., CHUNG, R., "Copayment level and compliance with antihypertensive medication: analysis and policy implications for managed care", American Journal of Managed Care, núm. 12(11), 2006, pp. 678-683, pp. 6780-682.

[41] STUART B, ZACKER C. "Who bears the burden of Medicaid drug copayment policies? *Health Affairs*, núm. 18(2), 1999, pp. 201-212, pp. 208-210.

[42] CHEN, S., SHAH, S., LEE, Y., BOULANGER, L., MARDEKIAN, J., KUZNIK, A., "Moving branded statins to lowest copay tier improves patient adherence", *Journal of Managed Care Pharmacy*, núm. 20(1), 2014, pp. 34-42, pp. 38-40.

incremento en el precio, la cantidad demandada de medicamentos esenciales se reduce en menor medida que la cantidad demandada de medicamentos de elección o menos necesarios[43].

También se ha observado que cuando las autoridades sanitarias anuncian que se va a aprobar un incremento del copago, se puede desencadenar un proceso de almacenamiento de medicamentos, tanto en el caso de medicamentos para enfermos crónicos (v.gr. insulina) como medicamentos de amplio espectro (v.gr. penicilina)[44].

Por otra parte, la introducción de mecanismos de copago puede perseguir otros fines diferentes a los de racionalización del consumo por parte del usuario, tales como evitar la utilización de medicamentos no apropiados[45], entendiendo como tales aquellos que muestran una elevada incidencia de efectos secundarios adversos, (de acuerdo con una lista de principios activos[46]). Utilizando una muestra de personas mayores de Estados Unidos, se corroboró la existencia de una relación significativa entre copago y disminución del uso de medicamentos "no apropiados". No obstante, también apreciaron que la elasticidad-precio de los medicamentos "no apropiados" era menor que la elasticidad-precio de los medicamentos en general, por lo que ante un aumento en el coste soportado por el paciente la propensión a reducir el consumo de los primeros era inferior a la propensión a reducir el consumo total de medicamentos.

Tan controvertido como la decisión de introducir mecanismos de contribución del usuario sobre el coste de los medicamentos, lo es la decisión sobre si dicho copago debe ser o no permanente ¿Qué ocurriría en caso de suprimir un mecanismo de contribución del usuario? ¿Se produciría un aumento repentino de la demanda de medicamentos? La supresión del

---

[43] GROOTENDORST, P.V., LEVINE, M., "Do drug plans matter? Effects of drug plan eligibility on drug use among the elderly, social assistance recipients and the general population". *Quantitative Studies in Economics and Population Research Report*, núm. 372, 2002, pp. 1-82, pp. 70-80.

MCMANUS, P. DONNELLY, N., HENRY, D., HALL, W., PRIMROSE, J., LINDNER, J., "Prescription drug utilization following patient co-payment changes in Australia", *est.cit.* pp. 387-390.

SIMONSEN, M., SKIPPER, L., SKIPPER, N., "Price sensitivity of demand for prescription drugs: exploiting a regression kink design", *Journal of Applied Econometrics*, núm. 31(2), 2015, pp. 320-337, pp. 328-332.

[44] SKIPPER, N., "On utilization and stockpiling of prescription drugs when copayment increases: heterogeneity across types of drugs", *Aarhus University School of Economics Working Paper*, núm. 2010-12, 2010, pp. 1-47, pp, 23-30.

[45] COSTA, J., GEMMILL, M., "Does cost sharing really reduce inappropriate prescriptions among the elderly?",*Health Policy*, núm. 101, 2011, pp. 195-208, pp. 200-205.

[46] BEERS, M., OUSLANDER, J., ROLLINGHER,I., REUBEN, D., BROOKS, J., BECK, J., "Explicit criteria for determining inappropriate medication use in nursing home residents", *Archives of Internal Medicine*,núm. 151, 1991, pp. 1825-1832, pp. 1827-1831.

copago farmacéutico en Gales, en comparación con el Noroeste de Inglaterra, en donde sí se mantenía el copago, ha permitido obtener ciertas evidencias al respecto[47]. Los resultados indicaron un leve aumento de la demanda solamente en algunos grupos terapéuticos y llevaron a los autores a concluir que la sensibilidad de los pacientes ante modificaciones del copago era asimétrica, puesto que las reducciones del copago podían tener un menor impacto en la demanda de prescripciones que aumentos de cuantía equivalente.

5.2. Efectos sobre la demanda de otras prestaciones sanitarias

Aunque el copago pueda tener una finalidad de concienciación del verdadero coste de los medicamentos, y así reducir el problema de riesgo moral, también se pueden generar algunos efectos colaterales, tanto positivos como negativos.

En una revisión empírica de 47 trabajos publicados entre 1990 y 2011 sobre los efectos de los copagos en los servicios de salud[48], se constató que, en la mayoría de los casos, se producía una reducción del uso de medicamentos prescritos, consultas con médicos de atención primaria y atención especializada.

En Alemania se constató que la imposición de un copago farmacéutico había provocado una disminución del número de prescripciones, pero también una reducción del 10% en la afluencia de pacientes a las consultas de atención primaria[49]. Por lo tanto, en este caso se produjo una doble reducción del gasto sanitario: en farmacia y en atención primaria.

No obstante, algunos autores han llamado la atención sobre los posibles efectos adversos derivados de la implantación de un sistema de copago. La interrupción de tratamientos médicos, a consecuencia del copago soportado por el consumo de medicamentos, puede revertir en un empeoramiento del estado de salud y en un aumento de la demanda de tratamientos más intensi-

[47] COHEN, D., FASIFUL, M., DUNSTAN, F., MYLES, S., DYFRIG, A., ROOUTLEDGE, P., "Abolition of Prescription copayment in Wales: an observational study on dispensing rates", *Value in Health*,núm. 5, 2010, pp. 675-680, pp. 677-679.

[48] KILL, A., HOULBERG, K., "How does copayment for health care services affect demand, health and redistribution? A systematic review of the empirical evidence from 1990 to 2011", *The European Journal of Health Economics*, núm. 15(8), 2014, pp. 813-828, pp. 822-826.

[49] WINKELMAN, R., "Co-payments for prescription drugs and the demand for doctor visits: evidence from a natural experiment", *Health Economics*,núm. 13, 2004, pp. 1081-1089, pp. 1086-1088.

vos (y costosos) en el largo plazo[50]. Esta hipótesis fue corroborada por sendos trabajos en Canadá[51] y en Estados Unidos[52].

En el sistema canadiense el usuario debe contribuir con una cantidad fija por cada medicamento hasta un cierto tope anual. La contribución máxima del usuario depende del nivel de renta. El cálculo de las elasticidades reveló la existencia de una relación de complementariedad entre medicamentos y visitas al servicio de urgencias (exentas de copago en Canadá): un incremento de un 1% en el precio del medicamento provocaba una disminución en el número de prescripciones (entre el 0,11% y 0,20%) y un aumento del número de consultas a emergencias (entre 0,04% y 0,06%). Por su parte, el segundo trabajo analizó el efecto del copago sobre pacientes crónicos (con diabetes o insuficiencia cardiaca congestiva) en Estados Unidos. Sus resultados indicaron que la introducción del copago reducía la probabilidad de continuidad en el tratamiento, especialmente en pacientes con escasos recursos económicos. En concreto, ante un aumento de la aportación del usuario de $14-$15, la probabilidad de no continuar con la medicación aumentaba entre un 2,9% y un 5,4%.

En Italia se observó un aumento de la tasa de hospitalización y de la mortalidad entre pacientes hipertensos[53], y en Canadá, un estudio sobre el consumo de medicamentos para la artritis reumatoide, observó que el aumento del copago entre las personas mayores de 65 años, provocó una disminución del consumo de medicamentos del 9%, pero un aumento de las consultas de atención primaria del 10% y la probabilidad de hospitalización[54].

En relación a las prácticas preventivas, se han realizado algunas investigaciones en las que se compara la tasa de frecuentación en dos subpoblaciones, una que tiene que asumir un cierto copago para vacunarse de la gripe o para realizar una prueba de cribado de cardiopatía isquémica, y otro grupo, que

---

50 ROEMER, M., HOPKINS, C., CARR, L., GARTSIDE, F., "Copayments for ambulatory care: penny-wise and pound-foolish", *Medical Care*,núm. 13, 1975, pp. 457-466, pp. 460-464.

51 XIN, L., GUH, D., LACAILLE, D., ESDAILE, J., ANNIS, A., "The impact of prescription drug expenditures on health care utilization by the elderly: own and cross price elasticities". *Health Policy*núm. 82, 2006, pp.340-347, pp. 342-346.

52 CHERNEW, M., GIBSON, T., YU-ISENBERG, K., SOKOL, M., ROSEN, A., FENDRICK, A., "Effects of increased patient cost sharing on socioeconomic disparities in health care", *est.cit.*,pp. 1134-1135.

53 ATELLA, V., PERACCHI, F., DEPALO, D., ROSSETTI, C., "Drug compliance, co-payment and health outcomes: evidence from a panel of Italian patients", *Health Economics*, núm. 15(9), 2006, pp. 875-892, pp. 878-890.

54 LI, X., ANIS, A., "Cost sharing prescription drugs and demand for health-care utilization among seniors with rheumatoid arthritis", *Applied Economic Letters*, núm. 20(1), 2013, pp. 23-27,pp. 25-26.

LI, X., GUH, D., LACAILLE, D., ESDAILE, J., ANIS, A. H., "The impact of cost sharing of prescription drug expenditures on health care utilization by the elderly: own-and-cross-price elasticities", *Health Policy*, núm 82(3), 2007, pp. 340-347,pp. 342-346.

recibe la vacuna o realiza la prueba de forma gratuita. En ambos casos, se ha constatado que la tasa de frecuentación disminuye en las subpoblaciones que deben hacer frente a un copago[55].

5.3. Efectos del copago farmacéutico para diferentes grupos de población

El establecimiento de copagos heterogéneos en función de perfiles socioeconómicos puede derivar en diferencias significativas en el consumo de medicamentos, motivadas porque el problema de riesgo moral, mencionado al comienzo del capítulo, no se desincentiva con igual intensidad en todos los grupos. En el caso de España encontramos dos ejemplos de incremento en el consumo de medicamentos en determinados grupos de población motivados por una reducción en el porcentaje de copago superior respecto a otros grupos que, en principio, comparten las mismas características de estado de salud.

En primer lugar, se ha analizado la evolución en el consumo de medicamento en los individuos que transitan a la jubilación en el entorno de la edad obligatoria puesto que pasan de soportar un copago del 40% cuando eran activos a la obtención de medicamentos de forma gratuita cuando son pensionistas de la Seguridad Social[56]. Se ha observado que los individuos que consumían medicamentos financiados por el Sistema Nacional de Salud antes de jubilarse, aumentan su consumo total en 59 euros/año en promedio, lo que representa un incremento del 15% del gasto farmacéutico total.

En segundo lugar, son significativas las diferencias en el consumo de medicamentos entre pensionistas de la Seguridad Social y pensionistas de MUFACE. Mientras que los primeros adquieren los medicamentos de forma gratuita, los segundos tienen que hacer frente a un copago del 30% del precio de venta del medicamento. En un estudio utilizando datos del Ministerio de Sanidad para el periodo 2009-2011, se constató que los pensionistas de la Seguridad Social gastan un 62% más que los pensionistas de MUFACE. Se

[55] CHRISTENSEN, B., "Payment and attendance at general practice preventive health examinations", *Family Medicine*, núm 27(8), 1995, pp. 531-534, pp. 432-533.

- "Characteristics of attenders and non-attenders at health examinations for ischaemic heart disease in general practice", *Scandinavian Journal of Primary Health Care*, núm. 13(1), 1995, pp. 26-31, pp.28-29.

NEXØE, J., KRAGSTRUP, J., RØNNE, T., "Impact of postal invitations and user free on influenza vaccination rates among the elderly: a randomized controlled trial in general practice", *Scandinavian Journal of Primary Health Care*, núm. 15(2), 1997, pp. 109-112, pp. 110-111.

[56] PUIG-JUNOY, J., GARCÍA-GÓMEZ, P., CASADO, D., "Free medicines thanks to retirement: moral hazard and hospitalization offsets in a NHS", *Tinbergen Institute Discussion Paper*, núm. 2011-108/3, 2011, pp. 1-33, pp. 20-25.

estimó que el gasto medio anual en medicamentos era de 1.055 euros para los pensionistas de la Seguridad Social frente a 650 euros para los de MUFACE)[57].

Por otro lado, la introducción o modificación de un sistema de copago puede resultar inequitativo si algunos grupos socioeconómicos, como personas mayores o inmigrantes, tienen dificultades para acceder a determinados medicamentos esenciales[58].

En el año 1996, en la provincia de Quebec se introdujo una reforma con el objeto de mejorar el acceso a los medicamentos prescritos a través de otorgar cobertura obligatoria para todos los residentes[59]. Para financiar dicha cobertura se estableció un sistema de copago. El consumo de medicamentos esenciales disminuyó un 9% en las personas mayores y un 14% en las personas de escasos recursos. En el caso de medicamentos calificados como no esenciales, los porcentajes de reducción fueron 1% y 22%, respectivamente.

En Italia se realizaron sucesivos cambios en el sistema de copago farmacéutico entre 2001 y 2007. Las familias con menos recursos económicos mantuvieron el mismo consumo per cápita de medicamentos, ya que quedaban exentas de dicho copago. Sin embargo, se detectaron indicios de dificultades para adquirir medicamentos necesarios entre las familias que se encontraban inmediatamente por encima de las más pobres (es decir, en los deciles de renta segundo y tercero), ya que éstas sí debían soportar un cierto copago farmacéutico[60].

Aunque son muchos los trabajos que se centran en los efectos del copago sobre población de edad avanzada o con patologías crónicas, es conveniente resaltar las evidencias sobre el copago en la población infantil. En Alabama se realizó un estudio utilizando datos del programa ALLKIDs para el periodo 1999-2009 para analizar los efectos de un incremento del copago en medicamentos usualmente recetados a niños[61]. Se observó una disminución en la asistencia a consultas de atención primaria, servicios de urgencia y consumo de medicamentos de marca. Aunque en una primera instancia, estos resultados

---

[57] SALUDAS, J., "Efecto de los copagos en la sanidad: teoría y evidencia", *Boletín Económico del ICE*, núm. 3035, 2013, pp. 43-52, pp. 48-51.

[58] SKIPPER, N., "On the demand for prescription drugs: heterogeneity in price responses", Health Economics, núm. 22(7), 2013, pp. 857-869, pp. 865-867.

[59] TAMBLYN, R., LAPRISE, R., HANLEY, J. A., ABRAHAMOWICZ, M., SCOTT, S., MAYO, N., "Adverse events associated with prescription drug cost-sharing among poor and elderly persons", *Journal of the American Medical Association*, núm, 285(34), 2001, pp. 421-429, pp. 426-428.

[60] TERRANEO, M., SARTI, S., BORDOGNA, M., "Social inequalities and pharmaceutical cost sharing in Italian regions", *International Journal of Health Services*, núm. 44(4), 2014, pp. 761-785, pp. 770-775.

[61] SEN, B., BLACKBURN, J., MORRISEY, M., KILGORE, N., BECKER, D., CALDWELL, C., "Did copayment changes reduce health service utilization among CHIP enrollees? Evidencefrom Alabama", *HealthServicesResearch*, núm. 22(7), 2013, pp. 1603-1620, pp. 1610-1615.

pudieran ser interpretados de forma positiva por la reducción del gasto sanitario público, los autores muestran sus reservas en relación a los efectos a largo plazo sobre la salud de los niños pertenecientes a familias de bajos ingresos.

5.4. Primeras evidencias sobre los efectos del nuevo copago farmacéutico en España

Todavía son pocos los estudios que han analizado la reforma del copago farmacéutico en España. En un estudio para el periodo 2003-2013 en el conjunto de España[62], se observó que el cambio en el copago había propiciado una disminución en el número de recetas dispensadas del 12,18% y una reducción del gasto farmacéutico del 12,83%. En otro trabajo, realizado exclusivamente con datos de la Región de Murcia[63] para el periodo 2008-2013, se analizó el número de recetas dispensadas en términos de Dosis Diarias Definidas por Habitantes Año para los 5 grupos de medicamentos más demandados[64]. Las conclusiones indicaron que el cambio en el copago había motivado una reducción en el consumo del 6,8% entre los pensionistas y del 3,2% entre los activos.

Hasta el momento sólo hay un único estudio en el que se analicen efectos de la reforma del copago farmacéutico por Comunidades Autónomas[65]. Utilizando series temporales del número de recetas dispensadas en cada Comunidad para el periodo Enero 2003-Mayo 2012, se realizaron predicciones dinámicas para el horizonte Junio 2012-Julio 2013 con el objetivo de comparar el número de recetas predicho con el nuevo sistema de copago respecto al número de recetas (contrafactual) si el sistema de copago no se hubiese modificado. En los 14 meses posteriores a la reforma, el número total de recetas disminuyó más de un 20% en Cataluña, Comunidad Valenciana y Galicia, más de un 15% en otras 9 Comunidades, y más de un 10% en el resto. Los resultados del modelo evidenciaron que la reforma del copago había provocado una abrupta disminución en el nivel medio de las series temporales, aunque no se había producido un cambio de tendencia.

---

[62] VILLAR, F., IBEAS, R., CASTELLÓ, C., ANTOÑANZAS, M., "Impacto del Real Decreto-Ley 16/2012 sobre el copago farmacéutico en el número de recetas y en el gasto farmacéutico", *Revista Española de Salud Pública*, núm. 88(2), 2014, pp. 233-249, pp. 240-244.

[63] SÁNCHEZ, D., GUILLÉN, J., TORRES, A., ARENSE, J., LÓPEZ, A., SÁNCHEZ, F., "La recuperación del consumo farmacéutico tras la modificación del copago: evidencia de un servicio regional de salud", *Atención Primaria*, núm. 47(7), 2015, pp. 411-418, pp. 413-416.

[64] Estatinas, antiinflamatorios, benzodiacepinas, inhibidores de la bomba de protones, antiagregantes plaquetarios representan el 25% del consumo total.

[65] PUIG-JUNOY, RODRÍGUEZ-FEIJOÓ, S., LÓPEZ-VALCÁRCEL, B., "Paying for formerly free medicines in Spain after 1 year of co-payment: changes in the number of dispensed prescriptions", *Applied Health Economics and Health Policy*,núm. 12(3), 2014, pp. 279-287, pp. 281-284.

6. CONCLUSIONES

En relación a la percepción del copago por parte de los usuarios no hay abundante evidencia empírica al respecto. De forma puntual, encontramos un trabajo para Irlanda[66] en donde se recabó la opinión de la población respecto a la introducción de un copago de 50 céntimos por receta. La mayoría de los entrevistados entendían que dicha medida era una forma de contener el gasto farmacéutico, aunque no estaban muy seguros de que dicha medida fuese a ser completamente efectiva.

En España, de acuerdo con el Barómetro Sanitario[67] para 2013, el porcentaje de personas que guardaba envases enteros de medicamentos recetados por sus médicos ha disminuido del 27,3% en 2011 al 18,2% en 2013. Desafortunadamente, el 6,3% de los usuarios de la sanidad pública declara que en el último año ha dejado de consumir algún medicamento recetado porque era muy caro. Dado que no se dispone de una pregunta de similares características en los Barómetros Sanitarios realizados con anterioridad a la reforma del copago farmacéutico, no se puede afirmar que esta falta de equidad sea provocada directamente por el Real Decreto Ley 16/2012, de 20 de abril, aunque sí que identifica que existen barreras de acceso de índole económica en el consumo de medicamentos.

Aunque todavía no haya evidencia empírica al respecto, la reforma del copago farmacéutico suscita algunas dudas o preguntas sobre las que convendría reflexionar. En primer lugar, ¿por qué hay tan poca progresividad en los tramos de copago? El tramo correspondiente a base liquidable general y del ahorro entre 18.000 y 100.000 euros es excesivamente amplio y podría resultar injusto para las rentas medias-bajas.

En segundo lugar, ¿se ha valorado que la situación económica de una persona (familia) puede variar sustancialmente de un año a otro? Es posible que la situación económica empeore sustancialmente, pero se deba hacer frente a un copago calculado con datos basados en la situación fiscal del año anterior.

---

[66] SINNOTT, S., GUINANE, M., WHELTON, H., BYRNE, S., "Is 50 cent the price of the optimal copayment? A qualitative study of patient opinions and attitudes in response to a 50 cent charge on prescription drugs in a publicly funded health system in Ireland", *BMC Health Services Research*, núm. 13(19), 2013, pp. 16.

[67] CIS, *Barómetro Sanitario 2013*, Ministerio de Sanidad, Servicios Sociales e Igualdad, 2013, pp.1-150, pp. 95,105.

El Barómetro Sanitario de 2013 se realizó a partir de 7.800 entrevistas a personas de 18 y más años. Dichas entrevistas estuvieron distribuidas en tres sub-muestras de 2.600 entrevistas cada una, correspondientes a los tres momentos de recogida de la información: segunda semana de marzo, última semana de mayo y primera semana de octubre.

En tercer lugar, ¿por qué en el cálculo de la aportación farmacéutica sólo se tiene en cuenta los ingresos del asegurado cuando presenta declaración de renta individual, sin valorar los ingresos del resto de miembros de la familia? Esta situación puede generar desigualdades entre familias con los mismos ingresos, ya que pagarán más las que realicen una declaración conjunta por el hecho de que la base liquidable aglutina todos los ingresos de la unidad familiar.

En cuarto lugar, ¿por qué no se ha aprovechado la reforma del copago para suprimir las diferencias con los mutualistas y clases pasivas? ¿Cuál es la razón para que se mantenga la aportación del 30% para los mutualistas independientemente de que sean activos o pensionistas?

Por último, ¿por qué existen tantas diferencias en el nivel de copago entre personas desempleadas? Sólo una persona desempleada que haya agotado el subsidio de desempleo se encuentra exenta de aportación, pero en cambio, las personas en situación de desempleo que hayan agotado la prestación de desempleo, pero no cumplan los requisitos para acceder al subsidio o que no hayan cobrado ninguna tipo de prestación deberán afrontar un nivel de copago de acuerdo con su base liquidable general y del ahorro de la declaración del IPRF correspondiente al año anterior.

Ante todas estas preguntas, resulta evidente que el tema del copago farmacéutico su planteamiento en España deben ser objeto de sucesivos y futuros análisis.

BIBLIOGRAFÍA

ARCIDIACONO, P., ELLICKSON, P., LAUNDRY, P., RIDLEY, D., "Pharmaceutical followers", *International Journal of Industrial Organization*, núm. 31(5), 2013, pp.538-553.

ARROW, K., "Uncertainty and the welfare economics of medical care", *American Economic Review*,núm.53, 1963, pp. 941-973.

ATELLA, V., PERACCHI, F., DEPALO, D., ROSSETTI, C., "Drug compliance, co-payment and health outcomes: evidence from a panel of Italian patients", *Health Economics*, núm. 15(9), 2006, pp. 875-892.

BEERS, M., OUSLANDER, J., ROLLINGHER,I., REUBEN, D., BROOKS, J., BECK, J., "Explicit criteria for determining inappropriate medication use in nursing home residents", *Archives of Internal Medicine*,núm. 151, 1991, pp. 1825-1832.

BRIESACHER, B., KAMAL-BAHL, S., HOCHBERG, M., ORWIG, D., KAHLER K., "Three-tiered-copayment drug coverage and use of nonsteroidal anti-inflammatory drugs", *Archives of Internal Medicine*, núm. 164(15), 2004, pp. 1679-1684.

CHEN, S., SHAH, S., LEE, Y., BOULANGER, L., MARDEKIAN, J., KUZNIK, A., "Moving branded statins to lowest copay tier improves patient adherence", *Journal of Managed Care Pharmacy*, núm. 20(1), 2014, pp. 34-42.

CHERNEW, M., GIBSON, T., YU-ISENBERG, K., SOKOL, M., ROSEN, A., FENDRICK, A., "Effects of increased patient cost sharing on socioeconomic disparities in health care", *Journal of General Internal Medicine*,núm. 23, 2008, pp. 1131-1136.

CHRISTENSEN, B., "Payment and attendance at general practice preventive health examinations", *Family Medicine*, núm 27(8), 1995, pp. 531-534.

- "Characteristics of attenders and non-attenders at health examinations for ischaemic heart disease in general practice", *Scandinavian Journal of Primary Health Care*, núm. 13(1), 1995, pp. 26-31.

CIS, *Barómetro Sanitario 2013*, Ministerio de Sanidad, Servicios Sociales e Igualdad, 2013, pp.1-150.

COHEN, D., FASIFUL, M., DUNSTAN, F., MYLES, S., DYFRIG, A., ROOUTLEDGE, P., "Abolition of Prescription copayment in Wales: an observational study on dispensing rates", *Value in Health*,núm. 5, 2010, pp. 675-680.

CONTOYANNIS, P., HURLEY, J., GROOTENDORST, P., JEON, S.H., TAMBLYN, R., "Estimating the price elasticity of expenditure for prescription drugs in the presence of non-linear price schedules: an illustration from Quebec, Canada", *Health Economics*, núm 14(9), 2005, pp. 909-923.

COSTA, J., GEMMILL, M., "Does cost sharing really reduce inappropriate prescriptions among the elderly?",*HealthPolicy*,núm. 101, 2011, pp. 195-208.

DORMUTH, C., GLYNN, R., NEUMANN, P., MACLURE, M., BROOKHART, A., SCHNEEWEISS, S., "Impact of two sequential drug cost sharing policies on the use of inhaled medications in older patients with chronic obstructive pulmonary disease or asthma", Clinical Therapy, núm. 28(6), 2006, pp. 964-978.

FOXMAN, B., VALDEZ, B., LOHR, K., GOLDBERG, G., NEWHOUSE, J., BROOK, R., "The effect of cost sharing on the use of antibiotics in ambulatory care: results from a population based randomized controlled trial", *Journal of Chronic Diseases*,núm. 40, 1987, pp. 429-437.

GIBSON, T.B., MARK, T.L., MCGUIGAN, K.A., AXELSEN, K., WANG, S., "The effects of prescription drug copayments on statin adherence", *American Journal of Managed Care*,núm. 12(9), 2006, pp. 509-517.

GOEDKEN, A., URMIE, J., FARRIS, K., DOUCETTE, W., "Impact of cost sharing on prescription drugs used by Medicare beneficiaries", *Administrative Policy*,núm. 6, 2010, pp. 100-109.

GOLDMAN, D., JOYCE, G., ESCARCE, J., PACE, J., SOLOMON, M., LAOURI, M., LANDSMAN, P., "Pharmacy benefits and the use of drugs by the

chronically ill", *Journal of American Medical Association*, núm. 291, 2004, pp. 2344-2350.
GOLDMAN, D.P., JOYCE, G.F., KARACA-MANDIC, P., "Varying pharmacy benefits with clinical status: the case of cholesterol-lowering therapy", *American Journal of Managed Care*, núm. 12(1),2006, pp. 21-28.
GROOTENDORST, P.V., LEVINE, M., "Do drug plans matter? Effects of drug plan eligibility on drug use among the elderly, social assistance recipients and the general population". *Quantitative Studies in Economics and Population Research Report*, núm. 372, 2002, pp. 1-82.
HUSKAMP, H., DEVERKA, P., EPSTEIN, A., EPSTEIN, R., MCGUIGAN, K., FRANK, R., "The effect of incentive based formularies on prescription-drug utilization and spending", *New England Journal of Medicine*, núm. 349(23), 2003, pp. 2224-2232.
HUSKAMP, H., DEVERKA, P., EPSTEIN, A., "Impact of 3-tier formularies on drug treatment of attention- deficit/hyperactivity disorder in children. *Archives of General Psychiatry*, núm. 62(4), 2005, pp. 435-441.
KILL, A., HOULBERG, K., "How does copayment for health care services affect demand, health and redistribution? A systematic review of the empirical evidence from 1990 to 2011", *The European Journal of Health Economics*, núm. 15(8), 2014, pp. 813-828.
KNOTT, R., PETRIE, D., HEELEY, E., CHALMERS, J., CLARKE, P., "The effects of reduced copayments on discontinuation and adherence failure to statin medication in Australia", *Health Policy*, núm. 119(5), 2015, pp. 620-627.
LANDSMAN, P. YU, W., LIU, X., TEUTSCH, S., BERGER, M., "Impact of 3-tier pharmacy benefit design and increased consumer cost-sharing on drug utilization", *American Journal of Managed Care*,núm. 11, 2005, pp. 621-628.
LAPORTE, J., BOSCH, M., "Crisis y política de medicamentos", *Atención Primaria*, núm. 44(6), 2012, pp. 306-308.
LI, X., ANIS, A., "Cost sharing prescription drugs and demand for health-care utilization among seniors with rheumatoid arthritis", *Applied Economic Letters*, núm. 20(1), 2013, pp. 23-27.
LI, X., GUH, D., LACAILLE, D., ESDAILE, J., ANIS, A. H., "The impact of cost sharing of prescription drug expenditures on health care utilization by the elderly: own-and-cross-price elasticities", *Health Policy*, núm 82(3), 2007, pp. 340-347.
MCMANUS, P. DONNELLY, N., HENRY, D., HALL, W., PRIMROSE, J., LINDNER, J., "Prescription drug utilization following patient co-payment changes in Australia", *Pharmacoepidemiology and Drug Safety*,núm. 5,1996, pp. 385-392.

NEXØE, J., KRAGSTRUP, J., RØNNE, T., "Impact of postal invitations and user free on influenza vaccination rates among the elderly: a randomized controlled trial in general practice", *Scandinavian Journal of Primary Health Care*, núm. 15(2), 1997, pp. 109-112.

PUIG-JUNOY, J., "La corresponsabilidad individual en la financiación de medicamentos: evidencia y recomendaciones", en PUIG-JUNOY, J., *La corresponsabilidad individual en la financiación pública de la atención sanitaria*. Ed. Fundación Rafael Campalans, Barcelona, 2007, pp.123-160.

PUIG-JUNOY, J., GARCÍA-GÓMEZ, P., CASADO, D., "Free medicines thanks to retirement: moral hazard and hospitalization offsets in a NHS",*Tinbergen Institute Discussion Paper*, núm. 2011-108/3, 2011, pp. 1-33.

PUIG-JUNOY, RODRÍGUEZ-FEIJOÓ, S., LÓPEZ-VALCÁRCEL, B., "Paying for formerly free medicines in Spain after 1 year of co-payment: changes in the number of dispensed prescriptions", *Applied Health Economics and Health Policy*,núm. 12(3), 2014, pp. 279-287.

ROEMER, M., HOPKINS, C., CARR, L., GARTSIDE, F., "Copayments for ambulatory care: penny-wise and pound-foolish", *Medical Care*,núm. 13, 1975, pp. 457-466.

RODRÍGUEZ, M., "La eficacia del ticket moderador: entre el ahorro y la equidad", *Gaceta Sanitaria*, núm. 30, 1986, pp. 232-236.

ROTHSCHILD, M., STIGLITZ, J., "Equilibrium in competitive insurance markets: an essay on the economics of imperfect information", *Quarterly Journal of Economics*,núm. 90, 1976, pp. 629-650.

SALUDAS, J., "Efecto de los copagos en la sanidad: teoría y evidencia", *Boletín Económico del ICE*, núm. 3035, 2013, pp. 43-52.

SÁNCHEZ, D., GUILLÉN, J., TORRES, A., ARENSE, J., LÓPEZ, A., SÁNCHEZ, F., "La recuperación del consumo farmacéutico tras la modificación del copago: evidencia de un servicio regional de salud", *Atención Primaria*, núm. 47(7), 2015, pp. 411-418.

SEN, B., BLACKBURN, J., MORRISEY, M., KILGORE, N., BECKER, D., CALDWELL, C., "Did copayment changes reduce health service utilization among CHIP enrollees? Evidence from Alabama", *Health Services Research*, núm. 22(7), 2013, pp. 1603-1620.

SIMONSEN, M., SKIPPER, L., SKIPPER, N., "Price sensitivity of demand for prescription drugs: exploiting a regression kink design", *Journal of Applied Econometrics*, núm. 31(2), 2015, pp. 320-337.

SINNOTT, S., GUINANE, M., WHELTON, H., BYRNE, S., "Is 50 cent the price of the optimal copayment? A qualitative study of patient opinions and attitudes in response to a 50 cent charge on prescription drugs in a publicly funded health system in Ireland", *BMC Health Services Research*, núm. 13(19), 2013, pp. 16.

SKIPPER, N., "On utilization and stockpiling of prescription drugs when copayment increases: heterogeneity across types of drugs", *Aarhus University School of Economics Working Paper*, núm. 2010-12, 2010, pp. 1-47.

- "On the demand for prescription drugs: heterogeneity in price responses", Health Economics, núm. 22(7), 2013, pp. 857-869.

SOUMERAI, S., AVORN, J., ROSS-DEGNAN, D., GORTMAKER, S., "Payment restrictions for prescription drugs under Medicaid: effects on therapy, cost and equity", *New England Journal of Medicine*,núm. 317(9), 1987, pp. 5150-556.

STUART B, ZACKER C. "Who bears the burden of Medicaid drug copayment policies? *Health Affairs*, núm. 18(2), 1999, pp. 201-212.

TAIRA, D., WONG, K., FRECH-TAMAS, F., CHUNG, R., "Copayment level and compliance with antihypertensive medication: analysis and policy implications for managed care", American Journal of Managed Care, núm. 12(11), 2006, pp. 678-683.

TAMBLYN, R., LAPRISE, R., HANLEY, J. A., ABRAHAMOWICZ, M., SCOTT, S., MAYO, N., "Adverse events associated with prescription drug cost-sharing among poor and elderly persons", *Journal of the American Medical Association*, núm, 285(34), 2001, pp. 421-429.

TERRANEO, M., SARTI, S., BORDOGNA, M., "Social inequalities and pharmaceutical cost sharing in Italian regions", *International Journal of Health Services*, núm. 44(4), 2014, pp. 761-785.

TUR, A., PLANAS-MIRET, I., "Un panorama de la contribución financiera del usuario sanitario en Europa", *Presupuesto y Gasto Público*, núm. 49(4), 2007, pp. 107-123.

VILLAR, F., IBEAS, R., CASTELLÓ, C., ANTOÑANZAS, M., "Impacto del Real Decreto-Ley 16/2012 sobre el copago farmacéutico en el número de recetas y en el gasto farmacéutico", *Revista Española de Salud Pública*, núm. 88(2), 2014, pp. 233-249.

WINKELMAN, R., "Co-payments for prescription drugs and the demand for doctor visits: evidence from a natural experiment", *Health Economics*,núm. 13, 2004, pp. 1081-1089.

XIN, L., GUH, D., LACAILLE, D., ESDAILE, J., ANNIS, A., "The impact of prescription drug expenditures on health care utilization by the elderly: own and cross price elasticities". *HealthPolicy*núm. 82, 2006, pp.340-347.

CAPÍTULO SEXTO.
EL IVA DE LOS MEDICAMENTOS Y LOS PRODUCTOS SANITARIOS

MERCEDES NAVARRO EGEA
Profesora Titular de Derecho Financiero y Tributario

I. INTRODUCCIÓN

Entre los numerosos cambios legislativos producidos para adecuar los impuestos a la realidad económica, la Ley 28/2014, de 27 de septiembre, vuelve a modificarla Ley del IVA, entre otras razones, para revisar el tratamiento fiscal de los productos utilizados en el cuidado de la salud[1].

La justificación del cambio no es otra que la necesidad de adaptar la legislación interna a la Directiva 2006/112/CE,en cumplimiento de la Sentencia del TJUE de 17 de enero de 2013, en el asunto C-360/11, recaída en el recurso planteado por la Comisión Europea contra el Reino de España. En definitiva, una modificación legislativa de carácter técnico que incide en la aplicación

[1] CÁMARA BARROSO, M.ª C., "Reforma del sistema tributario español y necesidad de adaptar la normativa interna a la jurisprudencia del TJUE", *Impuestos*, núm. 11, 2014, pág. 61 (LA LEY 7388/2014); MARTINEZ-CARRASCO PIGNATELLI, J.M., "Reformas introducidas en el IVA y en el IGIC por la Ley 28/2014", *Quincena Fiscal*, núm. 9, 2015, (BIB 2015, 1457); Y TORREGROSA CARNÉ, M.ª D., "Principales modificaciones introducidas por la Ley 28/1914, de 27 de noviembre por la que se modifica la Ley 37/1992, Impuestos, núm. 4, 2015, pág. 43 (LA LEY 1691/2015).

de los tipos reducidos previstos para las entregas, adquisiciones intracomunitarias e importaciones de medicamentos y ciertos productos sanitarios; y, por tanto, una reforma que no entra en el debate sobre cuál ha de ser la fiscalidad de la salud en el actual escenario socioeconómico.

El pronunciamiento de la Sentencia obliga al Estado español a revisar los listados de productos que son gravados a los tipos reducidos del 4% y el 10% en la Ley reguladora del IVA (Ley 37/1992, de 28 de diciembre), con la consecuencia inmediata de un indeseable encarecimiento de determinados consumos que pasan a tributar al tipo general del 21%: las sustancias medicinales, principios activos empleados en la elaboración de medicamentos para uso veterinario, equipos médicos, aparatos productos sanitarios y demás instrumental de uso médico y hospitalario.

Esta reformulación de la tributación de los productos relacionados con la salud humana se concreta en la modificación del art. 91 de la Ley del IVA y la incorporación de un nuevo apartado octavo en el anexo de dicha Ley. La lectura de estos mandatos, además de la incidencia directa que tienen en el precio de los bienes y de las prestaciones sanitarias, suscita algunas incógnitas que han dado lugar a que la reforma legal haya exigido una labor interpretativa importante por parte de la Dirección General de Tributos (en adelante, DGT) en respuesta a las numerosas consultas escritas formuladas por los contribuyentes.

Planteada en estos términos la realidad jurídica objeto de estudio,en las páginas siguientes abordan un estudio sistemático de las pautas generales sobre las que se asienta el régimen tributario de los medicamentos y otros productos necesarios para la salud humana. Una tarea complicada debido a la variada casuística la dificultad de la terminología propia del sector sanitario.

II. MARCO DE PROTECCIÓN EN LA DIRECTIVA DEL IVA

El art. 98 de la Directiva 2006/112/CE, de 28 de noviembre de 2006, relativa al sistema común del Impuesto sobre el Valor Añadido[2],permite a los Estados miembros la posibilidad de aplicar uno o dos tipos reducidos para las entregas de bienes y a las prestaciones de servicios de las categorías que figuran en el anexo III, relativo a la "lista de entregas de bienes y prestaciones de servicios que podrán estar sujetas a los tipos reducidos del IVA a que se refiere el artículo 98".

En esta lista, los apartados 3 y 4 hacen referencia a los siguientes productos sanitarios: por un lado, a "los *productos farmacéuticos* utilizados normalmente para el cuidado de la salud, la prevención de enfermedades y el tratamiento

[2] DOL347de11.12.2006, p. 1.

con fines médicos o veterinarios, incluidos los contraceptivos y los productos de higiene femenina"; y por otro, a "los *equipos médicos, los aparatos y demás instrumental* utilizados normalmente para aliviar o tratar deficiencias, para uso personal y exclusivo de minusválidos, incluida la reparación de dichos bienes y la entrega de asientos infantiles para acoplar en automóviles". Y, a efectos de delimitar con exactitud las categorías de bienes contenidas en tales supuestos, la norma armonizadora indica que se podrá utilizar la nomenclatura combinada, esto es, la prevista en el Derecho Aduanero de la UE.

Teniendo en cuenta este marco normativo, la Sentencia del TJUE de 17 de enero de 2013, *Comisión/Reino de España*, asunto C-360/11, proporciona las claves interpretativas que han de servir a los legisladores nacionales para delimitar el alcance del marco de protección de estos consumos necesarios, con arreglo a una interpretación estricta de la Directiva precisamente porque los consumos referidos se presentan como una excepción a la aplicación del tipo general del IVA[3] (apartado 63).

La tarea interpretativa se hace necesaria por cuanto, como se deduce de los supuestos ya mencionados, la Directiva no contiene definiciones para los conceptos utilizados; y, asimismo, porque no basta con atender a las características técnicas de los productos objeto de entrega a los consumidores, sino que su trato de favor se vincula a determinados fines relacionados con la salud de los destinatarios o su situación de discapacidad.

En esta lógica, la lectura del primero de los supuestos a que se refiere el Anexo III permite apreciar la concurrencia de dos elementos: a) la entrega de productos farmacéuticos, y b) su utilización para el cuidado de la salud, la prevención de enfermedades o el tratamiento médico o veterinario.

A falta de una definición de lo que se ha de entender por *producto farmacéutico*, el TJUE interpreta que dicho concepto se ha de poner en relación con el concepto utilizado en el marco del Reglamento (CEE) nº 2658/87 del Consejo, de 23 de julio de 1987, relativo a la Nomenclatura Arancelaria y Estadística y al Arancel Aduanero Común. De este modo,con arreglo a la versión actualizada de la nomenclatura combinada, cabe considerar como productos farmacéuticos no solo los medicamentos, sino también otras preparaciones y artículos farmacéuticos, como las guatas, gasas o vendas y artículos análogos[4].

---

[3] Cabe recordar que el art. 96 de la Directiva IVA establece que "Los Estados miembros aplicarán un tipo impositivo normal de IVA, fijado por cada Estado miembro en un porcentaje de la base imponible que será el mismo tanto para las entregas de bienes como para las prestaciones de servicios".

[4] Con efectos a partir de 1 de enero de 2013, se ha de atender a la versión actualizada por el Reglamento (UE) nº 927/2013 de la Comisión, de 9 de octubre de 2013, por el que se modifica el Anexo I del Reglamento (CEE) nº 2685/87 del Consejo, de 23 de julio de 1987, relativo a la Nomenclatura Arancelaria y Estadística y al Arancel Aduanero Común.

Ahora bien, este significado amplio se ha de concretar con el otro elemento introducido en el supuesto mencionado en el anexo III, de modo que solo podrán resultar gravados con tipos reducidos los productos acabados que sirvan de forma directa a los fines indicados por la Directiva, esto es, *el cuidado de la salud, la prevención de enfermedades o el tratamiento médico o veterinario*. Quedan fuera de este ámbito de protección aquellas sustancias medicinales o productos intermedios que puedan ser utilizados para la obtención de los productos farmacéuticos precisamente porque por sus características no pueden ser usados directamente para los referidos destinos. Una interrelación que, por ejemplo, no es relevante en relación con los contraceptivos y los productos de higiene femenina, pues quedan expresamente incluidos por la Directiva.

Por lo que hace al *material, equipamiento o instrumental médico*, el segundo supuesto mencionado por el anexo III, la aplicación de los tipos reducidos también aparece condicionada por el destino de tales productos, vinculado a su *utilización directa por minusválidos*, incluyendo las reparaciones y los asientos infantiles para automóviles.

Ello significa que, en este caso, quedan fuera del marco de protección los productos, instrumental y material, así como los equipos médicos y veterinarios, de uso general, aunque puedan ser utilizados por discapacitados. Argumenta el TJUE que en estos supuestos el coste del IVA no es soportado directamente por el consumidor final, pues se trata de artículos utilizados por profesionales de la sanidad para la prestación de servicios y, desde este punto de vista, escapa a la finalidad que justifica el reconocimiento de los tipos impositivos.

También en este supuesto el destino de los productos sanitarios es el determinante del tipo reducido. A este respecto, en relación con los bienes que admiten distintas utilizaciones, habrá que atender al uso concreto al que lo destina el adquirente remitiéndose el Tribunal europeo, en este punto, a la Sentencia de 3 de marzo de 2011, Comisión/Países Bajos, asunto C-41/09 (apartado 65).

Hay que decir que la Sentencia no precisa qué se ha de entender por discapacitados en este ámbito de la imposición indirecta[5], centrándose en la importancia de que los productos vayan destinados a un "uso personal y exclusivo" por parte de sus destinatarios finales en armonía con la finalidad que han de cumplir los tipos reducidos en el diseño del IVA y que, como se ha apuntado, es garantizar la accesibilidad a unos consumos que se consideran esenciales para las personas.

---

[5] VV.AA., "Comentario a la sentencia del Tribunal Superior de Justicia de la Unión Europea de 17 de enero de 2013 (asunto C360-11 Comisión contra España) y sus implicaciones para el ordenamiento jurídico español", Documentos núm. 13/2013, Instituto Estudios Fiscales (disponible en www.ief.es).

III.REVISIÓN DE LOS TIPOS REDUCIDOS EN LA LEY DEL IVA

El TJUE declara en la Sentencia citada que el Reino de España ha incumplido la Directiva al aplicar un tipo reducido de IVA a los bienes siguientes:

- Las sustancias medicinales susceptibles de ser utilizadas habitual e idóneamente en la obtención de medicamentos.
- Los productos sanitarios, el material, los equipos o el instrumental que, objetivamente considerados, solamente pueden utilizarse para prevenir, diagnosticar, tratar, aliviar o curar enfermedades o dolencias del hombre o de los animales, pero que no son utilizados normalmente para aliviar o tratar deficiencias, para el uso personal y exclusivo de minusválidos.
- Los aparatos y complementos susceptibles de destinarse esencial o principalmente a suplir deficiencias físicas de los animales.
- Los aparatos y complementos esencial o principalmente utilizados para suplir las deficiencias del hombre que no se destinan al uso personal y exclusivo.

Para dar cumplimiento al fallo, la Ley 28/2014 ha modificado el art. 91 de la Ley del IVA por el que se regulan los tipos impositivos aplicables a las entregas, adquisiciones intracomunitarias o importaciones de los medicamentos y productos sanitarios, restringiendo el perímetro de aplicación a los medicamentos en sentido estricto y a los restantes productos sanitarios que, por sus características objetivas, resulten adecuados para el uso de personas con discapacidad.

El precepto mantiene la graduación del gravamen mediante el tipo superreducido del 4% y el reducido del 10% en atención a la necesidad de los consumos. De este modo, el trato de favor es más intenso los supuestos que se relacionan a continuación y que se contemplan en el art. 91. Dos.1.3º, 4º y 5º de la Ley del IVA:

- Medicamentos para uso humano.
- Vehículos adaptados a personas discapacitadas, sillas de ruedas para discapacitados, autotaxis y autoturismos, vehículos de motor para el transporte habitual de discapacitados o personas con movilidad reducida, y
- Prótesis, órtesis e implantes internos para personas discapacitadas.

En caso de que los bienes consumidos no puedan ser subsumidos en los supuestos definidos en la Ley, cabe la posibilidad de que puedan resultar gravados con arreglo al tipo reducido del 10% por tratarse de:

- Medicamentos para uso veterinario, productos farmacéuticos, productos de higiene femenina y anticonceptivos, y

- Equipos, material e instrumental destinados al uso personal y exclusivo de personas con deficiencias de diversa índole, complementándose este supuesto con un listado de productos que se incorpora en el apartado octavo del Anexo de la Ley del IVA.

Si se centra la atención en los productos que guardan relación con la salud humana, con la salvedad de los medicamentos, en los restantes bienes gravados por tipos reducidos, además de las características técnicas de los mismos, es determinante su utilidad esencial para los destinatarios finales que, en ocasiones, se trata personas con discapacidad.

Se consideran personas con discapacidad aquellas con un grado de discapacidad igual o superior al 33%, que se deberá acreditar mediante certificado o resolución expedido por el Instituto de Mayores y Servicios Sociales (IMSERSO) u órgano competente de la Comunidad Autónoma correspondiente. En concreto, tienen tal condición:

a) Los pensionistas de la Seguridad Social que tengan reconocida una pensión de incapacidad permanente total, absoluta o de gran invalidez.
b) Los pensionistas de clases pasivas que tengan reconocida una pensión de jubilación o retiro por incapacidad permanente para el servicio o inutilidad.
c) Cuando se trate de personas con discapacidad cuya incapacidad sea declarada judicialmente. En este caso, la discapacidad acreditada será del 65% aunque no alcance dicho grado.

Dada la variada casuística que presenta la aplicación de los tipos reducidos, en las páginas siguientes se analizan las condiciones específicas que concurren en cada uno de los supuestos legales a efectos de la correcta aplicación de uno u otro tipo reducido en atención a las circunstancias del caso concreto.

IV. PRODUCTOS GRAVADOS AL TIPO SUPERREDUCIDO

El art. 91.Dos determina la aplicación de un tipo impositivo del 4% a los medicamentos, determinados vehículos y a las prótesis, órtesis e implantes internos. Con la excepción de los medicamentos que claramente presentan una utilidad directa para su destinatario, en los restantes supuestos permiten apreciar que requieren las concurrencia de elementos objetivos, relacionados con las características técnicas del bien objeto de consumo, y subjetivos, referidos al uso específico por personas con discapacidad.

1) Medicamentos de uso humano

Quedan sometidos al 4% los *medicamentos* de uso humano, así como las fórmulas galénicas, magistrales y preparados oficinales. Aunque aparecen como un supuesto independiente de los productos farmacéuticos, estos consumos forman parte de tal categoría con arreglo a la Nomenclatura Combinada, y presentan en común su condición de productos acabados, lo que permite, que puedan su utilizados directamente para el cuidado de la salud, la prevención de enfermedades o el tratamiento con fines médicos.

En este caso no existen problemas interpretativos en cuanto a lo que se ha de entender por medicamento, toda vez que se debe tener en cuenta la definición armonizada que se desprende del Real Decreto Legislativo 1/2015, de 24 de julio, por el que se aprueba el texto refundido de la Ley de garantías y uso racional de los medicamentos y productos sanitarios, teniendo en cuenta los informes de la Agencia Española del Medicamento y Productos Sanitarios.

El art. 2 de esta norma sectorial entiende por medicamento de uso humano toda sustancia o combinación que se presente como poseedora de propiedades para el tratamiento o prevención de enfermedades en seres humanos o que pueda usarse en seres humanos o administrase a seres humanos con el fin de restaurar, corregir o modificar las funciones fisiológicas ejerciendo una acción farmacológica, inmunológica o metabólica, o de establecer un diagnóstico médico.

Como se ha dicho, la reformulación del supuesto para su adecuación a la Sentencia del Tribunal europeo atiende al carácter de *producto acabado* que presentan los medicamentos. Y, en atención a este elemento, se aplica el tipo superreducido a aquellas otras sustancias catalogadas como medicamentos y que permiten su uso directo por sus destinatarios finales: fórmulas galénicas, magistrales y preparados oficinales.

Participan de la condición de medicamento de uso directo por el usuario las formas galénicas, pues se trata de la disposición a que se adaptan los principios activos y excipientes para constituir un medicamento. Y, en tal sentido, se define por la combinación de la forma en la que el producto farmacéutico es presentado por el fabricante y la forma en la que es administrado.

En la misma línea, la fórmula magistral es definida como un medicamento destinado a un paciente individualizado, que se caracteriza porque es preparado por un farmacéutico o bajo su dirección, para cumplimentar expresamente una prescripción facultativa detallada de los principios activos que incluye, según las normas de elaboración y control de calidad establecidas al efecto, dispensado en oficina de farmacia o servicio farmacéutico y con la debida información al usuario.

Por último, se entiende por preparado oficinal aquel medicamento elaborado según las normas de correcta elaboración y control de calidad establecidas al efecto y garantizado por un farmacéutico o bajo su dirección, dispensado en farmacia o servicio farmacéutico, enumerado y descrito por el Formulario Nacional, destinado a su entrega directa los enfermos a los que abastece dicha farmacia o servicio farmacéutico.

A diferencia de los supuestos descritos, no se podrá aplicar el tipo del 4% a aquellos productos que no estén catalogados como medicamentos (principios activos y productos intermedios), sin perjuicio de que puedan ser reconducidos a la categoría de productos farmacéuticos siguiendo la Nomenclatura Combinada, siempre que permitan el uso directo por el consumidor final (entre otras, consulta vinculante V0712-15, de 4 de marzo de 2015).

2) Vehículos de motor para discapacitados

El transporte de las personas con discapacidad es abordado en tres supuestos diferenciados:

- Vehículos para personas con movilidad reducida,
- Autotaxis y autoturismos, y
- Vehículos a motor para el transporte habitual de personas con discapacidad o movilidad reducida.

En relación con los *vehículos para personas con movilidad reducida*, la norma fiscal se remite a los definidos en el núm. 20 del Anexo I del Real Decreto Legislativo 339/1990, de 2 de marzo, por el que se aprueba el Texto Articulado de la Ley de Tráfico, Circulación de Vehículos a Motor y Seguridad Vial, en la redacción dada por el Anexo II A del Real Decreto 2822/1988, de 23 de diciembre, por el que se aprueba el Reglamento General de Vehículos. Y, por consiguiente, se entienden por tales los vehículos cuya tara no sea superior a 350 kg y que, por construcción, no puedan alcanzar en llano una velocidad superior a 45 km por hora, proyectados y construidos especialmente, y no meramente adaptados, para el uso de personas con alguna disfunción o incapacidad física. En estos casos las características técnicas resultan suficientes para la automática aplicación del tipo impositivo[6].

[6] La interpretación estricta de esta definición implica que, por ejemplo, no incluye la comercialización de motocicletas de tres o cuatro ruedas, denominadas "scooters", con batería eléctrica y dirigidas a personas mayores, incluso con minusvalías o movilidad reducida (consulta vinculante V2756-15, de 22 de septiembre de 2015).

No ocurre así en los vehículos destinados a ser utilizados como *autotaxis o autoturismos*[7], donde se incide en su carácter de vehículos *especiales* para el transporte de personas con discapacidad en silla de ruedas, bien directamente o previa su adaptación. Estas circunstancias singulares introducidas por la norma implican que la aplicación del tipo reducido tenga carácter rogado, debiendo justificarse el destino del vehículo mediante cualquier medio de prueba válido en derecho. Ello significa que será suficiente acreditar que, por las características objetivas del vehículo, puede ser utilizado por discapacitados con sillas de ruedas, sin que ello implique que los titulares y conductores de estos vehículos deban destinarlos exclusivamente al transporte de discapacitado. Como bien subraya JIMÉNEZ NAVAS, la aplicación del tipo reducido en nada incide en la capacidad económica de la persona discapacitada, sino que la cuota de IVA soportado recae en el titular del vehículo que, por su condición de empresario, será deducible en su totalidad[8].

La Ley 6/2006, de 24 de abril, modificó el precepto legal para extender el tipo del 4% a "los *vehículos a motor*[9]que, previa adaptación o no, deban transportar habitualmente a personas con discapacidad en silla de ruedas o con movilidad reducida, con independencia de quién sea el conductor de los mismos". Se trata, por tanto de un concepto amplio, en el que con arreglo al Anexo II del Reglamento General de vehículos (RD 2822/1998, de 23 de diciembre se entiende por tal vehículo a motor todo "vehículo provisto de motor para su propulsión", excluyéndose los ciclomotores, los tranvías y los vehículos para personas con movilidad reducida.

Ahora bien, tampoco aquí bastan las características propias del vehículo, sino que se la norma exige que se trate de vehículos que deban transportar habitualmente a personas con discapacidad en silla de ruedas o a personas con movilidad reducida. Y, a este respecto, resulta esclarecedora la interpretación de la DGT en la consulta vinculante V0982-08, de 16 de abril de 2008, en la que se precisa que tales condicionamientos implican que el vehículo debe tener capacidad suficiente para trasladar al discapacitado en su silla de ruedas, o tratándose de personas con movilidad reducida, debe ser apto para el transporte de estas. Y, con arreglo a esta lógica, no cabe la aplicación del 4% a las ambulancias porque las mismas están destinadas al transporte de enfer-

[7] El Real Decreto 763/1979, de 16 de marzo, que aprueba el Reglamento de servicios urbanos e interurbanos de transportes ligeros, define los autoturismos como vehículos que prestan servicios dentro o fuera de los núcleos urbanos, sin contador o taxímetro.

[8] JIMÉNEZ NAVAS, Mª M., "El mantenimiento de los beneficios fiscales que favorecen la movilidad de las personas con discapacidad en la imposición indirecta", *Quincena Fiscal*, núm. 21, 2012, disponible en westlaw.es (BIB 2012, 3401).

[9] Por ejemplo, las motocicletas no se consideran idóneas para el transporte de personas con discapacidad (consulta vinculante DGT V1604-13, de 14 de mayo de 2013).

mos o heridos, pues, aunque en el momento de su transporte estos presentan una capacidad de movimiento limitada, no se corresponde con el colectivo de destinatarios previstos por la Ley del IVA.

Para verificar la concurrencia de estas circunstancias se precisa el previo reconocimiento formal del derecho al adquirente, debiéndose justificar el destino del vehículo, tanto en lo que se refiere al perfil de destinatarios como la habitualidad del transporte. A tal efecto, se hace necesario qué se ha de entender por discapacidad y por movilidad reducida. Obsérvese que, además del grado de discapacidad, habrá que acreditar dicha persona se desplaza en silla de ruedas, o bien la movilidad reducida. En este caso, el concepto de persona discapacitada fijado por la Ley del IVA se complementa con el proporcionado para las personas con movilidad reducida:

- Las personas ciegas o con deficiencia visual y, en todo caso, las afiliadas a la Organización Nacional de Ciegos Españoles (ONCE) que acrediten su pertenencia a la misma mediante el correspondiente certificado.
- Los titulares de la tarjeta de estacionamiento para personas con discapacidad emitidas por las Corporaciones Locales o, en su caso, por las Comunidades Autónomas, quienes en todo caso, deberán contar con el certificado o resolución expedido por el IMSERSO u órgano competente de la Comunidad Autónoma correspondiente, acreditativo de la movilidad reducida.

La norma exige igualmente la acreditación de que el vehículo estará destinado al transporte habitual de dichas personas. En este punto la DGT precisa que la habitualidad ha de ser atendida con arreglo al sentido usual de la palabra, es decir, "la realización de una actividad o una serie de actos de manera ordinaria o frecuente". Y que, a efectos de la justificación del destino en los términos exigidos por la Ley del IVA, el interesado podrá utilizar como medio de prueba válido alguno de los previstos por el art. 26 bis del Reglamento:

a) La titularidad del vehículo a nombre del discapacitado.
b) La adquisición por el cónyuge del discapacitado o por quien tenga una relación de parentesco en línea directa o colateral hasta el tercer grado inclusive.
c) Que sea adquirido por quien esté inscrito como pareja de hecho de la persona con discapacidad en el Registro de parejas o uniones de hecho de la Comunidad Autónoma de residencia.
d) Que el adquirente tenga la condición de tutor, representante legal o guardador de hecho del discapacitado.

e) Que el adquirente demuestre la convivencia con el discapacitado mediante certificado de empadronamiento o por tener el domicilio fiscal en la misma vivienda.

f) En el supuesto de que el vehículo haya sido adquirido por una persona jurídica, que la misma esté desarrollando actividades de asistencia a personas con discapacidad o, en su caso, que cuente dentro de su plantilla con trabajadores discapacitados que vayan a utilizar habitualmente el vehículo.

Dicho precepto reglamentario desarrolla los aspectos formales para conseguir el reconocimiento previo de la aplicación del tipo reducido por parte de la AEAT, incluyendo algunas exigencias temporales encaminadas a evitar prácticas abusivas por parte de los potenciales beneficiarios. De forma resumida, siempre que hayan transcurrido más de 4 años desde la adquisición de otro vehículo en condiciones análogas[10], se podrá instar la solicitud suscrita tanto por el adquirente como por la persona con discapacidad, y, en caso de producirse tal reconocimiento, surtirá efecto desde la fecha de aquella, sin que el vehículo pueda ser objeto de transmisión *intervivos* en los siguientes 4 años.

No ha de pasar inadvertido que este gravamen reducido del 4% se extiende a determinadas prestaciones de servicios relacionados con los vehículos referenciados en este listado. En particular, el art. 91.Dos.2.1° de la Ley del IVA se refiere a los servicios de *adaptación* de los autotaxis y autoturismos para personas con discapacidad y de los vehículos a motor que deban transportar normalmente a personas con discapacidad, extendiéndose en relación con los vehículos para personas de movilidad reducida los servicios de *reparación* (consulta vinculante DGT V2751-15, de 22 de septiembre de 2015).

3) Sillas de ruedas

El tratamiento de las sillas de ruedas, cuando aparecen vinculadas a la condición de discapacitado del destinatario, permite la aplicación de tipo reducido del 4%, extendiéndose el trato de favor a los servicios de reparación por disposición expresa del 91.Dos.2.1° de la Ley del IVA.

---

[10] En concreto, la norma precisa que no se exigirá este requisito en el supuesto de siniestro total de vehículo, debiendo acreditarse tal circunstancia median certificado de la entidad aseguradora o cuando se justifique la baja definitiva del vehículo. Asimismo, no se considerarán adquiridos en análogas condiciones, los vehículos adquiridos para el transporte habitual de personas con discapacidad en silla de ruedas o con movilidad reducida, por personas jurídicas o entidades que presten servicios sociales de promoción de la autonomía personal y de atención a la dependencia, según lo dispuesto en la normativa sectorial, siempre y cuando se destinen al transporte habitual de distintos grupos definidos de personas o a su utilización en distintos ámbitos territoriales o geográficos de aquellos que dieron lugar a la adquisición o adquisiciones previas.

En estos casos, se trata de sillas de ruedas que por su diseño y configuración objetiva sean destinadas exclusivamente a personas con discapacidad. Esta circunstancia tendrá que ser debidamente justificada por el sujeto pasivo que realice la entrega, debiendo conservar a tal efecto una copia de la certificación de la discapacidad expedida por el Instituto de Mayores y Servicios Sociales o el órgano competente de la Comunidad Autónoma que tenga transferida su gestión de conformidad con lo dispuesto en el art. 91.Dos.4º de la Ley del impuesto (consulta vinculante DGT 2206-15, de 16 de julio de 2015).

4) Prótesis, órtesis e implantes internos para discapacitados

En virtud de lo dispuesto en el art. 91.Dos.5º de la Ley, las entregas, adquisiciones intracomunitarias e importaciones de *prótesis*[11], *órtesis*[12] *e implantes*[13] *internos* quedan sometidas al tipo superreducido cuando vayan destinadas a personas con discapacidad, lo que implica que el sujeto pasivo que realice la entrega deberá conservar la certificación correspondiente.

La interpretación del supuesto legal en sus estrictos términos impide que, en estos casos, se pueda extender el trato de favor a otros componentes o accesorios. Cabe citar en este sentido la consulta vinculante V1435-14, de 30 de mayo de 2014, en la que una persona implantada compra unos accesorios de un implante coclear a una entidad que comercializa aparatos auditivos, prótesis, órtesis e implantes cocleares para personas con dificultades auditivas y toda clase de complementos y accesorios de los mismos. La DGT hace una interpretación estricta de la norma para rechazar la aplicación del tipo superreducido a los accesorios de los implantes cocleares, entendiendo que no se puede extender por analogía a otros productos que no vengan expresamente citados por la norma de conformidad con el art. 14 de la Ley General Tributaria ("No se admitirá la analogía para extender más allá de sus términos estrictos el ámbito del hecho imponible, las exenciones y demás beneficios o incentivos fiscales").

---

[11] Aparato externo usado para reemplazar, total o parcialmente, un segmento de un miembro ausente o deficiente. Se incluye cualquier aparato que tenga una parte en el interior del cuerpo humano por necesidades estructurales o funcionales.

[12] Aparato externo utilizado para modificar las condiciones estructurales y funcionales del sistema neuromuscular o del esqueleto.

[13] Según los informes de la Agencia Española del Medicamento y Productos Sanitarios, se califican como implantes aquellos destinados a ser introducidos en el cuerpo humano mediante intervención médica o quirúrgica y a permanecer en él tras dicha intervención.

V. PRODUCTOS GRAVADOS AL TIPO REDUCIDO

El art. 91.Uno.1.6º de la Ley del IVA contempla los supuestos legales que quedan sometidos al tipo impositivo del 10% en relación con la salud de las personas. Dejando a un lado los productos de higiene femenina y los anticonceptivos, resulta de interés el análisis de los siguientes:

- Productos farmacéuticos de uso humano, y
- Equipos, aparatos e instrumental sanitario, en los que está presente la utilización directa por el consumidor y, en algunos casos, necesariamente referidos a productos para el uso personal y exclusivo por discapacitados o personas con deficiencias, con independencia de quien sea el adquirente.

1) Productos farmacéuticos de uso humano

El art. 91.Uno.1.6º de la Ley del IVA se refiere a los *productos farmacéuticos* comprendidos en el Capítulo 30 "Productos farmacéuticos" de la Nomenclatura Combinada, susceptibles de uso directo por el consumidor final, distintos de los medicamentos de uso veterinario y a los que no les resulte de aplicación el tipo del 4%.

A la vista de los pronunciamientos de la DGT en respuesta a las consultas escritas planteadas por los contribuyentes, los elementos que conforman esta definición legal son los siguientes:

- Productos incluidos en la categoría 30 de la Nomenclatura Combinada.
- Que no sean medicamentos.
- Que la entrega, adquisición intracomunitaria o la importación no esté exenta del impuesto (p.ej., la sangre humana –citada en la Nomenclatura Combinada– se encuentra exenta)[14].
- Susceptibles de uso directo por el consumidor final.

La remisión a la categoría 30 de la Nomenclatura Combinada implica la aplicación de los criterios establecidos para la clasificación de mercancías en materia aduanera, que se rigen por el Reglamento (CEE) nº 2658/87, de Consejo, de 23 de julio de 1987, relativo a la nomenclatura arancelaria y estadística y al arancel aduanero común, y sus modificaciones posteriores.

A efectos de verificar el cumplimiento de esta exigencia, la DGT en las respuestas dadas a las consultas escritas formuladas por los contribuyentes sigue los criterios del Departamento de Aduanas e Impuestos Especiales, en

---

[14] En cuanto a las exenciones sanitarias, CHECA GONZÁLEZ, C., "Exenciones del IVA relativas a servicios médicos y sanitarios", Cuadernos Aranzadi, núm. 54, 2009, (BIB 2009, 862).

cuanto órgano competente para determinar si un producto está incluido o no en la citada categoría de la Nomenclatura Combinada, al que habrán de acudir los interesados directamente a efectos de solicitar información relativa a la normativa aduanera, y que tendrá carácter vinculante tratándose de información arancelaria (arts. 11 y 12 del Reglamento (CEE) número 2913/92, del Consejo, de 12 de octubre de 1992, por el que se aprueba el Código Aduanero Comunitario)[15].En este sentido, el Centro Directivo insiste en que los productos deben cumplir los requisitos exigidos en la partida correspondiente de la categoría 30. Por ejemplo, en el caso de "Guatas, gasas, vendas y artículos análogos (por ejemplo: apósitos, esparadrapos, sinapismos), impregnados o recubiertos de sustancias farmacéuticas o acondicionados para la venta al por menor con fines médicos, quirúrgicos odontológicos o veterinarios " la aplicación del tipo reducido queda subordinada a que se cumplan las exigencias de presentación como destinados a la venta directa a los usuarios (particulares, hospitales, etc.)[16].

A partir de la descripción que resulte de la Nomenclatura Combinada se puede determinar otra de las exigencias requeridas por la norma tributaria, que los productos sean *susceptibles de uso directo por el destinatario final*. En efecto, señala la consulta vinculante V1568-15, de 25 de abril de 2015, que lo relevante es atender a las características objetivas del producto farmacéutico para determinar si es susceptible de aplicación directa al contribuyente, quedando excluidos, por ejemplo, los deshechos farmacéuticos, los productos de diagnóstico y el suero fisiológico[17], a pesar de que dichos productos se encuentren incluidos en la Nomenclatura Combinada.

Con arreglo a este significado, al igual que sucede con los medicamentos, resulta indiferente si la adquisición se produce directamente por el destinatario final (el paciente) o por un profesional médico u hospital. También resulta irrelevante si el producto permanece en el paciente (p.ej., cementos y demás productos de obturación dental), o si no está destinado a tal fin (p.ej., una gasa).

Algo más confuso puede parecer el tratamiento de los productos farmacéuticos que admitan usos mixtos, esto es, que además de ser de uso exclusi-

[15] A efectos prácticos interesa saber que los interesados pueden encontrar un formulario de solicitud de información arancelaria vinculante. Y, en todo caso, pueden obtener información sobre la clasificación de una mercancía en la Nomenclatura combinada a través de dicho entorno web, siempre que se disponga de un certificado de usuario de la Fábrica Nacional de Moneda y Timbre. También se puede consultar a través a la web de la UE www.europa.eu (consulta vinculante V3386-14, de 29 de diciembre de 2014).

[16] En este sentido, consulta vinculante V1242-15, de 23 de abril de 2015.

[17] Entre otras, Consultas vinculantes V1156-15, de 15 de abril, y V1242-15, de 23 de abril de 2015. Con arreglo a estas pautas, no son productos sanitarios a efectos IVA los artículos de uso general en laboratorio, reactivos de diagnóstico in vitro, test de embarazo, ovulación, menopausia y detección de drogas, etc.

vamente sanitario admitan otros usos relacionados con la higiene o el confort del usuario. Aunque esta problemática no es abordada directamente en la Sentencia de 17 de enero de 2013, cabe pensar que se trata de una cuestión irrelevante pues lo que se prioriza es la condición de producto farmacéutico y, por tanto, su adecuación para tratar enfermedades y dolencias, siempre que pueda ser usado directamente por el destinatario final.

2) Equipos, aparatos y demás instrumental para uso de personas con deficiencias

El art. 91.Uno.1.6º de la Ley se refiere a los *equipos médicos, aparatos y demás instrumental*, relacionados en el apartado octavo del Anexo, que por sus características objetivas, estén diseñados para aliviar o tratar deficiencias, para uso personal y exclusivo de personas que tengan deficiencias físicas, mentales, intelectuales o sensoriales, sin perjuicio de lo establecido en el apartado Dos.1 del citado artículo para el tipo superreducido, excluyendo expresamente otros accesorios, recambios y piezas de repuesto de dichos bienes.

La revisión del supuesto legal para su adecuación al Derecho europeo ha llevado al tipo general del 21% las adquisiciones de equipos, aparatos e instrumental médico de uso general por los profesionales, clínicas y hospitales, con el consiguiente encarecimiento de los servicios sanitarios. No hay que olvidar que, aunque la accesibilidad a tales consumos se favorece mediante exenciones (hospitalización, asistencia sanitaria, asistencia a personas físicas por profesionales médicos o sanitarios, etc.), su configuración como exenciones limitadas impide al prestador del servicio la deducción de las cuotas del IVA soportado por las adquisiciones de bienes provocando que el coste del impuesto se traslade indirectamente al consumidor mediante el incremento de precios[18]. Si entrar en estas consideraciones, por lo que hace a la aplicación práctica del tipo reducido a estos productos sanitarios, los elementos configuradores del supuesto legal son los siguientes:

- Equipos, aparatos e instrumental relacionado en el listado que se incorpora en el apartado octavo del anexo.
- Que, por sus características técnicas, estén diseñados para tratar o prevenir deficiencias humanas.
- Que se destinen al uso personal y exclusivo de personas con deficiencias físicas, mentales, intelectuales o sensoriales.

[18] Las disfunciones del sistema de exenciones han dado lugar a que se plantee la necesidad de revisar la configuración del IVA presentándose el tipo cero como una alternativa más acorde con los principios de neutralidad y de simplificación del impuesto. Vid. IBAÑEZ GARCÍA, I., "Contribución al libro verde sobre el futuro del IVA", *Quincena Fiscal*, núm. 5, 2011, disponible en westlaw.es (BIB 2011, 216).

Por la remisión al apartado octavo del Anexo de la Ley del IVA, bajo la rúbrica "Relación de bienes a que se refiere el artículo 91.Uno.1.6º.c) de esta Ley", entran en esta categoría un amplio elenco de productos sanitarios:

- Las gafas, lentes de contacto graduadas y los productos necesarios para su uso, cuidado y mantenimiento.
- Dispositivos de punción, dispositivos de lectura automática del nivel de glucosa, dispositivos de administración de insulina y demás aparatos para el autocontrol y tratamiento de la diabetes.
- Dispositivos para el autocontrol de los cuerpos cetónicos y de la coagulación sanguínea y otros dispositivos de autocontrol y tratamiento de enfermedades discapacitantes como los sistemas de infusión de morfina y medicamentos oncológicos.
- Bolsas de recogida de orina, absorbentes de incontinencia y otros sistemas para incontinencia urinaria y fecal, incluidos los sistemas de irrigación.
- Prótesis, órtesis, ortoprótesis e implantes quirúrgicos, en particular los previstos en el Real Decreto 1030/2006, de 15 de septiembre, por el que se establece la cartera de servicios comunes del Sistema Nacional de Salud y el procedimiento para su actualización, incluyendo sus componentes y accesorios.
- Las cánulas de traqueotomía y laringectomía.
- Sillas terapéuticas y de ruedas, así como los cojines antiescaras y arneses para el uso de las mismas, muletas, andadores y grúas para movilizar personas con discapacidad.
- Plataformas elevadoras, ascensores para sillas de ruedas, adaptadores de sillas en escaleras, rampas portátiles y barras autoportantes para incorporarse por sí mismo.
- Aparatos y demás instrumental destinados a la reducción de lesiones o malformaciones internas, como suspensorios y prendas de compresión para varices.
- Dispositivos de tratamiento de diálisis domiciliaria y tratamiento respiratorios.
- Los equipos médicos, aparatos y demás instrumental, destinados a compensar un defecto o una incapacidad, que estén diseñados para uso personal y exclusivo de personas con deficiencia visual y auditiva.
- Los siguientes productos de apoyo que estén diseñados para uso personal y exclusivo de personas con deficiencia física, mental, intelectual o sensorial:
    - Productos de apoyo para vestirse y desvestirse: calzadores y sacabotas con mangos especiales para poder llegar al suelo, perchas, ganchos y varillas para sujetar la ropa en una posición fija.

- Productos de apoyo para funciones de aseo: alzas, reposabrazos y respaldos para el inodoro.
- Productos de apoyo para lavarse, bañarse y ducharse: cepillos y esponjas con mangos especiales, sillas para baño o ducha, tablas de bañera, taburetes, productos de apoyo para reducir la longitud o profundidad de la bañera, barras y asideros de apoyo.
- Productos de apoyo para posibilitar el uso de las nuevas tecnologías de la información y comunicación, como ratones por movimientos cefálicos u oculares, teclados de alto contraste, pulsadores de parpadeo, software para posibilitar la escritura y el manejo del dispositivo a personas con discapacidad motórica severa a través de la voz.
- Productos de apoyo y dispositivos que posibilitan a personas con discapacidad motórica para agarrar, accionar, alcanzar objetos: pinzas largas de agarre y adaptadores de agarre.
- Estimuladores funcionales.

A) Preferencia del sentido técnico de los términos utilizados por la norma

El amplio abanico de los supuestos que conforman este supuesto legal otorga una especial relevancia a las reglas interpretativas de las normas tributarias a que hace referencia la Ley General Tributaria. En efecto, a falta de definiciones de los productos que quedan comprendidos en las distintas categorías recogidas en este listado del Anexo, habrá que tomar el sentido jurídico, técnico o usual, según proceda (art. 12 de la LGT)[19].Y, en esta lógica, interesa apuntar que la DGT hace prevalecer el sentido técnico de los términos utilizados por el legislador al utilizar como referencia los informes de la Agencia Española del Medicamento.

La objetividad que se deduce de este proceso interpretativo no evita que se susciten discrepancias respecto de las conclusiones alcanzadas por la DGT. Este tipo de situaciones se puede ilustrar con la respuesta dada, por ejemplo, en relación con las entregas que quedarían comprendidas en el supuesto de las "Bolsas de recogida de orina, absorbentes de incontinencia y otros sistemas para incontinencia urinaria y fecal, incluidos los sistemas de irrigación", ante la duda sobre la tributación que correspondería a los pañales para adultos y empapadores salvacamas; entendiendo el órgano consultivo que, a partir de los informes de la Agencia Española del Medicamento, se ha de considerar

---

[19] FERNÁNDEZ AMOR, J.A., "El IVA de las entregas e importaciones de medicamentos de uso humano y de los productos sanitarios, *Quincena Fiscal*, núm. 10, 2009, disponible en westlaw.es (BIB 2009, 540).

que, a diferencia de los absorbentes que están destinados a ser llevados por el paciente, los empapadores no pueden ser gravados al 10% porque van dirigidos a la protección de una superficie (entre otras, consultas vinculantes V2405-15, de 29 julio de 2015, V2554 y V2555-15, de 3 de septiembre de 2015).

La solución interpretativa resulta discutible porque, con arreglo a la descripción técnica realizada por la Agencia Nacional del Medicamento, se trata de la superficie donde se encuentra el paciente y, desde este punto de vista, parece claro que está concebido para el uso personal y exclusivo del mismo. De hecho, se entiende por empapador el "artículo absorbente que protege la superficie donde se encuentra el paciente necesario, en particular, en situaciones de incontinencia cuando la persona se encuentra con una discapacidad de movilidad, encamada o en silla de ruedas e imprescindible cuando por las especiales circunstancias del paciente no puede llevar prendas, ni siquiera absorbentes, sobre su cuerpo".

En esta línea, no ha de pasar inadvertida la Sentencia de la Audiencia Nacional 27 de enero 2006 (JUR 2009, 465140), hace suyos los argumentos de un pronunciamiento anterior, Sentencia de 9 de febrero de 2001,rec.798/1988, referida a un determinado producto ("Underpad") respecto del que se llegó a la conclusión de que debía aplicarse el tipo reducido por las siguientes razones: "únicamente es utilizado por personas que se encuentran en cama, y no por personas que enfermas o no, pueden permanecer fuera de la cama, que no equivale a productos puramente higiénicos como el pañal, puesto que es utilizado con los enfermos que no precisan de este por estar sondados. El tercer elemento es que el producto no es un protector de la cama, sino del cuerpo del paciente inmovilizado y el hecho de que el producto tiene una finalidad de prevención y alivio de las lesiones derivadas de la inmovilización en cama de pacientes con incontinencia urinaria aun cuando contribuya al aseo de quién lo tiene instalado en la cama".

B) La limitación de la analogía

También alude la DGT a la prohibición de la analogía en materia tributaria para hacer hincapié en que los supuestos legales han de ser interpretados en sus estrictos términos, de conformidad con lo dispuesto en el art. 14 de la LGT ("No se admitirá la analogía más allá de sus términos estrictos el ámbito del hecho imponible, de las exenciones y demás beneficios o incentivos fiscales"). El impacto de esta limitación se puede ilustrar a la hora de decidir sobre si el tipo reducido puede extenderse, o no, a los componentes y accesorios, como así se desprende de algunos de los supuestos del listado del Anexo.

Piénsese en las adquisiciones de gafas y lentes graduadas para el uso personal y exclusivo por personas con deficiencias visuales, respecto de las cuales el supuesto legal permite la aplicación del tipo reducido a las"gafas, lentes de contacto graduadas y los productos necesarios para su uso, cuidado y mantenimiento". La Administración, en atención a esta interpretación estricta de los términos, concluye que el consumo protegido afecta a las gafas graduadas, tanto las lentes con monturas como a las lentes, a las lentes de contacto graduadas y a los líquidos de lentillas, sin que se entiendan incluidos los estuches para la conservación de las lentes o de las gafas, las lágrimas artificiales o soluciones oculares de limpieza, lubricación e hidratación u otras soluciones salinas (consulta vinculante V3386-14, de 29 de diciembre de 2014).

Otro caso en el que habrá que prestar especial atención a los términos de la norma tributaria es el de las prótesis, órtesis e implantes, pues se trata de productos contemplados tanto en el catálogo de productos gravados al tipo superreducido como en el listado de Anexo que resulta gravado con el tipo reducido del 10%. En la práctica habrá que verificar si el destinatario tiene la condición de discapacitado, pues en función de si se acredita o no tal condición tributará al 4% o al 10%, respectivamente. Y, a su vez, el alcance del marco de protección puede variar en atención a otro factor: solo el supuesto contemplado en el listado del Anexo incluye los componentes y accesorios.

En efecto, el supuesto descrito en apartado octavo el Anexo comprende "Prótesis, órtesis, ortoprótesis e implantes quirúrgicos, en particular los previstos en el Real Decreto 1030/2006, de 15 de septiembre, por el que se establece la cartera de servicios comunes del Sistema Nacional de Salud y el procedimiento para su actualización, incluyendo sus componentes y accesorios".

Teniendo en cuenta este tratamiento asimétrico, a efectos de la aplicación del tipo reducido el problema práctico se plantea a la hora de concretar qué se ha de entender por componentes y accesorios incluidos en estos productos. La cuestión ha sido abordada por la DGT en sucesivas consultas[20], en relación con las prótesis e implantes quirúrgicos utilizados en el campo dental, las lentes intraoculares tónicas y multifocales y las prótesis mamarias.

El órgano consultivo explica lo que se ha de entender por componente y accesorio. Así considera como *componentes* "las piezas de una prótesis en general, diseñadas y fabricadas como parte integral de la misma y que sean necesarias para su funcionamiento, como por ejemplo, los implantes cocleares, que se venden de forma conjunta con sus distintos componentes, esto es, el micrófono, el procesador de voz, el transmisor, el receptor estimulador, etc.". A su vez, por *accesorio* de una prótesis, se ha de entender"al artículo que es

---

[20] Consultas vinculantes V3386-14, de 29 de diciembre de 2014, V0185-15 y V3135-15, de 20 de enero y 16 de octubre de 2015.

destinado específicamente a ser utilizado de forma conjunta con la misma, para que ésta pueda utilizarse de conformidad con su finalidad, como por ejemplo los tornillos o los productos adhesivos de las prótesis dentales, sin los cuales no puede sujetarse o implantarse la prótesis y que permanece en el cuerpo del paciente al igual que la prótesis".

Con arreglo a este criterio, volviendo al ejemplo de las entregas, adquisiciones intracomunitarias e importaciones de productos para uso intraoral considerados como complementos de los aparatos de ortodoncia y que se utilizan dentro de la boca (alineadores, brackets, tubos, accesorios, bandas y soldables, ganchos y auxiliares, elásticos y elastómeros, y adhesivos)[21], se interpreta que tales elementos quedan incluidos en el tipo reducido puesto que se trata de accesorios necesarios para el implante, sin los cuales no puede sujetarse o implantarse la prótesis y que permanecen en el cuerpo del paciente. Se trata de supuestos en los que la adquisición o entrega se realiza conjuntamente con la prótesis, como una entrega accesoria a la prótesis o implante, que no ha de confundirse con aquellos productos, aunque sean de un solo uso, se utilicen por los profesionales para poner el implante (p.ej. jeringas).

En esta línea, también se califican como accesorios los utilizados en la colocación de implantes cardiovasculares, neuromodulación y afines como llaves, alargaderas, introductores guías para permitir la entrada percutánea en los vasos y facilitar la introducción del dispositivo intravascular, balones para predilatar la lesión, etc., siendo indiferente el dato de que se comercialicen y facturen junto con el implante en un kit esteril o si se comercializan por separado, pues –dice la DGT– que en ambos casos son necesarios para el implante y de uso personal y exclusivo de personas con deficiencias (consulta vinculante V2561-15, de 3 de septiembre de 2015).

El mismo criterio interpretativo se puede ver respecto de los sistemas de alimentación enteral que pueden administrar la alimentación por vía nasogástrica o nasoentérica o bien por vía intradigestiva, a los que se refiere la consulta vinculante V2961-15, de 7 de octubre de 2015. Sin embargo cabe llamar la atención que, en este supuesto, la integración de estos materiales en la categoría "Dispositivos para el autocontrol de los cuerpos cetónicos y de la coagulación sanguínea y otros dispositivos de autocontrol y tratamiento de enfermedades discapacitantes como los sistemas de infusión de morfina y medicamentos oncológicos", implica que queden fuera diversos componentes fungibles como líneas y adaptadores (tubos que van desde la sonda hasta el envase del producto nutricional), contenedores, kits de reparación de las sondas, etc.

---

[21] Para la DGT no se consideran accesorios el instrumental para la implantación de la prótesis aunque se deseche una vez implantada (consulta vinculante V2561-15, de 3 de septiembre de 2015).

C) El uso personal y exclusivo por personas con deficiencias

La aplicación del tipo reducido, además de las características propias del producto, requiere tener en cuenta el destino del instrumental sanitario. Si se observa, la norma exige que los productos "estén diseñados para aliviar o tratar deficiencias, para uso personal y exclusivo de las personas con deficienciasfísicas, mentales, intelectuales o sensoriales".

La interpretación de estas exigencias también suscita dudas interpretativas ante la variada casuística a la que va referida el precepto. Por un lado, cabe reparar en el significado que se ha de atribuir a la finalidad del producto, limitada al alivio y tratamiento de deficiencias. Piénsese que, tal como está planteado el supuesto, podrían quedar fuera determinados productos que son adquiridos con una finalidad de prevención. El ejemplo viene dado por unos de los casos planteados a la DGT a través de las consultas escritas (V2562-15, de 3 de septiembre de 2015), y que se refiere a la tributación que corresponde a determinados materiales antiescaras (taloneras, coderas, etc.) destinados a la protección o reducción de lesiones. A la vista del listado del Anexo, tales productos tienen encaje en el supuesto relativo a "sillas terapéuticas yde ruedas, así como cojines antiescaras y arneses para el uso de las mismas, muletas, andadores y grúas para movilizar personas con discapacidad". La DGT ha considerado que deben tributar al 21% las camas articuladas modificadoras de la presión para evitar escaras, los colchones antiescaras, los arneses de sujeción a la cama o los cojines de posicionamiento para su uso en la cama para evitar escaras, con el argumento de que el tipo reducido no incluye los elementos que tengan por objeto la prevención.

Tal interpretación llama la atención porque si se repara en la Sentencia del TJUE cuyo cumplimiento fundamenta la actual configuración del art. 91.Uno.1.6º, en la misma no se discrimina en atención de los usos de los productos (prevención, diagnóstico o curación), sino que prioriza el uso personal y exclusivo por personas con deficiencias incapacitantes, hasta el punto de que se considera que, a efectos de la aplicación del tipo reducido, resulta irrelevante si los productos admiten usos mixtos, en la idea de que lo determinante es que el destino sea el uso personal y exclusivo por los destinatarios finales.

Precisamente, otro de los aspectos que plantea incertidumbre es el hecho de que la norma interna prescinda de los términos"minusválidos", utilizado por la Directiva, y "discapacitados", al que hace referencia la Comisión Europea y el TJUE en la Sentencia de 17 de enero de 2013. Como se ha visto, el art. 91.Uno.1.6º reconduce el perímetro de los destinatarios finales de los productos sanitarios a las personas con deficiencias, sin perjuicio de que alguno de los supuestos descritos en el listado del apartado octavo del Anexo haga mención expresa a personas con deficiencias incapacitantes.

Parece claro que el grupo de destinatarios que pueden aplicar el tipo reducido es más amplio que el concepto de discapacitados que proporciona la propia Ley del IVA en el art. 91.Dos.4º citado en estas páginas y que presupone la acreditación de tal condición por parte del destinatario final.

El significado de este concepto, aunque constituyó una cuestión controvertida en el procedimiento de la Comisión contra el Estado español, no ha dado lugar a un pronunciamiento expreso por parte del TJUE en la Sentencia de 17 de enero de 2013. No obstante, la redacción dada por la Ley del IVA al art. 91.Uno.1.6º en relación con el apartado octavo del Anexo se encuentra en sintonía con la interpretación defendida por el Abogado General Niilo Jääskinen en las conclusiones presentadas el 25 de octubre de 2012[22]. En dicho escrito se entiende que, a falta de una definición expresa de término en el ámbito del IVA se ha de tomar la definición dada en la Convención de las Naciones Unidas sobre los derechos de las personas con discapacidad, de la cual la UE es parte, según la cual las personas con discapacidad "incluyen a aquellas que tengan deficiencias físicas, mentales, intelectuales o sensoriales a largo plazo que, al interactuar con diversas barreras, puedan impedir su participación plena y efectiva en la sociedad, en igualdad de condiciones con las demás" (apartado 63). Y, en esta lógica, se han de considerar incluidas las personas que presenten discapacidades derivadas de enfermedades graves o crónicas, sin que sea relevante la causa de la deficiencia.

VI. CONCLUSIÓN

Parece claro que los consumos relacionados con la salud se consideran esenciales en el marco del IVA, lo que se traduce en un trato de favor en el que se combinan exenciones y tipos reducidos. Una y otra técnica persiguen garantizar la accesibilidad a tales consumos por parte de sus destinatarios finales (los pacientes), bien eliminando el gravamen en el momento de la prestación del servicio (p.ej., asistencia sanitaria en hospitales o por profesionales médicos), bien abaratando el precio de los medicamentos y productos sanitarios con la rebaja del gravamen por este impuesto.

La delimitación del catálogo de los productos objeto de tipos reducidos ha sido objeto de revisión por parte del legislador español para adecuarla a las líneas interpretativas de la normativa comunitaria trazadas por el TJUE en la Sentencia de 17 de enero de 2013.

---

[22] Conclusiones del Abogado General NiiloJääskinen, asunto C-360/11, *Comisión Europea contra Reino de España*, disponible en www.curia.eu.

La Ley 28/2014 ha modificado el art. 91 de la Ley del IVA por el que se regulan los tipos impositivos aplicables a las entregas, adquisiciones intracomunitarias o importaciones de los medicamentos y productos sanitarios, restringiendo el perímetro de aplicación de los tipos reducidos a los medicamentos en sentido estricto y a los restantes productos sanitarios que, por sus características objetivas, resulten adecuados para el uso de personas con discapacidad.

Esta revisión ha supuesto la salida de dicho catálogo determinados consumos, como los principios activos y sustancias intermedias, así como el equipamiento, material e instrumental médico de uso general para la prevención, diagnóstico y tratamiento de las enfermedades. Esta restricción se explica en términos técnicos, esto es, de funcionamiento del IVA, pues el tratamiento más favorable de la norma interna supone distorsiones del mercado europeo.

Desde el punto de vista del consumidor, la medida fiscal supone un encarecimiento de los servicios sanitarios, pues no hay que olvidar que los prestadores de servicios, adquirentes de los equipamientos e instrumental médico, trasladan el coste del IVA de estos productos al precio de los servicios prestados sin que se vea atenuado este efecto por la exención de IVA. No se puede obviar que las exenciones son limitadas, lo que implica que los profesionales médicos no repercuten IVA por los servicios prestados, pero no pueden deducir el IVA soportado por sus adquisiciones, constituyendo así un coste final para estos últimos.

La realidad descrita, en tanto no se modifiquen los términos de la Directiva en materia de tipos reducidos, obliga a los poderes públicos a adoptar otras medidas que, desde fuera del IVA, contribuyan a minimizar el impacto que puede tener en los precios la reforma fiscal. En definitiva, se trata de garantizar la calidad y accesibilidad a la sanidad con arreglo a los estándares que demanda nuestra sociedad, un objetivo estratégico que ha de estar presente en los planes de acción de quienes gobiernan.

VII. BIBLIOGRAFÍA

CÁMARA BARROSO, Mª C., "Reforma del sistema tributario español y necesidad de adaptar la normativa interna a la jurisprudencia del TJUE", *Impuestos*, núm. 11, 2014, pág. 61 (LA LEY 7388/2014).

CHECA GONZÁLEZ, C., "Exenciones del IVA relativas a servicios médicos y sanitarios", Cuadernos Aranzadi, núm. 54, 2009, (BIB 2009, 862).

FERNÁNDEZ AMOR, J.A., "El IVA de las entregas e importaciones de medicamentos de uso humano y de los productos sanitarios, *Quincena Fiscal*, núm. 10, 2009, disponible en westlaw.es (BIB 2009, 540).

IBAÑEZ GARCÍA, I., "Contribución al libro verde sobre el futuro del IVA", *Quincena Fiscal*, núm. 5, 2011, disponible en westlaw.es (BIB 2011,216).

JIMENEZ NAVAS, Mª M., "El mantenimiento de los beneficios fiscales que favorecen la movilidad de las personas con discapacidad en la imposición indirecta", *Quincena Fiscal*, núm. 21, 2012 (BIB 2012, 3401).

MARTINEZ-CARRASCO PIGNATELLI, J.M., "Reformas introducidas en el IVA y en el IGIC por la Ley 28/2014", *Quincena Fiscal*, núm. 9, 2015, (BIB 2015, 1457).

TORREGROSA CARNÉ, Mª D., "Principales modificaciones introducidas por la Ley 28/1914, de 27 de noviembre por la que se modifica la Ley 37/1992, Impuestos, núm. 4, 2015, pág. 43 (LA LEY 1691/2015).

VV.AA., "Comentario a la sentencia del Tribunal Superior de Justicia de la Unión Europea de 17 de enero de 2013 (asunto C360-11 Comisión contra España) y sus implicaciones para el ordenamiento jurídico español", Documentos núm. 13/2013, Instituto Estudios Fiscales (disponible en www.ief.es).

CAPÍTULO SÉPTIMO. LA LIBRE COMPETENCIA EN EL MERCADO DE MEDICAMENTOS

FERNANDO DE LA VEGA GARCÍA
Profesor Titular de Derecho Mercantil
Universidad de Murcia

I. INTRODUCCIÓN

El principio de libre competencia presenta carácter general sobre la estructura de cualquier mercado, ejerciendo gran influencia en el comportamiento de toda empresa concurrente. Se trata de un principio y derecho clave para la preservación de un nivel suficiente de competencia en el mercado en orden a lograr un progreso económico estable. La libre competencia podría ser caracterizada, con carácter general, como el principio por el que una determinada empresa puede emplear aquellos medios que considere adecuados, maximizando sus cualidades, para conquistar una determinada clientela en detrimento de otra empresa, y operando en plano de igualdad; en sentido jurídico, libre competencia significa igualdad de los competidores[1], aplicable a toda clase de empresario, tanto de carácter público como privado. La bús-

---

[1] Estas ideas estaban ya presentes en la doctrina desde los primeros escritos en España sobre el Derecho de la Competencia (vid. GARRIGUES, J., *La defensa de la competencia mercantil*, Madrid, 1964, p.12). Asimismo, FONT GALÁN, J.I. (*Constitución económica y Derecho de la Competencia, Tecnos*, Madrid, 1987, p.160) afirmaba que "todos los participantes (privados o públicos) en el mercado han de luchar entre sí para la consecución de sus objetivos económicos en régimen de paridad, esto es, de competencia".

queda y preservación de la eficiencia en el mercado es uno de los objetivos más relevantes del principio de libre competencia.

Aunque la Constitución Española no se refiere a la libre competencia de forma expresa, podría afirmarse que este principio alcanza rango constitucional, pues el reconocimiento de la *libertad de empresa en el marco de la economía de mercado* implica la necesaria existencia de la libre competencia. En este sentido, se ha afirmado que la libre competencia integra el *contenido esencial* del principio de libertad de empresa[2], y que constituye su verdadero elemento de defensa[3].

La libertad de empresa es concretada con carácter general a través de, entre otras, las normas de *defensa de la competencia* o Derecho *Antitrust*. Este sector del Derecho prohíbe conductas de cierta trascendencia económica, imponiéndoles sanciones administrativas, con el fin de garantizar una competencia suficiente, protegiéndola así frente a todo ataque contrario al orden público. También es propio del Derecho de Defensa de la Competencia el control sobre operaciones de concentración económica y sobre ayudas públicas a empresas. Este conjunto de normas tiende, pues, a garantizar la libertad en las relaciones de mercado, reprimiendo toda conducta que obstaculice gravemente las condiciones de competencia.

Junto al ámbito jurídico especializado de la libertad de empresa, en el ámbito del mercado del medicamento la libertad de empresa despliega sus efectos junto al principio de salud pública[4], por virtud del que debe procurarse un acceso adecuado a los medicamentos en aras del interés general. En este ámbito existe una estructura de mercado peculiar, en el que resulta habitual que entre la fabricación del medicamento (por el laboratorio correspondiente) y su dispensación al destinatario final (en farmacia u hospital) intervenga en la logística de la distribución un empresario especializado, denominado mayorista distribuidor, que suele organizarse mediante la forma jurídica de sociedad anónima (en muchos casos de "capital farmacéutico") o cooperativa. Aunque es creciente el número de filiales comunes a laboratorios para distribución, es pequeño todavía el porcentaje de supuestos en que la distribución procede

---

[2] Vid. VICIANO PASTOR, J., *Libre competencia e intervención pública en la economía, Tirant lo blanch*, Valencia, 1995, pp. 201-205; FONT GALÁN, J.I., *Constitución económica...*, cit., pp. 160-162; PALAU RAMÍREZ, F., *Descuentos promocionales (un análisis desde el Derecho contra la competencia desleal y la normativa de ordenación del comercio)*, Idelco y Marcial Pons, Barcelona, 1998, pp. 89-96.

[3] Sentencias del Tribunal Constitucional 88/1986, de 1 de julio, y 225/1993, de 8 de julio.

[4] Este objetivo ya quedó reconocido en este sentido en el considerando cuarto de la Directiva 2004/27/CE del Parlamento Europeo y el Consejo, de 31 de marzo de 2004, que modifica la Directiva 2001/83/CE por la que se establece un código comunitario sobre medicamentos de uso humano (DOUE L136/34, de 30 de abril).

directamente de los laboratorios o industria farmacéutica, sin intervención de mayoristas distribuidores.

Desde un punto de vista jurídico el mercado de los medicamentos representa un sector muy especializado, con numerosas normas a nivel internacional, europeo y nacional que ordenan los diferentes intereses en presencia[5]. En el ámbito interno español se han ido sucediendo normas reguladoras del mercado del medicamento. La última norma relevante en este sector, vigente en la actualidad, es el Real Decreto Legislativo 1/2015, de 24 de julio, por el que se aprueba el texto refundido de la Ley de garantías y uso racional de los medicamentos y productos sanitarios[6]. Como consecuencia de las diversas reformas de la Ley 29/2006, el Real Decreto Legislativo 1/2015 entiende que "la integración normativa de todos los cambios operados en esta materia requiere de una imprescindible unificación sistemática".

La realización de prácticas restrictivas de la competencia en este mercado requiere una especial atención; no sólo está en juego la preservación de un orden competitivo adecuado, sino que en ocasiones dichas restricciones pueden afectar al abastecimiento de medicamentos para un sector de la población.

Seguidamente se hace un repaso de las conductas anticompetitivas más habituales y que, cada vez más, son sancionadas por las correspondientes autoridades de competencia, tanto europeas como nacionales. Para ello se centra la atención en conductas integrables en los dos ámbitos del ilícito comunes al Derecho interno y al de la UE: las prácticas colusorias y el abuso de posición de dominio.

---

[5] En el ámbito supranacional, la OMS ha instado desde hace tiempo a los Estados miembros a establecer y aplicar una política de envergadura en relación con los medicamentos. En este sentido, la Unión Europea ha impulsado desde sus primeros años una intensa actividad de armonización jurídica a través de diversas Directivas y recomendaciones sobre medicamentos. Fruto de esta labor, fueron numerosos los Estados que contaron desde los años sesenta del siglo pasado con una legislación específica en relación con medicamentos en general. La UE, por su parte, se ocupó bastante temprano por el tema especial de la distribución en este ámbito, mediante la publicación de distintas Directivas.

[6] El objeto de esta norma es regular, en el ámbito de las competencias que corresponden al Estado: a) Los medicamentos de uso humano y productos sanitarios, su investigación clínica, su evaluación, autorización, registro, fabricación, elaboración, control de calidad, almacenamiento, distribución, circulación, trazabilidad, comercialización, información y publicidad, importación y exportación, prescripción y dispensación, seguimiento de la relación beneficio-riesgo, así como la ordenación de su uso racional y el procedimiento para, en su caso, la financiación con fondos públicos. La regulación también se extiende a las sustancias, excipientes y materiales utilizados para su fabricación, preparación o envasado. b) La actuación de las personas físicas o jurídicas en cuanto intervienen en la circulación industrial o comercial y en la prescripción o dispensación de los medicamentos y productos sanitarios. c) Los criterios y exigencias generales aplicables a los medicamentos veterinarios y, en particular, a los especiales, como las fórmulas magistrales, y los relativos a los elaborados industrialmente, incluidas las premezclas para piensos medicamentosos. d) Los cosméticos y productos de cuidado personal y, en particular, las medidas cautelares y el régimen de infracciones y sanciones aplicables a estos.

II. PRÁCTICAS COLUSORIAS EN EL MERCADO DEL MEDICAMENTO

1. Preliminar

La determinación de las prácticas colusorias prohibidas por el Derecho de Defensa de la Competencia se caracteriza por su antiformalismo. Tanto las normas nacionales como las comunitarias establecen una "cláusula general", según la cual "se prohíbe todo acuerdo, decisión o recomendación colectiva, o práctica concertada o conscientemente paralela, que tenga por objeto, produzca o pueda producir el efecto de impedir, restringir o falsear la competencia" (art. 1.1 de la Ley 15/2007, de 3 de julio, de Defensa de la Competencia (LDC) y 101 del Tratado de Funcionamiento de la Unión Europea (TFUE).

En primer lugar, se prohíbe toda conducta multilateral que pueda afectar a la competencia (lo que denomina la ley "acuerdo" o "práctica concertada o conscientemente paralela"). Resulta indiferente para la existencia de tal ilícito que derive de un acuerdo expreso; así, el carácter pragmático del Derecho de Defensa de la Competencia implica que el concepto de «conducta bilateral» pueda estar referido tanto a contratos como a prácticas concertadas o conscientemente paralelas, incluso a acuerdos sin obligatoriedad (*gentlemen´sagreetments*). La única condición para la existencia de esta clase de conductas prohibidas es la existencia de dos o más unidades económicamente independientes. En este sentido, los acuerdos adoptados en el seno de un grupo de empresas quedan excluidos en principio del sistema sancionador del Derecho de Defensa de la Competencia, al ser considerados actos de gestión u ordenación interna. La misma independencia económica debe ser determinada en los supuestos de acuerdos entre un operador económico y sus distribuidores.

Como prácticas colusorias más habituales en el mercado de los medicamentos se estudian a continuación las tres siguientes: a) acuerdo o práctica de doble precio; b) acuerdo o práctica de demora en la comercialización del genérico; y c) acuerdo o práctica de planificación del suministro de medicamentos. Debe advertirse que la calificación del acuerdo o práctica como anticompetitiva dependerá de la concreta situación de hecho, representando líneas generales del ilícito las establecidas a continuación.

2. Acuerdo o práctica de doble precio

En el mercado de la distribución de medicamentos el *doble precio* es conocido como la imposición[7] (encubierta bajo la forma de un acuerdo) por

[7] En el caso de que se demostrara la imposición debe advertirse que la ilicitud *antitrust* podría encauzarse a través del abuso de posición dominante, en el caso de que de los demás elementos de hecho se comprueben los elementos del ilícito.

parte de una empresa farmacéutica sobre sus distribuidores (mayoristas) de una política de precios diferentes en función de si dicho mayorista distribuya el medicamento en el país considerado (*reventa nacional*) o en otros países (*exportación*), aplicándose en este último caso precios más elevados[8]. Se trata, por tanto, de la exigencia de una lista de precios diferentes en función del destino de la distribución del medicamento, realizada siempre de acuerdo con el sistema establecido por las autoridades sanitarias implicadas. Aunque no de forma absoluta, *a priori*, supone una forma o modalidad de restricción injustificada del comercio paralelo de medicamentos.

Esta conducta concurrencial ha sido considerada periódicamente por diversas Autoridades de Competencia debido a su posible efecto negativo sobre el mercado, al ser proclive a restringir la competencia. Se trata de una conducta realizada en distintos mercados, no resultando exclusiva de la distribución farmacéutica; no obstante es en este ámbito donde se ha presentado con mayor claridad y sobre el que las Autoridades de Competencia se han pronunciado más profusamente.

La Comisión Europea ha tratado la problemática del doble precio en general desde hace mucho tiempo. Una primera Decisión de la Comisión es la 72/403/CEE en los asuntos IV/26.894 26.876 y 26.892 - Pittsburgh Corning Europe/Formica Belpgium/Hertel (DO L 272 de 5.12.1972, p. 35), en la que se consideró que la discriminación de precios en función del Estado de destino era contrario al entonces artículo 85 (hoy 101) del Tratado. Otra Decisión relevante sobre este tema en aquella época es la 78/163/CEE de la Comisión en el asunto *Distillers Company Limited*, donde se probó la aplicación de distintos precios a los mismos clientes en función de que las bebidas espirituosas se destinasen a la exportación o al consumo en el Reino Unido. La Comisión resolvió que dicha práctica constituía "claramente un intento de impedir las importaciones paralelas procedentes del Reino Unido en los demás países de la Comunidad, con el mismo objeto que una prohibición formal de exportación, y pueden considerarse la manera más eficaz de disuadir las exportaciones". Ciertamente, se consideró como restricción más teórica que real, al no haberse comprobado unos efectos reales sobre el mercado, por lo que finalmente no se consideró suficiente como para implicar un comportamiento jurídicamente reprochable. Posteriormente, la Comisión también ha tratado esta problemática en sus Decisiones 82/203/CEE (asunto *Moët et Chandon*) y 91/335/CEE (asunto *Gosme/Martell/DMP*). En la primera se consideró como una restricción a las exportaciones la prohibición de aplicar los precios de un catálogo de

---

[8] En este sentido, *vid.* GARCÍA VIDAL, A., "El comercio paralelo de medicamentos", *CDT*, octubre 2013, Vol. 5, nº 2, p. 325. Sobre la práctica de doble precio también OTERO GARCÍA-CASTRILLÓN, C., "Importaciones paralelas de productos farmacéuticos y Derecho de la Competencia", *NUE*, vol. 241, febrero 2005, pp. 49-64.

champán a su venta fuera del Reino Unido, mientras en la segunda consideró anticompetitivo la aplicación de descuentos en precios sólo para la distribución interna (en Francia), lo que encarecía injustificadamente las exportaciones.

En el ámbito de la distribución farmacéutica, la Comisión Europea ha tratado esta realidad en su relevante Decisión de 8 de mayo de 2001[9], donde estudia la compatibilidad con el artículo 81 del Tratado (actual 101 TFUE) de las condiciones de venta de una importante empresa farmacéutica (*GlaxoWellcome SA*) aplicadas a las especialidades farmacéuticas suministradas a mayoristas españoles. Dichas condiciones de venta dependían de si los medicamentos se encontraran financiados con cargo a fondos de la Seguridad Social española o a fondos estatales españoles afectos a la sanidad, y, además, fuesen comercializados posteriormente con carácter nacional, esto es, a través de oficinas de farmacia u hospitales españoles. En estas condiciones se establecía que el precio de venta de dichas especialidades no superaría "en ningún caso el precio industrial máximo que fijen las Autoridades sanitarias españolas". En cambio, en los demás supuestos, se establecía una libertad aparente, pues la empresa farmacéutica fijaría (proponiéndolo así a las autoridades competentes) el precio "de acuerdo con criterios económicos reales, objetivos, no discriminatorios y siempre con total independencia del destino que dé a las mismas el almacén adquirente".

La Comisión concluyó que dichas condiciones de venta tenían por objeto y efecto restringir la competencia y afectar al comercio entre Estados miembros en un grado apreciable en el sentido del apartado 1 del artículo 81 del Tratado, y que, además, no cumplían las condiciones para obtener una exención de conformidad con el apartado 3 del artículo 81. Esta Decisión fue recurrida a otras instancias: en un primer momento ante el Tribunal de Primera Instancia[10] (hoy Tribunal General) y, posteriormente ante el Tribunal de Justicia (Sentencia de 6 de octubre de 2009, *GlaxoWelcome*). El Tribunal de Primera Instancia dictó Sentencia el 27 de septiembre de 2006 (GlaxoSmithKline Services/Comisión, T-168/01), anulando parte de la Decisión de la Comisión; posteriormente, el Tribunal de Justicia se pronunció sobre esta cuestión en su Sentencia de 6 de octubre de 2009 (Asunto C-501/06 P - GlaxoSmithKline Services y otros/ Comisión y otros. Rec. 2009 I-09291), desestimando los distintos recursos de

---

[9] Decisión 2001/791/CE, asuntos IV/36.957/F3 GlaxoWellcome (notificación), IV/36.997/F3 Aseprofar y Fedifar (denuncia), IV/37.121/F3 SpainPharma (denuncia), IV/37.138/F3 BAI (denuncia) y IV/37.380/ F3 EAEPC (denuncia), publicada en DOCE L 302/1, de 17 de noviembre de 2001. Debe recordarse que el 6 de marzo de 1998 GLAXO notificó a la Comisión las condiciones generales de venta de los medicamentos fabricados en España (con sus dos listas de precios diferentes). En esta notificación, GLAXO solicitaba una declaración negativa o, en su defecto, una autorización singular.

[10] Sentencia de 27 de septiembre de 2006 (*GlaxoSmithKline ServicesUnlimited* contra Comisión de las Comunidades Europeas), T-168/01, Rec. 2006, p. 2969.

casación. Entre los diversos aspectos tratados, destaca en este punto la afirmación de que "un acuerdo dirigido a limitar el comercio paralelo «tiene por objeto restringir la competencia»[11] y es aplicable al sector farmacéutico"[12]. Cuestión distinta es si dicha práctica es exonerable de acuerdo con lo establecido en el artículo 81.3 (hoy 101.3 TFUE)[13]. En este sentido, se señala que el artículo 81 (101 TFUE) "está dirigido a proteger no sólo los intereses directos de los competidores o consumidores, sino la estructura del mercado y, de este modo, la competencia en cuanto tal. Por lo tanto, la comprobación de que un acuerdo tiene un objeto contrario a la competencia no puede estar supeditada a que los consumidores finales se vean privados de las ventajas de una competencia efectiva en términos de abastecimiento o de precios". El Tribunal de Justicia admite, pues, que es posible que la prohibición pueda quedar exonerada (permitiéndose el doble precio), pero para ello habría que justificar debidamente los aspectos requeridos en el artículo 101.3 del Tratado de Funcionamiento (no sólo en relación con consumidores). Además, creemos que debe estudiarse en el caso concreto la existencia o no de exención en virtud de los criterios establecidos en el Reglamento 330/2010 de la Comisión de 20 de abril de 2010 relativo a la aplicación del artículo 101, apartado 3, del

---

[11] En este sentido, debe recordarse que las denominadas "prohibiciones por el objeto" deben ser interpretadas restrictivamente por las Autoridades de Competencia. Como recuerda el Tribunal de Justicia en su Sentencia de 11 de septiembre de 2014 (asunto C-67/13 P Groupement des cartesbancaires (CB) / Comisión) "el concepto de restricción de la competencia «por el objeto» sólo puede aplicarse a ciertos tipos de coordinación entre empresas que revelen un grado de nocividad para la competencia suficiente para que se pueda considerar innecesario el examen de sus efectos". En estos supuestos graves de distorsión objetiva se observa "un grado de nocividad para la competencia suficiente para que pueda considerarse innecesario el examen de sus efectos" (véanse, en ese sentido, en especial, las Sentencias Société TechniqueMinière, 56/65, EU:C:1966:38, 359 y 360; BIDS, EU:C:2008:643, apartado 15, y Allianz HungáriaBiztosító y otros, C-32/11, EU:C:2013:160, apartado 34 y jurisprudencia citada).

[12] Considerando 60 de la Sentencia del TJUE. Había, no obstante, argumentos del Tribunal de Primera Instancia que el Tribunal de Justicia no compartía, no siendo ello suficiente para casar la Sentencia por temas procesales. Así, según el Tribunal de Primera Instancia, la ilicitud de la práctica de doble precio no debía ser calificada como una prohibición por el objeto, sino que el carácter anticompetitivo de la práctica debería depender de los efectos de la misma: "no puede deducirse el carácter restrictivo de la competencia de dicho acuerdo de la sola lectura contextualizada de los términos de dicho acuerdo, de tal modo que deben necesariamente considerarse sus efectos". El Tribunal de Justicia puso de manifiesto que "al supeditar la existencia del objeto de contrario a la competencia a la prueba de que el acuerdo conlleve inconvenientes para los consumidores finales y al no declarar que existe tal objeto en lo que respecta al referido acuerdo, el Tribunal de Primera Instancia incurrió en error de Derecho".

[13] Según el TJUE, "en lo que respecta a la afirmación del Tribunal de Primera Instancia según la cual aun cuando deba considerarse en principio que un acuerdo celebrado para limitar el comercio paralelo tiene por objeto restringir la competencia, sólo será efectivamente así si puede presumirse que priva a los consumidores finales de las ventajas que aporta la competencia efectiva en términos de aprovisionamiento o de precios, procede señalar que ni el tenor literal del artículo 81 CE, apartado 1, ni la jurisprudencia permiten corroborar tal afirmación".

Tratado de Funcionamiento a determinadas categorías de acuerdos verticales y prácticas concertadas (DOUE L 102, de 23 de abril de 2010), especialmente en sus artículos 2 y 4.

En el ámbito interno español (mercado afectado en el asunto *Glaxo*), el Tribunal de Defensa de la Competencia (hoy Comisión Nacional de los Mercados y la Competencia (CNMC) suspendió cautelarmente la aplicación del sistema del doble precio (por *Glaxo*) durante varios períodos, con el objeto de conservar el nivel de competencia preexistente (Resoluciones de 16 de octubre de 1998 y 19 de julio de 1999). Una de las conductas que motivaron esta Resolución fue la de "establecer en las condiciones generales de venta dos listas de precios distintos según las especialidades farmacéuticas se destinen a la distribución en España o a la exportación".

Por otra parte, la Comisión Nacional de Competencia (CNC) puso de manifiesto la diferenciación entre el establecimiento de un doble precio por voluntad exclusiva del laboratorio, por una parte, y la existencia de un doble precio como consecuencia de la intervención estatal en los precios de los medicamentos.

Antes de exponer las consecuencias de esta diferenciación, debe recordarse que en gran parte de los sistemas el precio no presenta la nota de libertad en todos los medicamentos, al estar intervenido por la Administración en el ámbito de las especialidades farmacéuticas que vayan a ser incluidas en la prestación farmacéutica del Sistema Nacional de Salud y que se dispensen, a través de receta oficial. El sistema de fijación del precio depende, por tanto, de la naturaleza de cada medicamento y de su sujeción a intervención administrativa[14]. En este sentido, la Recomendación 6ª de la Comunicación de la Comisión al Consejo, al Parlamento Europeo, al Comité Económico y Social y al Comité de las Regiones, de 1 de julio de 2003, establecía que "la Comisión y los Estados Miembros deberán garantizar el principio de que la capacidad de cada Estado miembro para regular los precios en la UE únicamente afectarán a los medicamentos que adquiera o reembolse el Estado. Deberá establecerse la plena competencia de los medicamentos que no reembolsen los sistemas estatales y los que se vendan en los mercados privados".

Teniendo en cuenta esta especialidad en la fijación de precios de algunos medicamentos, puede darse el supuesto de la existencia de un "doble precio" que derive de las voluntades del laboratorio y de la Administración. Así, la fijación de un único precio por parte del laboratorio y la formación de un "segundo precio" como consecuencia de la intervención estatal pueden derivar en

---

[14] Debe recordarse que con anterioridad a la Ley 66/1997, de 30 de diciembre, de Medidas Fiscales, Administrativas y del Orden Social, la intervención en el precio era para todo tipo de medicamento distribuido en España. Dicha norma liberalizó el precio de las especialidades farmacéuticas no financiadas con cargo a fondos de la Seguridad Social o a fondos estatales afectos a la Sanidad y que no tengan la calificación de publicitarias (*vid*. disposición transitoria novena de dicha norma).

la *praxis* en precios distintos en función del destino del medicamento (precio intervenido para su distribución nacional y precio libre para su exportación). Esta posible formación sobrevenida del doble precio fue puesta de manifiesto y tratada en España por la CNMC en su Resolución de 21 de mayo de 2009 (Expte. 2623/05, *SpainPharma*). En este caso, se decidió no incoar procedimiento sancionador y archivar las actuaciones seguidas por la Dirección de Investigación como consecuencia de la denuncia presentada por supuestas prácticas restrictivas de la competencia prohibidas por el artículo 1 de la LDC y 81 del Tratado de la Comunidad Europea, al considerar que en los hechos que se denuncian no se apreciaban indicios de infracción. En este sentido, la CNMC afirma que no se estableció un doble precio de los medicamentos en función del destino de los mismos, sino que se fijó un único precio que cambia por el precio intervenido una vez le demuestran los distribuidores que el medicamento ha sido dispensado en territorio nacional. En este mismo sentido se pronuncia la CNMC en su Resolución de 14 de septiembre de 2009[15].

Con posterioridad, la Audiencia Nacional anula parcialmente estas resoluciones, aunque sin decantarse claramente sobre la licitud/ilicitud de la conducta en sí (Sentencias de 13 de junio de 2011 y 5 de diciembre de 2012[16]). El último pronunciamiento del Tribunal Supremo es de 4 de marzo de 2016 (519/2016), en el que desestima el recurso de casación contra la sentencia de la Audiencia Nacional de 5 de diciembre de 2012. El Tribunal Supremo resuelve que "no son acertadas las específicas razones que según la CNC eran determinantes del archivo de las actuaciones derivadas de la denuncia formulada por la mercantil, con el objeto de que se proceda a evaluar, a la luz de la doctrina jurisprudencial del Tribunal de Justicia de la Unión Europea y de esta Sala de lo Contencioso-Administrativo del Tribunal Supremo, si la política de precios llevada a cabo por los laboratorios recurrentes constituye una conducta restrictiva de la competencia que obstaculiza el comercio de exportación de productos farmacéuticos entre los Estados miembros, sin prejuzgar, sin embargo, las conclusiones que puede efectuar la CNC respecto de la existencia de una conducta prohibida sancionable". Con posterioridad a éstas decisiones

[15] Expte. S/0017/07 EUROPEAN ASSOCIATION OF EURO-PHARMACEUTICAL COMPANIES (EAEPC) vs. Laboratorios Farmacéuticos.

[16] Se establece que "habida cuenta del contexto jurídico y económico en que se desarrolla la actividad de distribución de medicamentos en el mercado nacional y en el mercado interior, los contrato de suministro formalizado entre los laboratorios farmacéuticos y algunos distribuidores mayoristas, que incluye un sistema de doble precio selectivo, puede indiciariamente perseguir obstaculizar el comercio paralelo en el interior de la Comunidad y, en consecuencia, por su objeto, restringir la competencia, lo que determina que sea necesario verificar si posee un suficiente grado de nocividad respecto de los intereses tutelados en el Derecho de la Competencia y examinar sus efectos para valorar si se ha restringido o falseado de forma sensible la competencia en el referido sector".

judiciales, la CNMC declaró en su resolución de 29 de enero de 2017 que el sistema de doble precio no era ilícito en el supuesto de precios intervenidos.

3. Acuerdo o práctica de demora en la comercialización del genérico

Un ámbito en el que aparecen con frecuencia conductas proclives al falseamiento de la competencia es el mercado de los medicamentos genéricos[17], segmento muy relevante del mercado farmacéutico[18]. La coexistencia de "empresas originarias" (o "innovadoras"), que tienen la exclusiva respecto a un medicamento por un tiempo limitado, y "empresas de genéricos", implica la existencia de intereses divergentes que en sí es positiva para la competencia. Sin embargo, estos beneficios para la colectividad no lo son siempre para el interés exclusivo de las empresas originarias o innovadoras, cuya exclusividad es temporal. De hecho, en numerosas conductas estudiadas por las Autoridades de la Competencia subyace la intención de alargar el tiempo de exclusiva que sobre un medicamento tiene la empresa originaria mediante la realización de prácticas que en ocasiones son calificadas como ilícitas[19] Esta calificación se ha hecho depender en Estados Unidos de la aplicación de la "rule of reason"[20], muy presente en el sistema estadounidense. Así, la *SupremeCourt* de Estados Unidos puso de manifiesto que esta clase de conductas son proclives a ser ca-

[17] Como recuerda la Resolución de la CNMC de 23 de enero de 2014 (Expte. S/0437/12), "los medicamentos genéricos son medicamentos con las mismas características técnicas e intercambiables con los correspondientes medicamentos originales ("medicamentos de referencia"), y que son comercializados una vez han caducado las patentes de éstos".

[18] Como constata la CNMC (res. de 23 de enero de 2014), "del mercado farmacéutico total en España, se estima que el 45% corresponde a productos no protegidos por patentes ("mercado no protegido"), siendo posible la introducción de genéricos que compitan con los originales en este segmento". Además, "en España operan cerca de 100 laboratorios de genéricos, que facturan conjuntamente en torno a 1406 millones de euros. Este mercado se caracteriza por la coexistencia, en el lado de la oferta, de grandes empresas que comercializan una amplia gama de productos, y pequeños laboratorios que ofertan una cartera muy reducida y compiten principalmente en precio. AESEG es la asociación que agrupa a los principales productores de medicamentos genéricos en España, con una representación sectorial de más del 96% (en valor)".

[19] Sin embargo, estas prácticas de alargamiento de la vida legal de la patente no siempre es considerada ilícita. Así, por ejemplo, la CNC resolvió en su Resolución de 25 de abril de 2011 (Expte. S/0228/10, *As. Novartis*) no incoar procedimiento sancionador y archivar las actuaciones reservadas al no apreciarse en los hechos investigados indicios de infracción de los artículos 2 y 3 de la LDC. En este caso, la denunciante sostuvo que el ejercicio contra ella y contra otros laboratorios de una demanda judicial constituía una conducta de abuso de posición dominante por cuanto no tendría otro objetivo que entorpecer o retrasar la comercialización de su genérico una vez expirada la patente.

[20] Sobre la aplicación de la *rule of reason* en nuestro sistema vid. MIRANDA, L.M., "La *rule of reason* en el Derecho de la Competencia: a propósito de la transmisión de empresas", *Estudios de Derecho Mercantil en homenaje al Profesor Manuel Broseta Pont*, II, [Tirant lo blanch], Valencia, 1995, pp. 2315-2352. En este mismo sentido vid. resoluciones del TDC de 2 de marzo de 1993 (asunto *IciPaints España SA* -RJAC 1993/756) y de 15 de septiembre de 1993 (asunto *Pentaservice*-RJAC 1993/1691).

lificada como anticompetitivas en el caso *Federal TradeCommission v. Actavis, Inc.* (nº 12-416, de 17 de junio de 2013)[21]. En concreto, se refería a los denominados "Reverse payment" realizados al amparo de la *Hatch-WaxmanAct*.

Dentro de este contexto, y entre las conductas que pueden tener más incidencia negativa para la competencia, se halla el acuerdo de pago por la demora en la comercialización del genérico (conducta conocida como *reverse exclusionary payments ettlements* o simplemente *pay for de lay*)[22]. Se trata de una práctica en la que la empresa originaria compensa económicamente a la empresa de genéricos con el objeto de que comercialice dicho genérico (*genericdrug*) pasado el tiempo pactado, de forma que la exclusividad en la distribución del medicamento originario (*brandname*) tenga una duración superior a la correspondiente patente. Los beneficios de esta práctica resultan evidentes para las empresas implicadas, pues mientras la empresa originaria tiene más tiempo la exclusiva sobre el medicamento (por tanto sobre su distribución), la empresa del genérico ingresa una interesante compensación por su "no hacer", por su no concurrencia al mercado; esta compensación suele ser superior al beneficio que durante el tiempo de espera hubiera tenido con la distribución y comercialización del genérico. Es muy probable que sobre esta conducta se observen efectos sobre la competencia y, acumuladamente, sobre el interés del consumidor, llegándose a calificar en dichos supuestos la conducta anticompetitiva. Hay que tener en cuenta que la entrada de medicamentos genéricos implica una efectiva bajada de precio de los precios en el mercado relevante, muy positiva para pacientes, a la vez que genera un marco de competencia deseable. La realización de tales prácticas supone un mantenimiento artificial de precios elevados, no derivados del juego competitivo.

La preocupación de la Comisión por esta clase de prácticas se puso ya de manifiesto durante 2008 y 2009, años en los que se realizaron investigaciones sectoriales sobre el mercado de productos farmacéuticos de la Unión Europea (sobre todo en relación con las patentes y sus relaciones con los genéricos) desde el punto de vista de las normas sobre competencia. Se temían las posibles restricciones a la competencia debidas a una disminución de la innovación, medida por el número de medicamentos nuevos aparecidos en el mercado y a

---

[21] Sobre este caso resulta interesante CARRIER, M., "HowNot to ApplyActavis", *NULR*, Vol. 108, 2014 (puede consultarse en http://papers.ssrn.com/sol3/papers.cfm?abstract_id=2524633). Además, deben también consultarse decisiones que no siguen la "doctrina" Actavis y suyo seguimiento por más tribunales puede hacer descender la protección frente a estas conductas en Estados Unidos (a este respecto, CARRIER, M., "U.S. Courtissuesconcerningrulingondrugpatentsettlements (Loestrin)", *e-CompetitionsBulletin*, nº 69705., octubre 2014 (puede consultarse en http://papers.ssrn.com/sol3/papers.cfm?abstract_id=2533728).

[22] Vid. STAKHEYEVA, H., "Competition Law v Patent Settlement Agreements in Pharmaceutical Sector", *GCLR*, 2014, Vol. 7, Issue 3/2014, pp. 173-179.

casos de retraso en la comercialización de medicamentos genéricos con respecto al calendario previsto. En este sentido, según las primeras conclusiones, "las empresas originarias desarrollaban y practicaban estrategias defensivas sobre patentes en primer lugar para bloquear el desarrollo de nuevos productos de la competencia. Esto puede suponer obstáculos para la innovación, en forma de mayores costes para las empresas farmacéuticas de la competencia (por ejemplo, cánones), o de retrasos". En el último informe de monitorización sobre estas cuestiones (publicado el 5 de diciembre de 2014), la Comisión pone de manifiesto un descenso de esta clase de prácticas que puedan dar lugar a preocupaciones *antitrust*, lo que demuestra una mayor conciencia por parte de las empresas del sector acerca de las prácticas potencialmente problemáticas de la industria, hecho que supone sin duda es una buena noticia para los consumidores y el mercado. Además, se pone de manifiesto por parte de la Comisión que esta práctica entre empresas originarias y empresas de genéricos se incluye en una categoría más amplia de acuerdos o prácticas sobre patentes que en numerosas ocasiones no genera problemas para la competencia.

La detección y sanción de estas conductas se han empezado a generalizar en los últimos tiempos, pues la Comisión ha impuesto multas relevantes muy recientemente por estimar anticompetitiva la realización de dichas prácticas en varios asuntos[23]. Así, en su Decisión de 19 de junio de 2013 (As. *Lundbeck*) la Comisión sanciona tanto a la empresa originaria como a las empresas de genéricos con elevadas multas, por entenderse probada la existencia de un acuerdo para retrasar la entrada en el mercado de genéricos de citalopram (medicamento antidepresivo). Posteriormente, en su Decisión de 10 de diciembre de 2013 (As. *Johnson & Johnson*), se vuelve a sancionar por prácticas de demora del genérico de fentanilo (analgésico); su fabricante original vio cómo su patente expiraba en los Países Bajos y acordó la suspensión de la distribución con una empresa que estaba a punto de comercializar el correspondiente genérico (el parche genérico de fentanilo). Por último, la Comisión también ha impuesto importantes multas (más de 400 millones de euros) por esta clase de prácticas en su Decisión de 9 de julio de 2014 (As. *Servier*), donde se estima probada la existencia de acuerdos para retrasar durante al menos 4 años (2003-2007) la entrada de genéricos de perindopril (medicamento contra la hipertensión). En el ámbito de los derechos internos también ha sido sancionada recientemente esta práctica, como lo demuestra la sanción impuesta en Reino Unido en relación con el medicamento seroxat (febrero 2016).

---

[23] Debe advertirse que en otros sistemas son muy numerosos los conflictos judiciales con esta controversia. Así, es cada vez más habitual en los Estados Unidos, donde este mismo año son varios los casos *sub iúdice*. En este sentido, por ejemplo, pueden destacarse, por ejemplo, el caso del Lipitor (contra el colesterol) en la Corte de Distrito de EE.UU., Distrito de Nueva Jersey, No. 3: 12-cv-02389 (As. *Pfizer and Ranbaxy*).

4. Acuerdo o práctica de planificación del suministro de medicamentos

Una de las conductas colusorias más dañinas para la competencia, perteneciente a las denominadas *hard core restrictions*, es el "reparto de mercado", prohibido categóricamente por normas internas y europeas (artículos 1.e.c de la LDC y 101.1 del Tratado de Funcionamiento)[24]. El Tribunal Supremo ha calificado a dicha práctica como conducta que restringe la competencia por su objeto, "sin necesidad de ninguna acreditación sobre sus efectos" (Sentencia del Tribunal Supremo 5343/2013, Sala de lo Contencioso, de 6 de noviembre de 2013).

En el ámbito de la distribución farmacéutica, la CNC tuvo la ocasión de pronunciarse sobre prácticas de esta naturaleza en su Resolución de 14 de abril de 2009 (Expte. 639/08 Colegio Farmacéuticos Castilla-La Mancha). La CNC declaró la existencia de una conducta restrictiva de la competencia consistente en un acuerdo entre el Servicio de Salud de Castilla-La Mancha (SESCAM) y el Consejo de Colegios de Farmacéuticos por virtud del cual los Colegios Oficiales de Farmacéuticos de Castilla-La Mancha establecerían, entre las oficinas de farmacia que lo deseasen, turnos rotatorios para el suministro directo a los centro socio sanitarios públicos y privados de la prestación farmacéutica incluida en el Sistema Nacional de Salud. Esta conducta "produce un reparto del mercado que no resulta exento de la prohibición del artículo 1.1 de la LDC en virtud del artículo 2.1 de la LDC".

Entre las justificaciones aducidas por las empresas implicadas para la implementación de este sistema se defiende que el beneficio que se obtiene con el acuerdo repercute directamente en el ciudadano y supone un relevante aporte económico para el sistema de salud, así como beneficios para las farmacias que se adhieran al acuerdo. Asimismo, el sistema rotatorio permite poner fin a determinadas prácticas prohibidas pero realizadas por titulares de oficinas de farmacia, como la realización de determinados descuentos, ventas masivas, y ventas a domicilio de medicamentos.

Teniendo en cuenta estas alegaciones, la CNC consideró que la práctica "limita la libertad de elección de los centros y la libertad de empresa de las farmacias que, por ello, no tendrán incentivos en mejorar la calidad del servicio que prestan a los centros socio sanitarios –dentro del cual hay que incluir

[24] Además, su realización está prohibida a pesar de que no presente una gran dimensión o repercusión para la competencia. En este sentido, el artículo 2 del RD 261/2008, de 22 de febrero, por el que se aprueba el Reglamento de Defensa de la Competencia, lo considera "conducta excluida del concepto de menor importancia". Asimismo, la legislación de competencia reserva para los mismos las sanciones más severa (*vid.* punto 23 de las Directrices para el cálculo de las multas impuestas en aplicación del artículo 23, apartado 2, letra a), del Reglamento (CE) no 1/2003 (2006/C 210/02)).

el cumplimiento de sus obligaciones asistenciales–, en perjuicio directo de la atención farmacoterapéutica que deben recibir los pacientes ingresados en los centros socio sanitarios"[25]. Además, se establece que "no se puede considerar como irrelevante una conducta, como el referenciado turno rotatorio entre farmacias, que cercena el escaso margen de libertad de competencia que legalmente puede existir entre estos operadores económicos, impidiéndoles competir por hacerse, en base a su mejor servicio, con el suministro directo de la prestación farmacéutica a los centros socio sanitarios de Castilla-La Mancha". Esta Resolución ha sido confirmada por la Sentencia de la Audiencia Nacional de 6 de junio de 2012 (Sala de lo Contencioso, sección sexta), que resuelve que "es incuestionable que la conducta que enjuiciamos restringe la competencia en un mercado ya de por si restringido, lo que impide afirmar que no existe afección significativa del mercado". Asimismo, la Resolución de la Audiencia Nacional es confirmada por el Tribunal Supremo en su Sentencia de 9 de marzo de 2015 (recurso de casación 294/2013)[26].

---

[25] Como se establece en la Resolución citada, en particular, el Consejo no observa cómo el acuerdo por el que los Colegios de farmacéuticos establecen turnos rotatorios contribuye a "mejorar la producción o la comercialización y distribución de bienes y servicios o a promover el progreso técnico y económico". Coincide el Consejo con la DI en que tras este acuerdo las farmacias ya no van a poder competir (en base a la calidad en el servicio y en calidad, amplitud de surtido y precios de artículos de ortopedia y parafarmacia) para convertir al centro socio sanitario de la zona en su cliente, puesto que el turno le garantiza una situación monopolística durante un período de tiempo concreto. Por ello, lejos de promover una mejora en la calidad del servicio prestado por las oficinas de farmacia, el establecimiento de turnos rotatorios desincentiva que el farmacéutico se esfuerce e invierta recursos en mejorar la prestación farmacéutica dispensada directamente a estos centros, pues sea cual sea la calidad de su servicio el destinatario es cliente cautivo de la farmacia, convertida en monopolista por virtud del turno territorial creado por el Colegio, con sus efectos perniciosos también sobre el bienestar del residente y destinatario de la prestación farmacéutica.

[26] Resulta interesante apuntar que uno de los argumentos del Consejo de Colegios Oficiales de Farmacéuticos sobre los que expresamente se pronuncia el Tribunal Supremo era que la conducta examinada se encontraba amparada en el artículo 4.1 de la LDC , que excluye de su ámbito de aplicación las conductas que resulten de la aplicación de una ley. Ante esta afirmación, el Tribunal Supremo resuelve que "no existe una norma legal que determine que sólo las farmacias más cercanas dispensen medicamentos a las residencias sanitarias, y, menos aún, que deban hacerlo en régimen de turnos rotatorios. Por tanto, no es en una norma legal sino en el acuerdo al que se refiere la controversia donde se establece ese régimen de dispensación y de turnos rotatorios. Pues bien, el hecho de que el Consejo de Colegios Oficiales de Farmacéuticos y el Servicio de Salud de Castilla La Mancha alcanzasen ese acuerdo no implica que, por el mero hecho de haber actuado una y otra entidad en el ejercicio de sus respectivas atribuciones, el acuerdo alcanzado sea sin más conforme con el derecho de la competencia. Dicho de otro modo, las normas que regulan las atribuciones Servicio de Salud de Castilla La Mancha y el ámbito de actuación Consejo de Colegios Oficiales de Farmacéuticos pueden amparar que dichas entidades alcancen y formalicen acuerdos; pero el contenido de tales acuerdos no debe considerarse necesariamente ajustado a derecho, desde la perspectiva del derecho de la competencia, por la sola invocación del artículo 4.1 de la Ley 15/2007, de Defensa de la Competencia (antes, artículo 2.1 de la Ley 16/1989, de 17 de julio de Defensa de la Competencia). Este precepto tiene un alcance mucho

A pesar de esta rotundidad por parte de la CNC, Audiencia Nacional y Tribunal Supremo, debe señalarse algún supuesto en el que los turnos rotatorios han sido considerados adecuados por parte tanto de la CNMC como de resoluciones de origen autonómico.

En primer lugar, una de las circunstancias que podría legitimar la existencia de turnos rotatorios es su establecimiento por voluntad exclusiva de los centros sanitarios, sin participación de farmacias o colegios profesionales. En este sentido, la CNMC decide en su Resolución de 25 de septiembre de 2014 (Expediente Sancionador S/DC/0514/14, Asunto Turno Rotatorio de Farmacias) no incoar procedimiento sancionador, entre otras razones, porque, aun cuando se constató que el sistema implantado por los centros socio-sanitarios era de turnos rotatorios entre las oficinas de farmacia de la misma población, se había acreditado que dichos turnos eran decisión libre de la Dirección del Centro y se justificaban por los Centros con base a criterios de eficiencia y solidaridad.

En segundo lugar, se han observado también turnos rotatorios que partían de la iniciativa de alguna Consejería autonómica. Es el caso concreto establecido en la Resolución de de 10 de septiembre de 2013, del Director Gerente de los Establecimientos Residenciales para Ancianos de Asturias, relativa a proceso de pública concurrencia para el suministro y dispensación farmacéutica a residentes de los establecimientos residenciales adscritos a los citados Establecimientos, por parte de oficinas de farmacia (Boletín Oficial del Principado de Asturias nº 2013, de 13 de septiembre). Esta Resolución pretende "obtener un sistema rotatorio, de carácter temporal, con respeto en todo caso a la libertad de elección del residente, la voluntariedad de permanencia en el sistema y la libertad de empresa de las oficinas, compatible con la operatividad y eficacia de los procesos organizativos y asistenciales de los propios establecimientos residenciales, que no podrán verse menoscabados, enmarcado todo ello en los principios de transparencia, concurrencia y voluntariedad"[27].

III. PRÁCTICAS ABUSIVAS EN EL MERCADO DEL MEDICAMENTO

1. Preliminar

Tanto el Derecho de la UE (art. 102 TFUE) como el Derecho Interno (art. 2 LDC) prohíben "la explotación abusiva por una o varias empresas de su

más circunscrito, pues se refiere a conductas que por sí mismas estarían incursas en el artículo 1 de la propia Ley pero que, por estar contempladas en una Ley o en las disposiciones reglamentarias dictadas en su ejecución, quedarían amparadas frente a las prohibiciones que enumera el citado artículo 1".

[27] Este artículo lo ha elaborado el autor como miembro de la UNESCO Chair in Bioethics and Medical Law Network. University of Haifa (Unidad para España).

posición de dominio en todo o en parte del mercado nacional o comunitario". Esta prohibición es automática y absoluta, al no admitirse exenciones. Los elementos constitutivos de esta prohibición son dos: *posición dominante*[28]y *explotación abusiva*[29]; previamente es necesario determinar el *mercado relevante*, es decir el ámbito de un *abuso de posición dominante*.

En este ámbito se estudian a continuación tres supuestos abusivos aplicados al ámbito de la industria del medicamento: a) los descuentos en la distribución del medicamento; b) la negativa a la distribución farmacéutica; y c) el desprestigio de medicamentos.

2. Descuentos en la distribución de medicamentos

La realización de descuentos en la comercialización o distribución de mercancías ha sido una práctica que en ocasiones ha sido calificada como ilícita por las Autoridades de Competencia. Aunque la fijación de precios es en principio libre, presentes determinadas circunstancias, puede estimarse que la realización de descuentos o bonificaciones puede distorsionar la competencia en un mercado. En el sistema jurídico del mercado farmacéutico existen, sin embargo, ciertas especialidades que deben tenerse en cuenta antes de decidir sobre la licitud/ilicitud de la realización de descuentos.

En primer lugar, y como se ha adelantado *supra*, el precio no presenta la nota de libertad en todos los medicamentos, al estar intervenido por la Admi-

[28] Este primer elemento de la prohibición se caracteriza por dos notas: *poder económico* e *independencia de comportamiento*. Éstas derivan de la interpretación, por parte de la Comisión y del TJUE, realizada en torno al artículo 102 TFUE, y de la delimitación conceptual existente en nuestro Derecho interno. A falta de una norma al respecto, podría acudirse desde un punto de vista doctrinal al derogado artículo 2.2 de la Ley 110/1963, de represión de las prácticas restrictivas de la competencia, según el que "una empresa goza de posición de dominio cuando para un determinado tipo de producto o servicio es la única oferente o demandante dentro del mercado nacional, o, cuando sin ser la única, no está expuesta a una competencia sustancial en el mismo". Concretando más este concepto, se disponía asimismo que "dos o más empresas gozan de posición de dominio para un determinado tipo de producto o servicio, cuando no existe competencia efectiva entre ellas o sustancial por parte de terceros en todo el mercado nacional o en una parte de él".

[29] En este punto, los arts. 102 TFUE y 2 LDC disponen los principales criterios de determinación mediante enumeración casuística de supuestos de abusos de posición dominante; así, el abuso podrá consistir, en particular, en: a) La imposición, de forma directa o indirecta, de precios u otras condiciones comerciales o de servicios no equitativos. b) La limitación de la producción, la distribución o el desarrollo técnico en perjuicio injustificado de las empresas o de los consumidores. c) La negativa injustificada a satisfacer las demandas de compra de productos o de prestación de servicios. d) La aplicación, en las relaciones comerciales o de servicios, de condiciones desiguales para prestaciones equivalentes, que coloque a unos competidores en situación desventajosa frente a otros. e) La subordinación de la celebración de contratos a la aceptación de prestaciones suplementarias que, por su naturaleza o con arreglo a los usos de comercio no guarden relación con el objeto de dichos contratos.

nistración en el ámbito de las especialidades farmacéuticas que vayan a ser incluidas en la prestación farmacéutica del Sistema Nacional de Salud y que se dispensen, a través de receta oficial[30]. Por tanto, el sistema de fijación del precio dependerá de la naturaleza de cada medicamento y de su sujeción a intervención administrativa[31].

En segundo lugar, el artículo 4.6 del Real Decreto Legislativo 1/2015 establece la prohibición del "ofrecimiento directo o indirecto de cualquier tipo de incentivo, bonificaciones, descuentos, primas u obsequios, por parte de quien tenga intereses directos o indirectos en la producción, fabricación y comercialización de medicamentos a los profesionales sanitarios implicados en el ciclo de prescripción, dispensación y administración de medicamentos o a sus parientes y personas de convivencia", todo ello con el fin de "garantizar la independencia de las decisiones relacionadas con la prescripción, dispensación, y administración de medicamentos respecto de intereses comerciales".

En tercer lugar, se estableció como excepción a la prohibición anterior "los descuentos por pronto pago o por volumen de compras, que realicen los distribuidores a las oficinas de farmacia", pudiendo "alcanzar hasta un máximo de un 10% para los medicamentos financiados con cargo al Sistema Nacional de Salud, siempre que no se incentive la compra de un producto frente al de sus competidores y queden reflejados en la correspondiente factura" (artículo 4.6 del Real Decreto Legislativo 1/2015). No obstante, la disposición final 20.1 de la Ley 48/2015, de 29 de octubre, de Presupuestos Generales del Estado para el año 2016, modificó el citado artículo 4.6, exceptuándose de aquella prohibición, y a partir del 1 de enero de 2016, aquellos "descuentos por pronto pago o por volumen de compras, que realicen los distribuidores a las oficinas de farmacia, siempre que no se incentive la compra de un producto frente al de sus competidores y queden reflejados en la correspondiente factura. Estos descuentos podrán efectuarse para los medicamentos financiados con cargo al Sistema Nacional de Salud, siempre que se lleve un registro mensual de tales descuentos en las empresas titulares de los mismos y en las entidades de distribución, interconectado telemáticamente con el Ministerio de Sanidad,

---

[30] En este sentido, la Recomendación 6ª de la Comunicación de la Comisión al Consejo, al Parlamento Europeo, al Comité Económico y Social y al Comité de las Regiones, de 1 de julio de 2003, establecía que "la Comisión y los Estados Miembros deberán garantizar el principio de que la capacidad de cada Estado miembro para regular los precios en la UE únicamente afectarán a los medicamentos que adquiera o reembolse el Estado. Deberá establecerse la plena competencia de los medicamentos que no reembolsen los sistemas estatales y los que se vendan en los mercados privados".

[31] Debe recordarse que con anterioridad a la Ley 66/1997, de 30 de diciembre, de Medidas Fiscales, Administrativas y del Orden Social, la intervención en el precio era para todo tipo de medicamento distribuido en España. Dicha norma liberalizó el precio de las especialidades farmacéuticas no financiadas con cargo a fondos de la Seguridad Social o a fondos estatales afectos a la Sanidad y que no tengan la calificación de publicitarias (*vid.* disposición transitoria novena de dicha norma).

Servicios Sociales e Igualdad". Como se observa, esta última modificación elimina el límite máximo del 10%.

Teniendo en cuenta este régimen jurídico, y desde el punto de vista de la defensa de la competencia[32], el carácter ilícito de la realización de descuentos o bonificaciones en el ámbito de la distribución farmacéutica dependería de si la correspondiente Autoridad de la Competencia estimase principalmente un abuso de posición dominante (no excluyéndose sin embargo la posibilidad de considerar la existencia de un falseamiento de la competencia por actos desleales)[33].

Independientemente del cumplimiento del artículo 4.6 del Real Decreto Legislativo 1/2015, si el laboratorio o distribuidor tuvieran una posición de dominio en el mercado de referencia podría estimarse la existencia de abuso de posición de dominio[34]. Para decidir su licitud/ilicitud, debe advertirse que

---

32 Debe advertirse que desde la óptica sancionadora de las Autoridades sanitarias podrían derivarse otro tipo de consecuencias jurídicas.

33 Al respecto, de acuerdo con el artículo 3 de la LDC, "La Comisión Nacional de la Competencia o los órganos competentes de las Comunidades Autónomas conocerán en los términos que la presente Ley establece para las conductas prohibidas, de los actos de competencia desleal que por falsear la libre competencia afecten al interés público". Esta norma requeriría que la infracción del artículo 4.6 del Real Decreto Legislativo 1/2015 afectase sensiblemente a la competencia y que la deslealtad derivase de la infracción del artículo 15 de la Ley 3/1991, de Competencia Desleal (LCD). La posibilidad de imponer sanciones como consecuencia de la aplicación de este precepto fue expuesta por la CNMC en su Resolución de 23 de enero de 2014 (Expte. S/0437/12 Especialidades Farmacéuticas Genéricas). Según la CNMC, "el artículo 3 de la LDC prohíbe el falseamiento de la libre competencia por actos desleales. El ofrecimiento a las oficinas de farmacia de descuentos por encima de lo legalmente permitido, con el objeto de incentivar la sustitución en la dispensación del genérico de menor precio por otro de la misma agrupación homogénea fabricado por el laboratorio que oferta el descuento, podría constituir una infracción del citado artículo 3 de la LDC, en la medida en que, primero, constituyera un acto de competencia desleal *ex* artículo 15.1 de la LCD, que define como desleal prevalerse en el mercado de una significativa ventaja competitiva adquirida mediante la infracción de las leyes y, segundo, pudiera falsear la competencia al afectar al interés público. Tal afectación al interés público provendría de que la competencia entre los laboratorios de genéricos no se realizaría en el precio al que ofertan sus productos al Sistema Nacional de Salud, sino en los márgenes que obtienen las oficinas de farmacia, lo que por un lado distorsionaría los objetivos perseguidos por el legislador al fijar la cuantía de los márgenes de la dispensación de medicamentos y, por otro, privaría al Sistema Nacional de Salud de la posibilidad de beneficiarse de la potencial rebaja de su factura farmacéutica".

34 En relación con el mercado relevante en el ámbito de los medicamentos, la Comisión Nacional de la Competencia puso de manifiesto que "se determina por el campo terapéutico al que se aplican siguiendo así el criterio reiteradamente establecido por la Comisión Europea. Entre otros, en el caso Adalat se señala que "a efectos de la presente Decisión el mercado de productos se define aplicando el criterio del uso terapéutico idéntico a los diversos productos competidores". A este respecto, la Comisión viene empleando como referencia la denominada "Clasificación Anatómica Terapéutica" (CAT, o ATC en sus siglas inglesas), reconocida y utilizada por la OMS y por la empresa Intercontinental Medical Statistic (IMS) como punto de partida en la definición de los mercados relevantes". [Decisiones de 10-01-96, As. IV/34.279/F3, Adalat y de 30-03-00, As. IV/M.1835, Monsanto/Pharmacia&Upjhon]". Sobre

la Comisión y el Tribunal de Justicia han distinguido entre tres tipos de descuentos ("cuantitativos", "por exclusividad" y "otros descuentos")[35].

Esta doctrina europea debe ponerse en relación directa con lo establecido en el artículo 4.6 del Real Decreto Legislativo 1/2015, pues con ello se confirma la licitud de los "descuentos por pronto pago o por volumen de compras", teniendo sin embargo más problemas desde el punto de vista de la competencia los demás descuentos. En sintonía con la aplicación de estos criterios, el Tribunal de Defensa de la Competencia (hoy CNMC) consideró ilícitas este tipo de prácticas en el mercado de distribución farmacéutica en su Resolución de 1 de septiembre de 2000 (Expte. 470/99, COFAS). Así, se entendió acreditada la existencia de una conducta restrictiva de la competencia consistente en la implantación, desde una posición de dominio[36], de un "sistema de descuentos por fidelidad" que favorecía el cierre del mercado a los competidores[37]. Dicho sistema no estaba asociado al volumen de compras que realizaban las

---

estos aspectos *vid.* GARCÍA AGUADO, E., "Apuntes sobre desarrollos recientes en torno a la definición de mercado en el sector farmacéutico en la práctica de la Comisión Europea", *RDCD*, nº 6, enero-junio 2010, pp. 199-212.

[35] En este sentido, pueden consultarse la Sentencia TJUE 322/81 NederlandscheBanden-Industrie Michelin v Comisión [1983] ECR 3461 (*'Michelin I'*), apartados 71 a 73) y el asunto C-95/04 P, *British Airways*. contra Comisión [2007] ECR I-2331 ('Caso C-95/04 P, British Airways '), párrafos 62, 63, 65, 67 y 68.

[36] La empresa en posición de dominio es una sociedad cooperativa formada por farmacéuticos, cuyo objeto o actividad principal es la adquisición y distribución, sin ánimo de lucro y para el uso exclusivo de los socios cooperativistas, de especialidades farmacéuticas, productos químicos y farmacéuticos y cuantos otros artículos se relacionan con el ejercicio de la profesión farmacéutica. Dicha empresa ostenta una posición de dominio en el mercado de distribución mayorista de productos farmacéuticos asturiano donde cuenta con la casi totalidad del potencial de compra de los productos vendidos en farmacia en Asturias.

[37] Este sistema consistía básicamente en que, junto a las condiciones económicas generales a que tenían acceso todos los socios que cumplan la obligación de compra mínima establecida en el artículo 9 anteriormente citado (35% de su potencial de compra), se establecía un sistema de ventajas adicionales diferentes para aquellos socios que, siempre según el volumen relativo de adquisiciones sobre su capacidad de compra total anual, comprometieran un determinado porcentaje de las mismas de acuerdo con unos tramos fijados por COFAS, con las siguientes posibilidades: -*Tramo A)*. Cooperativistas que destinen a la Cooperativa más del 90% de su potencial de compra. Tendrán derecho a tres reposiciones al mes y ofertas especiales ilimitadas; "dos dentro de horas diarios" y descuento trimestral de 0,75 sobre toda la facturación o pedido de reposición a 100 días sin cargo financiero. -*Tramo B)*. Cooperativistas que destinen entre el 75 y el 90%. Tres reposiciones al mes, ofertas especiales ilimitadas; "dos dentro de hora diarios". -*Tramo C)*. Aquéllos que destinen entre el 35 y 75% quedan como estaban hasta la fecha con "un dentro de hora diario" y tres reposiciones al mes y en las ofertas especiales pueden pedir proporcionalmente a sus compras en la Cooperativa. -*Tramo D)*. Incluye aquellos socios cuyas compras están por debajo del 35% de su potencial de compra, quienes tendrán acceso a la escala y a las bonificaciones, es decir, a las condiciones ordinarias pero no a los descuentos por dentro de hora ni de reposición ni descuentos especiales. Asimismo, estos socios ven limitado el acceso a determinados servicios que presta la Cooperativa y sus devoluciones irán penalizadas con un 15%.

farmacias, sino al porcentaje del potencial total de compras de las mismas que destinen a la cooperativa sancionada. Se trataba, por tanto, de un sistema en que la concesión del descuento adicional se realizaba por la empresa en posición de dominio con el fin de asegurarse una proporción importante de las compras de sus clientes, pues con dicho sistema las farmacias se verían aún más atraídas a destinar un elevado porcentaje de sus compras a la cooperativa.

3. Negativa a la distribución farmacéutica

La negativa a la distribución de productos es una conducta que tradicionalmente ha sido objeto de atención por el Derecho *Antitrust*. No en vano, los principales artículos de sus normas, nacionales o europeas, prevén la posibilidad de que tal práctica pueda ser considerada anticompetitiva, tanto proceda de conductas bilaterales (acuerdo o similares) como unilaterales (posición de dominio). En este sentido, artículos 1.1.b y 2.2.b de la LDC prohíben la simple limitación de la distribución

A pesar de esto, negarse a distribuir no siempre tiene efectos sobre la competencia, sobre todo cuando se toma como decisión por parte de operadores que tienen poca presencia en el mercado de referencia, de tal forma que no hay riesgo de que la competencia quede afectada por dicha estrategia empresarial. La citada negativa tampoco tiene siempre como intención lesionar el interés del competidor o del consumidor, sino que puede venir dada por las circunstancias económicas de una zona; en este sentido, se ha puesto de manifiesto que "puede suceder que los distribuidores de un determinado medicamento, a la vista de que en un país es más barato que en otro, decidan comercializar la mayor cantidad del producto en el Estado en que el precio es más elevado"[38].

No obstante, cuando la negativa a la distribución se manifiesta en el ámbito de una empresa en posición de dominio el Tribunal de Justicia ha declarado de forma reiterada que "constituye una explotación abusiva de dicha posición dominante cuando, sin ninguna justificación objetiva, pueda dar lugar a la eliminación de la competencia de una empresa con la que se mantienen relaciones comerciales"[39]. Asimismo, una empresa en posición de dominio "no puede dejar de abastecer a un cliente antiguo y que respeta los usos del comercio, cuando los pedidos de dicho cliente no tienen carácter anormal", pues "la negativa de venta limitaría los mercados en perjuicio de los consumidores y constituiría una discriminación que podría dar lugar a la eliminación

[38] GARCÍA VIDAL, A., "El comercio paralelo de medicamentos", *cit.*, p. 318.

[39] En este sentido, las Sentencias de 6 de marzo de 1974, IstitutoChemioterapico Italiano y CommercialSolvents/Comisión, 6/73 y 7/73, Rec. p. 223, apartado 25, y de 14 de febrero de 1978, UnitedBrands y UnitedBrandsContinentaal/Comisión, 27/76, Rec. p. 207, apartado 183.

del mercado de referencia de una empresa con la que se mantienen relaciones comerciales"[40].

En el sector de la distribución farmacéutica, el Tribunal de Justicia ha tenido ocasión de pronunciarse sobre esta cuestión en su Sentencia de 16 de septiembre de 2008 (asuntos acumulados C-468/06 a C-478/06)[41]. En este supuesto existe una negativa de distribución a mayoristas griegos para tratar de limitar las exportaciones paralelas efectuadas por éstos a los mercados de otros Estados miembros en los que el precio de venta de los medicamentos de es más elevado. Se trata, por tanto de una limitación total de distribución como respuesta ante el comercio paralelo realizado por mayoristas. Ante esta situación, el Tribunal de Justicia resuelve que "una empresa que ocupa una posición dominante en el mercado de medicamentos de referencia explota abusivamente esa posición dominante cuando, para impedir las exportaciones paralelas que determinados mayoristas realizan de un Estado miembro a otros Estados miembros, se niega a satisfacer los pedidos de carácter normal recibidos de dichos mayoristas. Corresponde al órgano jurisdiccional remitente determinar si los mencionados pedidos tienen carácter normal, habida cuenta de su volumen respecto de las necesidades del mercado de dicho Estado miembro y de las relaciones comerciales mantenidas anteriormente entre esa empresa y los mayoristas de que se trate". El Tribunal de Justicia vuelve a apelar a la "normalidad" del pedido para decantarse sobre la licitud/ilicitud de la práctica.

4. El desprestigio de medicamentos

La realización de manifestaciones falsas o inexactas sobre determinados medicamentos (los genéricos son más vulnerables a dichas manifestaciones) puede llegar a menoscabar su crédito y dañar de forma decisiva su comercialización. Se trata de una conducta que no siempre va a producir un falseamiento de la competencia o una afectación al interés público, por lo que puede suceder que ante tales hechos no actúen las Autoridades de la Competencia; no obstante, el daño al interés del fabricante o distribuidor podría justificar la aplicación del denominado Derecho de la Competencia Desleal (lo que queda fuera del objeto de este estudio).

---

[40] Todo ello en apartados 182 y 183 de la Sentencia TJUE UnitedBrands y UnitedBrandsContinentaal/ Comisión, citada *supra*.

[41] Sobre esta Sentencia *vid.* FERNÁNDEZ FERNÁNDEZ, M.C., "El comercio paralelo de medicamentos en la UE: la Sentencia del TJCE de 16/9/2008, asunto Sot. LélosKaiSia y otros c. GlaxosmithklineAeveFarmakeftionProïnton", *RDCD*, nº 6, enero-junio 2010, pp. 213-222; GARCÍA VIDAL, A., "El comercio paralelo de medicamentos", cit., pp. 321-325.

En relación con la aplicación del Derecho *Antitrust*, el desprestigio de medicamentos puede ser sancionado tanto si es considerado como clase de abuso de posición dominante, como si se califica como conducta desleal con trascendencia *antitrust*.

Vamos a centrar este estudio en el examen de la primera posibilidad, pues es el ilícito común al sistema interno y europeo de defensa de la competencia (hay que advertir que en la UE no se prevé la sanción por falseamiento de la competencia por actos desleales). Sobre la consideración del desprestigio como abuso de posición dominante, la Autoridad Francesa de la Competencia (*L´Autorité de la concurrente*) ha sancionado (Décision n° 13-D-11, de 14 de mayo de 2013[42]) a una empresa del sector farmacéutico al pago de una multa de más de 40 millones de euros por abuso de posición dominante en el mercado francés, infringiendo el artículo L 420-2 del Código de Comercio francés y el artículo 102 del Tratado de Funcionamiento. La elevada cuantía de la multa se fundamenta en el grave daño que la Autoridad aprecia para la economía (considerandos 649 y siguientes de la Resolución).

Según los hechos, la empresa condenada, que tiene una posición de dominio en la industria farmacéutica francesa, realizó una campaña de desprestigio contra un genérico, sustitutivo de uno de los productos estrella de aquélla, con el objeto de limitar su acceso al mercado. El medicamento objeto de la Resolución es muy prescrito por cardiólogos y médicos generalistas. La empresa sancionada ha tenido protección a través de la propiedad industrial (patentes) sobre determinado componente del medicamento, por lo que el genérico no podía incorporar el mismo bisulfato. A pesar de esta diferencia, se ha demostrado que la diferente composición del genérico no tiene incidencia sobre la bioequivalencia y la sustitución de estos medicamentos, y que no por ello pierde el calificativo de genérico.

Ante tales hechos, la empresa condenada puso en marcha una estrategia de comunicación con el objetivo de influir en los médicos y farmacéuticos para detener el mecanismo de la sustitución genérica. En este sentido, se pudo conseguir, antes de la comercialización del genérico, que los dos medicamentos fueran "no sustituibles", tanto para médicos como para farmacéuticos, precisamente porque el genérico no incorporaba el citado bisulfato. En este sentido, se ha probado que los representantes médicos y representantes farmacéuticos de la empresa condenada se habían puesto en contacto con médicos y farmacéuticos para poner en duda discurso sobre la eficacia y seguridad del genérico, lo que podría redundar en responsabilidad del facultativo. Además, se pone

[42] Texto de la Decisión en http://www.autoritedelaconcurrence.fr/pdf/avis/13d11.pdf. Comentario en http://derechoycompetencia.blogspot.com.es/2013/05/desprestigio-de-medicamentos-genericos.html

de manifiesto que la empresa sancionada en ningún momento comunicó estas circunstancias a las Autoridades sanitarias correspondientes.

L´Autorité de la concurrente comprueba los efectos que tal práctica ha provocado en el mercado farmacéutico y llega a la conclusión de que ha existido un abuso de posición de dominio. Es destacable cómo la Resolución intenta probar efectos directos entre la conducta y la venta del genérico. En este sentido, presenta una tabla comparativa con otros genéricos donde se comprueba que la tasa de los genéricos objetos de la Resolución fue significativamente menor que la que debería haber sido.

IV. BIBLIOGRAFÍA

CARRIER, M., "How Not to Apply Actavis", *NULR*, Vol. 108, 2014 (http://papers.ssrn.com/sol3/papers.cfm?abstract_id=2524633).

FERNÁNDEZ FERNÁNDEZ, M.C., "El comercio paralelo de medicamentos en la UE: la Sentencia del TJCE de 16/9/2008, asunto Sot. LélosKaiSia y otros c. GlaxosmithklineAeveFarmakeftionProïnton", *RDCD*, nº 6, enero-junio 2010, pp. 213-222.

FONT GALÁN, J.I., *Constitución económica y Derecho de la Competencia, Tecnos*, Madrid, 1987.

GARCÍA AGUADO, E., "Apuntes sobre desarrollos recientes en torno a la definición de mercado en el sector farmacéutico en la práctica de la Comisión Europea", *RDCD*, nº 6, enero-junio 2010, pp. 199-212.

GARCÍA VIDAL, A., "El comercio paralelo de medicamentos", *CDT*, octubre 2013, Vol. 5, nº 2, pp. 315-334.

GARRIGUES, J., *La defensa de la competencia mercantil*, Madrid, 1964.

MIRANDA, L.M., "La *rule of reason* en el Derecho de la Competencia: a propósito de la transmisión de empresas", *Estudios de Derecho Mercantil en homenaje al Profesor Manuel Broseta Pont*, II, [Tirant lo blanch], Valencia, 1995, pp. 2315-2352.

OTERO GARCÍA-CASTRILLÓN, C., "Importaciones paralelas de productos farmacéuticos y Derecho de la Competencia", *NUE*, vol. 241, febrero 2005, pp. 49-64.

PALAU RAMÍREZ, F., *Descuentos promocionales (un análisis desde el Derecho contra la competencia desleal y la normativa de ordenación del comercio)*, Idelco y Marcial Pons, Barcelona, 1998.

STAKHEYEVA, H., "Competition Law v Patent Settlement Agreements in Pharmaceutical Sector", *GCLR*, 2014, Vol. 7, Issue 3/2014, pp. 173-179.

VICIANO PASTOR, J., *Libre competencia e intervención pública en la economía, Tirant lo blanch*, Valencia, 1995.

CAPÍTULO OCTAVO. ASPECTOS MERCANTILES DE LA DISTRIBUCIÓN DE PRODUCTOS DISTINTOS AL MEDICAMENTO EN FARMACIAS

María José Verdú Cañete
Profesora Contratada Doctor de Derecho Mercantil
Universidad de Murcia

I. INTRODUCCIÓN

Las oficinas de farmacia (OF) se configuran en nuestro Ordenamiento como establecimientos sanitarios *privados* de interés público a los que, tras la obtención de la oportuna autorización, corresponde con carácter *exclusivo* la custodia, conservación y dispensación de medicamentos de uso humano o productos sanitarios[1].

---

[1] El art. 3.6 del Real Decreto Legislativo 1/2015, de 24 de julio, por el que se aprueba el texto refundido de la Ley de garantías y uso racional de los medicamentos y productos sanitarios señala que la custodia, conservación y dispensación de medicamentos de uso humano corresponderá exclusivamente a las oficinas de farmacia abiertas al público legalmente autorizadas y a los servicios de farmacia de hospitales y centros de salud. La misma norma prohíbe la venta por correspondencia y por procedimientos telemáticos de medicamentos y productos sanitarios sujetos a prescripción. Se prohíbe así mismo la venta a domicilio y cualquier tipo de venta indirecta al público de medicamentos. No se prohíben las ventas a domicilio o cualquier venta indirecta de productos sanitarios, si bien las

Los conceptos "medicamento" y "producto sanitario" están legalmente delimitados[2], y se diferencian de otro tipo de productos que, aunque tienen ciertas propiedades beneficiosas para la salud, no son considerados como tales. Unos y otros están sometidos a un régimen jurídico distinto, tanto por lo que se refiere a su fabricación como a su conservación, almacenamiento, distribución y publicidad[3].

1. Intervención de la Administración en la distribución de medicamentos

La actividad de distribución de medicamentos en farmacias, dado el interés público que presenta, se caracteriza por la directa intervención de las Administraciones Públicas. Por un lado, la administración estatal establece importantes mecanismos de control de la fabricación y distribución de estos productos (se regulan los preceptivos ensayos clínicos previamente autorizados; se establecen normas que garantizan la seguridad, calidad y efectividad de los medicamentos, fundamentalmente estudios toxicológicos y clínicos sobre los productos; se establecen la condiciones y los requisitos que deben reunir los almacenes mayoristas; se promueve el uso racional de los medicamentos, fomentando el consumo de medicamentos genéricos; e incluso la política de

Administraciones sanitarias podrán limitarlas, condicionarlas o prohibirlas por razones de salud pública o seguridad (art. 3.5 RD Leg. 1/2015).

[2] Se considera medicamento de uso humano, "toda sustancia o combinación de sustancias que se presente como poseedora de propiedades para el tratamiento o prevención de enfermedades en seres humanos o que pueda usarse o administrarse en seres humanos con el fin de restaurar, corregir o modificar las funciones fisiológicas ejerciendo una acción farmacológica, inmunológica o metabólica o de establecer un diagnóstico médico". El producto sanitario se define como "cualquier instrumento, dispositivo, equipo, programa informático, material u otro artículo, utilizado solo o en combinación, incluidos los programas informáticos destintados por su fabricante a finalidades específicas de diagnóstico y/o terapia y que intervengan en su buen funcionamiento, destinado por el fabricante a ser utilizado en seres humanos con fines de: diagnóstico, prevención, control, tratamiento o alivio de una enfermedad, compensación de una lesión o deficiencia; investigación, sustitución o modificación de la anatomía o de un proceso fisiológico; regulación de la concepción; y que no ejerza la acción principal que se desee obtener en el interior o en la superficie del cuerpo humano por medios farmacológicos, inmunológicos ni metabólicos, pero a cuya función puedan contribuir tales medios" (art. 2.a y 2. l. Real Decreto Legislativo 1/2015, de 24 de julio, por el que se aprueba el texto refundido de la Ley de garantías y uso racional de los medicamentos y productos sanitarios).

[3] Respecto al régimen jurídico aplicable a la publicidad del medicamento y su diferenciación respecto a la de "productos con pretendida finalidad sanitaria", productos sanitarios, productos alimenticios y cosméticos, vid. GARCÍA VIDAL, A., *La promoción de medicamentos dirigida a profesionales sanitarios. Estudio desde la perspectiva del Derecho Mercantil*, Madrid, Marcial Pons, 2013, especialmente, pp. 58-60.

precios para medicamentos incluidos en el Sistema Nacional de Salud)[4]. En todo caso, la comercialización de los medicamentos debe ser autorizados por la Agencia Española de Medicamentos (arts. 9 y 10 RD Leg. 1/2015). Si se trata de productos sanitarios, la regulación es menos rigurosa[5]. No es precisa la autorización previa de la AEMPS, sino que se presume el cumplimiento de la normativa con el marcado CE del fabricante.

También la administración autonómica contribuye al control en la distribución del medicamento en el ámbito de sus competencias[6], regulando incluso la propia apertura de oficinas de farmacia[7]. El control administrativo relativo a la apertura, cierre y transmisión de la oficina se farmacia se justifica por la necesidad de comprobar la concurrencia de los requisitos legales establecidos para su establecimiento en una zona determinada (en cumplimiento de los criterios de planificación farmacéutica de cada CA)[8]. El objetivo último de la regulación es garantizar el adecuado abastecimiento de medicamentos a toda la población. No obstante, habida cuenta los problemas que presentan estas limitaciones para los profesionales del sector, cabe cuestionarse si existen alternativas de regulación que, garantizando el abastecimiento general, no obstaculice el ejercicio de la profesión (ejm: limitando o imposibilitando la transmisión de licencias).

2. Control de productos de parafarmacia

[4] En relación a la distribución del medicamentos y la problemática que se presenta en relación con el Derecho de la competencia, vid. DE LA VEGA GARCÍA, F., "Las conductas restrictivas de la competencia en la distribución farmacéutica", *RDM*, núm. 299, 2006, pp. 119-142.

[5] Los productos sanitarios se rigen por el Real Decreto núm. 1591/2009, de 16 de octubre. Como regla general, la puesta en el mercado de este tipo de productos requiere el marcado CE, que será colocado únicamente por el fabricante o su representante autorizado (art. 12). Este marcado sólo podrá colocarse en productos que hayan demostrado su conformidad con los requisitos esenciales previstos en la norma. Sin embargo, el art. 5 presume dicha conformidad.

[6] La transferencia de competencias en materia de sanidad a las Comunidades Autónomas posibilita el establecimiento de políticas autonómicas sobre prioridades en el tratamiento de problemas de salud, introducción de nuevas tecnologías e incluso la posibilidad de promover alternativas más eficientes en los procesos diagnósticos y terapéuticos desarrollados por los profesionales de las respectivas Comunidades Autónomas. Vid. Exposición de Motivos del RD Leg. 1/2015 (ap. II).

[7] El art. 1 de la Ley 16/1997 de 25 de abril define las oficinas de farmacia como "establecimientos sanitarios privados de interés público *sujetos a la planificación sanitaria que establezcan las comunidades autónomas* en las que el farmacéutico titular-propietario de las mismas, asistido, en su caso, de ayudantes o auxiliares, deberá prestar los siguientes servicios básicos a la población (....)".

[8] En el ámbito autonómico, una vez constatada la concurrencia de los requisitos para la apertura de una nueva oficina de farmacia, se efectúa la convocatoria pública de un concurso de méritos para determinar el farmacéutico a cuyo favor de adjudicará la titularidad de la farmacia, siempre que el local reúna los requisitos y condiciones exigibles, previa inspección. Así se establece en el art. 5 del Decreto 17/2001 de 16 de febrero, de la Región de Murcia por el que se regulan los procedimientos de autorización de apertura, traslado, modificación, cierre y transmisión de las oficinas de farmacia

La exclusividad en la distribución de medicamentos atribuida a las OF no imposibilita, sin embargo, que estos establecimientos participen en la distribución de otros productos, distintos al medicamento, a los que se atribuyen ciertas propiedades beneficiosas para la salud. Se trata, fundamentalmente, de productos de alimentación con propiedades específicas (alimentación infantil o de lactantes, adelgazantes,...), productos cosméticos, higiene,... que pueden integrarse dentro de la categoría de productos de "parafarmacia".

La distribución de estos productos de parafarmacia está sometida a una normativa específica (y diferente según el tipo de producto), que resulta aplicable con independencia de las características del distribuidor (farmacia, parafarmacia, supermercado, gran superficie,...). Pese a lo que pudiera parecer, no existe un control adicional por parte de las administraciones públicas cuando este tipo de producto se distribuye en farmacias. Los consumidores, sin embargo, tienden a considerar que los productos adquiridos en farmacia ofrecen mayores garantías de calidad y seguridad que los adquiridos en otros establecimientos. A ello contribuye en muchos casos la política comercial y de marketing de determinados fabricantes. Cláusulas como "*venta exclusiva en farmacias*" induce a la consideración de que se trata de productos de calidad superior, lo que justifica un precio más elevado.

El objeto del presente trabajo es el análisis de los requisitos establecidos legalmente para la correcta distribución de este tipo de productos, centrando la atención en la problemática que presenta cuando el distribuidor es una OF, tanto desde el punto de vista de la protección de los derechos de consumidores y usuarios, como desde la óptica del Derecho de la competencia.

II. PRODUCTOS DISTINTOS AL MEDICAMENTO DISTRIBUIDOS EN FARMACIAS

1. Regulación

1.1. Productos cosméticos y de cuidado personal

El sector de la cosmética se presenta como un mercado complejo y de gran relevancia en la actualidad. Ello se debe, de un lado, a la rigurosa legislación dirigida, en último término, a proteger a los consumidores y usuarios de este tipo de productos. Y, de otro lado, a la intensa competencia nacional e internacional existente en este ámbito[9].

---

[9] Vid. HERNÁNDEZ FERNÁNDEZ, A., "La cara oculta de la distribución en el sector de la cosmética: responsabilidad y *encroachment*", pp. 1-17, consultado en http://www.3ciencias.com/articulos/ el 10/05/2016.

La armonización de la legislación en la UE se ha conseguido a través de diversas normas (Directivas y Reglamentos) dictadas por las instituciones europeas (Parlamento y Consejo de la Comisión Europea) en cuya elaboración y aplicación participa de forma activa la Agencia Española de Medicamentos y Productos Sanitarios (AEMPS).

Cabe destacar, como normas aplicables en este sector, el Reglamento (CE) 1223/2009, del Parlamento Europeo y del Consejo, de 30 de noviembre de 2009, sobre los productos cosméticos[10], cuyo objetivo es el establecimiento de normas que deben cumplir todos los productos cosméticos comercializados, con objeto de velar por el funcionamiento del mercado interior y lograr un nivel de protección de la salud humana (art. 1). Por otro lado, a nivel nacional, resulta aplicable el Real Decreto 1599/1997, de 17 de octubre, sobre productos cosméticos, que ha sido objeto de varias reformas y resulta aplicable tanto a los cosméticos como a los denominados productos de "cuidado personal".

Los productos cosméticos se definen legalmente como "*toda sustancia o mezcla destinada a ser puesta en contacto con las partes superficiales del cuerpo humano (epidermis, sistema piloso y capilar, uñas, labios y órganos genitales externos) o con los dientes y mucosas bucales, con el fin exclusivo o principal de limpiarlos, perfurmarlos, modificar su aspecto, protegerlo, mantenerlos en buen estado o corregir los olores corporales*" (art. 2.a. Reglamento (CE) 1223/2009 y art. 2.a) del Real Decreto 1599/1997). Por otra parte, los productos de cuidado personal son "*aquellas sustancias o preparados que, sin tener la conmiseración legal de cosméticos, biocidas, productos sanitarios o medicamentos están destinados a ser aplicados sobre la piel, dientes o mucosas del cuerpo humano con la finalidad de higiene o de estética, o para neutralizar o eliminar ectoparásitos*" (dentífricos, productos de estética, pediculicidas, limpiadores nasales,...). Estos productos quedan fuera del ámbito de aplicación del Reglamento (CE) 1223/2009. No obstante, en nuestro Ordenamiento se someten a un régimen de control similar al de los productos cosméticos, por aplicación de la Dispo-

---

[10] El Anexo III de este Reglamento relativo a las sustancias que pueden utilizarse en la fabricación de estos productos y sus limitaciones, ha sido recientemente modificado por el Reglamento (UE) 2016/314, de la Comisión, de 4 de marzo de 2016. El objeto de la reforma del Anexo III es la regulación de la sustancia éter monoetílico de dietilenglicol (DEGEE), ingrediente utilizado sin restricciones hasta ahora en productos cosméticos. El DEGEE fue inicialmente objeto de una evaluación del riesgo realizada por Francia, que puso en duda la seguridad del ingrediente al ser usado en todos los tipos de productos y en cualquier concentración. Consultado el CCSC, este comité ha emitido varios dictámenes al respecto que concluyen que puede ser usado de forma segura en varios tipos de productos a determinadas concentraciones, lo que se ha recogido detalladamente en el reglamento ahora publicado, indicándose además el nivel de impureza máximo de etilenglicol permitido en el ingrediente. Ver al respecto, Boletín Trimestral de la AEMPS sobre productos sanitarios y cosméticos, enero-marzo 2016, p. 12, publicado en http://www.aemps.gob.es.

sición adicional segunda del RD 1599/1997, en virtud de la cual, le resultan aplicables los arts. 4, 11, 12, 13, 16, 18, 19, 20 y 21 de dicha norma.

El objetivo de su regulación es, fundamentalmente, evitar que los productos cosméticos produzcan perjuicios a la salud. Para ello se exige que estos productos y las "empresas responsables"[11] de los mismos cumplan una serie de requisitos. Por un lado, las actividades de fabricación e importación de cosméticos y productos de cuidado personal se someten al régimen de *declaración responsable*[12]. Este régimen sustituye al anterior en virtud de cual, las actividades de fabricación de los productos o alguna de sus fases, control, envasado o etiquetado había de realizarse por empresas autorizadas por la AEMPS (art. 18 Real Decreto 1599/1997, que ha de entenderse derogado).

La declaración responsable ha de referirse a las *buenas prácticas de fabricación* a que hace referencia el apartado 1 del artículo 8 del Reglamento (CE) nº 1223/2009, del Parlamento Europeo y del Consejo sobre productos cosméticos. Cabe destacar que los ingredientes y la composición de estos productos están limitados por dicha normativa. Se regulan de forma expresa las menciones que deben incluirse en el etiquetado en relación a sus componentes, funciones, modo de empleo y precauciones, garantizando así el derecho del consumidor a recibir una información correcta y completa sobre los cosméticos que van a utilizar. Las personas físicas o jurídicas responsables de estos productos, antes de su introducción en el mercado, velarán por la realización de una evaluación de seguridad, debiendo emitir un informe al respecto que se actualizará tras la introducción del producto en el mercado (arts. 10 y 11 Reglamento 1223/2009). A nivel nacional, están obligadas a enviar una relación de productos fabricados y/o importados en España a las autoridades sanitarias de la CA donde tengan su sede antes de su comercialización en el mercado. Además, la empresa responsable debe tener a disposición de las autoridades competentes

[11] Sólo se introducirán en el mercado los productos cosméticos para los que se designe una persona física o jurídica como "persona responsable" en la Comunidad. La persona responsable garantizará el cumplimiento de los requisitos establecidos para la introducción en el mercado de estos productos. La persona responsable será el fabricante (u otra persona designada por éste que acepte por escrito) establecido en la Comunidad o el importador de los mismos en caso de que el fabricante esté establecido fuera de la Comunidad (art. 8 Reglamento 1223/2009).

[12] La Disposición adicional tercera del RD 1/2015 somete las actividades de fabricación e importación de cosméticos y productos de cuidado personal al régimen de Declaración Responsable, señalando lo siguiente: *"3. Las actividades de fabricación e importación de cosméticos y productos de cuidado personal se someten al régimen de declaración responsable, regulado en el artículo 71 bis de la Ley 30/1992, de 26 de diciembre, de Régimen Jurídico de las Administraciones Públicas y del Procedimiento Administrativo Común. Esta declaración responsable deberá ser presentada ante la Agencia Española de Medicamentos y Productos Sanitarios. La presentación de la declaración responsable permitirá el inicio de las actividades, sin perjuicio de la comprobación posterior por la Agencia Española de Medicamentos y Productos Sanitarios, mediante verificación documental y, en su caso, inspección, de los elementos y circunstancias puestos de manifiesto por el interesado en la declaración responsable".*

toda la información técnica relativa a la composición y seguridad del producto (art. 6 Real Decreto 1599/1997). Las administraciones públicas efectuarán las correspondientes inspecciones periódicas para verificar el cumplimiento de los requisitos legales establecidos para la fabricación y distribución de estos productos. Ante la constatación de la comisión de infracciones (leves, graves o muy graves) se aplicarán las correspondientes sanciones administrativas, sin perjuicio de la responsabilidad civil o penal en que pudieran incurrir las personas responsables de la introducción en el mercado de este tipo de productos.

1.2. Productos dietéticos y de alimentación infantil

Los productos destinados a una alimentación especial (niños, lactantes, personas con sobrepeso, diabéticos,...), también denominados productos *dietéticos*, son aquellos que resultan apropiados para satisfacer un objetivo nutricional especial, dada su naturaleza o proceso de fabricación.

Algunos de estos productos están regulados a nivel europeo. El Reglamento (UE) 609/2013 del Parlamento Europeo y del Consejo, de 12 de junio de 2013 relativo a los alimentos destinados a los lactantes y niños de corta edad, los alimentos para usos médicos especiales y los sustitutivos de la dieta para el control de peso (completado por Reglamento Delegado (UE) 2016/127 de la Comisión, de 25 de septiembre de 2015[13]), establece unos criterios generales de elaboración, circulación y comercio (etiquetado, publicidad,...), así como los criterios sobre las sustancias que pueden utilizarse en estos productos destinados a una alimentación especial[14]. Además, en relación a los preparados para lactantes y algunos preparados de continuación, se obliga a la empresa alimentaria a *notificar* a la autoridad competente de cada Estado la introducción en el mercado del producto en cuestión (art. 12 Reglamento 2016/127), siempre que no cuenten con una normativa nacional específica que le exima de esta obligación. Además de este marco legal europeo existe, para determinados, productos una legislación nacional y europea específica.

Por otro lado, existen productos considerados dietéticos (alimentos pobres en sodio, alimentos para diabéticos, para prematuros, de bajo valor energético para control de peso) que carecen de regulación específica. Tampoco existe,

---

[13] Conforme a lo establecido en art. 14, el Reglamento entró en vigor a los veinte días de su publicación en el DOUE (22 de febrero de 2016). Sin embargo, no será aplicable hasta el 22 de febrero de 2020 y, para determinados productos, hasta el 22 de febrero de 2021.

[14] El Reglamento resulta aplicable a una serie de categorías de alimentos: a) preparados para lactantes y preparados de continuación; b) alimentos elaborados a base de cereales y alimentos infantiles; c) alimentos para usos médicos especiales; d) sustitutivos de la dieta completa para el control de peso.

por el momento, una regulación específica para los alimentos destinados a un intenso desgaste muscular (ejm. a deportistas)[15].

2. Estrategias de comercialización

Como puede observarse, estos productos distintos al medicamento (distribuido o no en farmacias) deben cumplir la normativa europea y nacional establecida al efecto. No se exigen requisitos adicionales de calidad para la distribución de estos productos en farmacias. Es habitual, sin embargo, que los productos cosméticos de determinados fabricantes se comercialicen únicamente en farmacias. Ello tiene que ver con las políticas comerciales de distribución del fabricante. En este ámbito cabe distinguir varias estrategias de distribución: distribución intensiva, selectiva y exclusiva. La elección de una u otra dependerá del tipo de producto y el canal de distribución[16] y quedará reflejada en el contrato de distribución formalizado entre las partes.

La mayoría de contratos de distribución (exclusiva y autorizada o selectiva) se caracterizan por su *atipicidad*, desde un punto de vista jurídico privado[17]. No obstante, son objeto de atención del Derecho de Defensa de la Competencia, en la medida en que pueden contener cláusulas contrarias la libre competencia, bien por establecer barreras de entrada a otros competidores, bien por limitar el margen de actuación del propio distribuidor[18].

---

[15] El art. 13 del Reglamento establece que antes del 20 de julio de 2015, la Comisión, previa consulta a la Autoridad, presentará al Parlamento Europeo y al Consejo un informe sobre la necesidad, en su caso, de disposiciones para los alimentos destinados a deportistas. El informe podrá, en caso necesario, ir acompañado de la oportuna propuesta legislativa.

[16] Vid. HERNÁNDEZ FERNÁNDEZ, A., "La cara oculta de la distribución...", cit., p. 5.

[17] La carencia de regulación implica numerosos conflictos entre las partes (proveedores y distribuidores), especialmente, en lo que se refiere a las consecuencias de la extinción. Por ello, el sector de la distribución ha manifestado reiteradamente la necesidad de una regulación sobre la materia. Ello supuso la aprobación de un Anteproyecto de Ley de contratos de distribución elaborada por la Sección de Derecho Mercantil de la Comisión General de Codificación que fue remitido al Consejo de Ministros en 2002 y publicado por el Ministerio de Justicia en 2006. Posteriormente, la Comisión de Codificación incorporó el texto del Anteproyecto de Ley, con algunas modificaciones, en la propuesta de Código Mercantil de 2009 (presentado como Anteproyecto en 2014), que incluye un Libro sobre contratos de colaboración que abarca los contratos de comisión, agencia, estimatorio, mediación y distribución en sus distintas modalidades. Por el momento, ninguno de estos textos ha sido finalmente aprobado. Al respecto, vid. ALSONSO SOTO, "El Anteproyecto de Ley de contratos de distribución", AA VV, *Los contratos de distribución comercial* (Dir. VAZQUEZ ALBERT, D.), Valencia, Tirant lo blanch, pp. 33-46; "Bases para una futura regulación de los contratos de distribución", AA VV, *La reforma de los contratos de distribución comercial* (Dir. VIERA GONZÁLEZ, J./ECHEBARRÍA SÁENZ, J., RUIZ PERIS, I.), Madrid, La Ley, 2012, pp. 51-62, especialmente, pp. 51 y 52.

[18] Vid. GÓRRIZ LÓPEZ, C., "Distribución comercial y Derecho de la competencia", en AA VV *Contratos de distribución comercial. Garantías personales* (Dir. HERRERO GARCÍA, M. J.; coords. ÁVILA DE LA TORRE/GARCÍA VICENTE, J.R./VAQUERO PINTO, M. J.,), Salamanca, Ratio Legis, 2010, pp.

La distribución *intensiva* resulta idónea para productos de compra frecuente (ejm. higiene personal). Se trata de colocar el producto en todos los puntos posibles de venta, a disposición del mayor número de consumidores y en el mayor número de establecimientos. Este tipo de contratos no resulta problemático en la medida que no implica limitación alguna al distribuidor.

La distribución *selectiva* puede resultar adecuada para productos cosméticos y de perfumería de gama media/alta. En este caso, el producto o la marca se comercializan en puntos de venta reducidos dentro de una determinada área geográfica. El fabricante o proveedor selecciona al distribuidor en atención a diferentes criterios (capacidad, ubicación, comercialización de productos similares de competidores,...). No se trata de establecer un número limitado de distribuidores sino de concretar un conjunto de requisitos *objetivos* que deberán cumplir los distribuidores para acceder a la red[19]. Se trata, en definitiva, de potenciar el prestigio y la imagen de un determinado producto o marca, a través de la concurrencia con diversos productos, siendo el distribuidor autorizado quién habrá de aconsejar al cliente según sus necesidades[20].

Por último, la distribución *exclusiva* resulta la fórmula idónea para las grandes marcas. En este caso, el fabricante selecciona al distribuidor del producto en una determinada zona y se compromete a no vender productos similares de los competidores. Del mismo modo, el fabricante suele comprometerse a no suministrar el producto a otros distribuidores de la misma zona (exclusiva recíproca)[21]. Lo que se persigue en este caso es la diferenciación del producto de otros similares en el mercado por su alta calidad, prestigio o calidad del servicio[22].

21-58; BROSETA PONT, M./MARTÍNEZ SANZ, F., *Manual de Derecho Mercantil*, vol. II, Madrid, Tecnos, 2015, pag. 141.

[19] Vid. GALÁN CORONA, E., "Los contratos de distribución", AA VV *Contratos de distribución comercial. Garantías personales* (Dir. HERRERO GARCÍA, M. J.; coords. ÁVILA DE LA TORRE/GARCÍA VICENTE, J.R./VAQUERO PINTO, M. J.,), Salamanca, Ratio Legis, 2010, pp. 13-20.

[20] Como ha señalado algún autor, en la actualidad se trata de una mera opción de marketing empresarial, se ahí que si en un principio del renombre o notoriedad adquirido previamente por una marca nacía la distribución selectiva, en la actualidad es la revés, de la segunda nace o puede nacer la primera, en definitiva, no es más que una técnica comercial de potencial generación de una reputación especial del signo. Cfr. DOMÍNGUEZ GARCÍA, M. A., "Distribución autorizada y distribución selectiva (especialidades)", AA VV, *Los contratos de distribución en las propuestas armonizadoras del Derecho contractual europeo* (Dir. CARBAJO GASCÓN, F.), Valencia, Tirant lo blanch, 2015, pp. 113-134, especialmente, p. 118.

[21] En relación al contrato de distribución exclusiva, vid. PEÑA ROMERO, K., *El pacto de exclusiva*, Madrid, Aranzadi, 2012.

[22] Cabe destacar la importante incidencia que, en los últimos años, han tenido las marcas del propio distribuidor que se ofertan al consumidor en condiciones más ventajosas. Según recientes estudios de mercado, en nuestro país el canal de compra elegido por los consumidores para este tipo de productos es el supermercado (65%), seguido de tiendas especializadas (34%) y farmacias (31%). Como reacción

A este tipo de contratos, especialmente, al contrato de distribución selectiva, se refiere el Reglamento 330/2010 de la Comisión, de 20 de abril de 2010, relativo a la aplicación del art. 101.3 del Tratado de Funcionamiento de la UE a determinadas categorías de acuerdos verticales y prácticas concertadas.

3. Venta en farmacias

3.1. Venta en farmacias y derechos de los consumidores y usuarios

El reclamo publicitario relativo a la "venta en farmacias" aplicado a productos distintos del medicamento puede resultar muy útil para los fabricantes que pretenden diferenciar su producto de otros similares que ofrecen los competidores. Se trata de transmitir al consumidor la idea de que se trata de productos de calidad garantizada cuya aplicación o uso es recomendada por un profesional (licenciado o graduado en farmacia). La venta en farmacia aporta una especie de "valor añadido" que viene determinado por la credibilidad del farmacéutico, como profesional sanitario, capaz de seleccionar productos de buena calidad y de realizar indicaciones correctas sobre su adecuado funcionamiento y efectos. Sin embargo, como se ha indicado, se trata de técnicas de marketing que, en principio, pueden no corresponderse con la realidad. Puede tratarse de una fórmula utilizada por los fabricantes para avalar productos que no poseen las cualidades que sus fabricantes o publicistas les atribuyen (incluso podría tratarse de productos que se hayan introducido en el mercado de forma irregular y que, por ende, pudieran suponer un riesgo para la salud de los consumidores). En definitiva, la calidad de un producto cosmético adquirido en farmacia puede tener igual o inferior calidad que el adquirido, por ejemplo, en una gran superficie. Ambos productos deben cumplir con la normativa sobre fabricación y puesta en el mercado a la que hemos aludido.

El mantenimiento de una determinada cuota de mercado por las farmacias en este sector, exige que ese valor añadido que se le asigna al producto ofertado en farmacias se corresponda con una adecuada selección de los productos por parte de los farmacéuticos. Deben examinar la legalidad de su puesta en el mercado, sus componentes e indicaciones, intentando contrastar la información proporcionada por el propio fabricante con otros estudios o informaciones. El farmacéutico debería tener una actitud de rechazo respecto a productos

al creciente protagonismo de las marcas del distribuidor, los fabricantes adoptan políticamente comerciales especialmente agresivas, en muchos casos ilícitas por resultar contrarias tanto al Derecho de Competencia Desleal como al Derecho de Defensa de la Competencia. Vid. HERNÁNDEZ FERNÁNDEZ, A., "La cara oculta de la distribución...", cit., p. 5.

"dudosos" eliminándolos del establecimiento. En este sentido, en el ámbito de los Colegios profesionales de farmacéuticos se establecen ciertas pautas o recomendaciones de actuación en relación a la venta de este tipo de productos. Se trata de proteger el prestigio, la imagen de las oficinas de farmacia y de los profesionales a cuyo frente actúan[23].

Una conducta activa de selección y contraste de información por parte de la farmacia, resulta exigible por la normativa protectora de los consumidores y usuarios, que podrían exigir responsabilidad a la oficina de farmacia por la falta de conformidad del producto adquirido y por los daños y perjuicios causados como consecuencia de su uso. En este sentido, cabe recordar lo dispuesto en el Real Decreto Legislativo 1/2007, de 16 de noviembre, por el que se aprueba el Texto Refundido de la Ley General para la Defensa de los Consumidores y Usuarios, establece en su art. 114 que *"el vendedor está obligado a entregar al consumidor productos que sean conformes con el contrato respondiendo frente a él de cualquier falta de conformidad que exista en el momento de la entrega del producto"*. Por otro lado, para que el producto se entienda conforme con el contrato, deben cumplirse los siguientes requisitos (art. 116 RD 1/2007): a) deben ajustarse a la descripción realizada por el vendedor y poseer las cualidades que el vendedor ha presentado al consumidor en forma de muestra o modelo; b) deben ser aptos para el uso al que ordinariamente se destinan productos del mismo tipo; c) deben ser aptos para cualquier uso especial requerido por el consumidor cuando lo haya puesto en conocimiento del vendedor en el momento de celebración del contrato, siempre que ésta haya admitido que el producto es apto para dicho uso; d) deben presentar la calidad y prestaciones habituales de un producto del mismo tipo que el consumidor puede fundadamente esperar, habida cuenta la naturaleza del producto y, en su caso, de las declaraciones públicas sobre las características concretas de los productos hechas por el vendedor, el productor o su representante, en particular en la publicidad o en el etiquetado[24].

---

[23] En algunos Colegios de Farmacéuticos existe la denominada *Comisión de Parafarmacia* encargada de estudiar desde el punto de vista legal, formal, ético y práctico todos los productos de parafarmacia que se pretenden comercializar a través del canal de la oficina de farmacia. Estos productos se clasifican en tres categorías: a) *Consejo farmacéutico*, para productos que cumplen con los requisitos legales y técnico sanitario y, por tanto, pueden ser dispensados por consejo farmacéutico; b) *Dudoso consejo farmacéutico*, para productos que no cumplen algún requisito legal, carece de información objetiva y contrastable o no reúnen unas mínimas condiciones de calidad y, por tanto, el consejo farmacéutico sería, al menos, dudoso; c*) Sin consejo farmacéutico*, para productos que incumplen la normativa y, por tanto, no debe aconsejarse desde un punto de vista farmacéutico. Los resultados de los estudios realizados por la Comisión de Parafarmacia se comunican a todas las oficinas de farmacia de los colegiados para que actúen en consecuencia.

[24] En relación al ámbito objetivo de aplicación de las normas sobre obligación de conformidad, vid., BUSTO LAGO J. M./ÁLVAREZ LATA, N./PEÑA LÓPEZ, *Reclamaciones de consumo. Derecho de*

Conviene matizar, no obstante, que el vendedor no queda obligado por tales declaraciones públicas *si demuestra que desconocía y no cabía razonablemente esperar que conociera la declaración en cuestión, que dicha declaración había sido corregida en el momento de celebración del contrato o que dicha declaración no pudo influir en la decisión de comprar el producto*. En estos casos se exonera de responsabilidad al vendedor por la falta de conformidad del producto. Cabe señalar al respecto que la carga de la prueba sobre dicha circunstancia recaería sobre la propia oficina de farmacia ("si demuestra que...")[25].

En caso de falta de conformidad del producto con el contrato, el consumidor tiene derecho a la reparación del producto o su sustitución sin coste y en un plazo razonable. También procede la rebaja del precio o la resolución del contrato, a elección del consumidor, cuando no pudiera exigir la reparación o sustitución o ésta no se hubiera llevado a cabo en plazo razonable o sin mayores inconvenientes para el consumidor (art. 121 RD 1/2007).

Además, el consumidor tiene derecho a ser indemnizado conforme a la legislación civil y mercantil por los daños y perjuicios causados (art. 117 RD 1/2007). Si se trata de un producto "defectuoso[26]", que ocasiona daños en la salud del consumidor, se establece con carácter general, la responsabilidad del productor (arts. 135 y ss RD 1/2007) e incluso del proveedor, siempre que éste último haya actuado *dolosamente* (cuando ha suministrado el producto a sabiendas del defecto, art. 146 RD 1/2007).

Sin embargo, puede suceder que los daños ocasionados sean consecuencia de que la producción e introducción en el mercado de un producto cosmético se ha realizado sin los controles legales establecidos al efecto (por ejemplo, con componentes prohibidos). En este caso, son responsables tanto el sujeto designado como "*persona responsable*" de la introducción en el mercado del producto (fabricante, importador o, en su caso, el distribuidor cuando introduce en el mercado un producto con su marca comercial), como, en todo caso, *el distribuidor*. Éste último (que en el caso que nos ocupa sería la oficina de farmacia) debe velar porque antes de comercializar un producto, presente la información que debe figurar en el etiquetado y, si tienen razones para creer que el producto no es conforme con los requisitos previstos en la legislación

consumo desde la perspectiva del consumidor (Coord.. BUSTO LAGO, J. M.), Navarra, Aranzadi, 2010, pp. 679-698.

[25] Al respecto, vid., entre otros, TORRELLES TORREA, E., "Título V. Garantías y servicios postventa" en AAVV *Comentarios a las normas de protección de consumidores y usuarios* (Dir. CÁMARA LAPUENTE, S.), Madrid, Colex, pp. 1053-1152.

[26] Se considera producto "defectuoso" aquel que no ofrece la seguridad que cabría legítimamente esperar, teniendo en cuenta todas las circunstancias y, especialmente, su presentación, el uso razonablemente previsible del mismo y el momento de su puesta en circulación. En todo caso, es defectuoso el producto que no ofrece la seguridad normalmente ofrecida por los demás ejemplares de la misma serie (art. 66 RD 1/2007).

europea, debe adoptar las medidas necesarias para hacerlo conforme, retirarlo del mercado o solicitar su devolución. Además, si el producto presenta algún riesgo para la salud humana, los distribuidores deben informar inmediatamente a las autoridades nacionales competentes (art. 6 Reglamento 1223/2009)[27]. El incumplimiento de estas obligaciones por parte de la oficina de farmacia, se configura como uno de los presupuestos (conducta antijurídica) que, junto con otros, (daño y relación de causalidad), determinan la obligación de resarcir al perjudicado conforme al régimen general de responsabilidad civil.

Puede haber, por tanto, varios responsables de los daños causados al consumidor por la utilización de productos cosméticos (ejm. fabricante o importador y distribuidor). En este caso, ambos responden solidariamente. El que hubiera respondido frente al perjudicado tendrá derecho a repetir frente a los otros responsables, según su participación en la causación del daño (art. 132 RD 1/2007).

3.2. Venta en farmacias y competencia desleal

El incumplimiento de sus obligaciones por parte de las oficinas de farmacia en la distribución de productos cosméticos podría configurarse, además, como un acto de competencia desleal. En este sentido, cabe recordar que, con carácter general, se considera desleal "*todo comportamiento que resulte objetivamente contrario a las exigencias de la buena fe*". En las relaciones con consumidores y usuarios, se entenderá contrario a las exigencias de la buena fe el comportamiento de un empresario o profesional *contrario a la diligencia profesional, entendida ésta como el nivel de competencia y cuidados especiales que cabe esperar de un empresario conforme a las prácticas honestas del mercado, que distorsione o pueda distorsionar de manera significativa el comportamiento económico del consumidor medio o del miembro medio del grupo destinatario de la práctica si se trata de una práctica comercial destinada a un grupo de consumidores* (art. 4 LCD).

Cabe considerar que el consumidor medio que adquiere un producto cosmético en farmacia, normalmente a un precio más elevado que en otros establecimientos, confía en la profesionalidad del farmacéutico. El patrón de diligencia que le resulta exigible es el de un "profesional", al que se le presupone un especial cuidado en relación al correcto cumplimiento de sus obliga-

---

27 En relación a los productos cosméticos, la administración pública intenta evitar la circulación de productos poco seguros a través del servicio de cosmetovigilancia (dependiente del Ministerio de Sanidad), destinado a la recogida, evaluación y seguimiento de la información sobre los efectos no deseados observados como consecuencia del uso normal o razonablemente previsible de estos productos.

ciones como distribuidor y como profesional sanitario[28]. Esta circunstancia, además, influye en el comportamiento económico de los consumidores que deciden adquirir el producto en un establecimiento farmacéutico (con preferencia sobre otros), precisamente, por la garantía de calidad y seguridad que ofrece la compra en estos establecimientos.

La LCD, junto a la cláusula general prevista en el art. 4, configura como desleales los *actos de engaño* (art. 5 LCD) considerando como tal "*cualquier conducta que contenga información falsa o información que, aun siendo veraz, por su contenido o presentación induzca o pueda inducir a error a los destinatarios, siendo susceptible de alterar su comportamiento económico*", siempre que incida sobre alguno de los aspectos expresamente previstos en el precepto (ejm. características principales del bien o servicio, tales como sus beneficios o riesgos, su composición, su carácter apropiado, su utilización,...).

Por tanto, el incumplimiento de las obligaciones del distribuidor podría configurarse como *acto de competencia desleal*, pudiendo los sujetos legitimados (consumidores individualmente considerados, competidores, asociaciones y corporaciones profesionales, en particular, el Instituto Nacional de Consumo y las asociaciones de consumidores y usuarios) ejercitar las correspondientes acciones judiciales (acción declarativa de deslealtad; acción de cesación, prohibición –si no se hubiera iniciado– o prohibición de su reiteración; acción de remoción de efectos; de rectificación de informaciones; acción resarcimiento de daños y perjuicios; acción de enriquecimiento injusto).

3.3. Venta en farmacias y defensa de la competencia

Por otro lado, fórmulas publicitarias "de venta en farmacias" obedecen a determinadas cláusulas incorporadas los contratos de distribución selectiva. Conviene señalar, sin embargo que algunas de estas cláusulas han sido declaradas ilícitas tanto a nivel nacional como a europeo, por resultar contrarias al Derecho de Defensa de la Competencia.

---

[28] Como ha señalado algún autor "en la cláusula general de deslealtad hacia los consumidores o usuarios se incluyen como criterios para aplicar la referencia a la buena fe objetiva, la actuación contraria a la diligencia profesional y la referencia a las prácticas honestas en el mercado". Cfr. BERCOVITZ RODRIGUEZ CANO, R., "Artículo 4. Cláusula general", en AA VV, *Comentarios a la Ley de Competencia Desleal* (Dir. BERCOVITZ RODRÍGUEZ CANO, A.), Navarra, Aranzadi, pp. 93-113, concretamente, pag. 108. Respecto a la correcta interpretación de esta cláusula general de deslealtad comptetitiva en las relaciones con consumidores y usuarios, vid., GARCIA CRUCES, J.A., "Finalidad y ámbito de aplicación de la ley de competencia desleal. La cláusula general de deslealtad competitiva", AA VV, *Tratado de Derecho de la Competencia y de la publicidad* (Coord.. GARCÍA CRUCES, J.A.), Tirant lo blanch, 2014, http://www.tirantonline.com, TOL4.431.481.

La distribución selectiva se define en la normativa europea como *aquel sistema por el cual el proveedor se compromete a vender los bienes o servicios contractuales, directa o indirectamente, sólo a distribuidores seleccionados sobre la base de criterios específicos, y los distribuidores se comprometan a no vender tales bienes o servicios a agentes no autorizados en el territorio en el que el proveedor haya decidido aplicar este sistema* (art. 1 e. Reglamento 330/2010).

Este tipo de acuerdos, por definición, afectan necesariamente a la competencia dentro del mercado común y, por tanto, resultan, en principio contrarios al art. 101 del Tratado de Funcionamiento de la Unión Europea. En virtud de este precepto, *serán incompatibles con el mercado interior y quedarán prohibidos todos los acuerdos entre empresas, las decisiones de asociaciones de empresas y las prácticas concertadas que puedan afectar al comercio entre los Estados miembros y que tengan por objeto o efecto impedir, restringir o falsear el juego de la competencia dentro del mercado interior*. Sin embargo, existen exigencias legítimas (comercio especializado para la prestación de servicios específicos relativos a productos de gran calidad y alta tecnología) que justifican una reducción de la competencia basada en el precio a favor de la competencia basada en factores distintos del precio. Puede considerarse que determinados tipos de acuerdos verticales, pueden mejorar la eficiencia económica de una cadena de producción o de distribución al permitir una mejor coordinación entre las empresas participantes. En concreto, pueden dar lugar a una reducción de los costes de transacción y distribución de las partes y optimizar sus niveles de ventas y de inversión[29]. Ello justifica la regulación de una serie de exenciones que se refieren a determinadas categorías de acuerdos a los que se refiere, entre otros, el Reglamento 330/2010[30].

Por tanto, los sistemas de distribución selectiva resultan compatibles con el art. 101 TFUE. Ello podría justificar, a priori, la venta exclusiva en farmacias de determinados productos. Sin embargo, la licitud de la distribución selectiva resulta condicionada tanto por la concurrencia de una serie de requisitos legales[31] como por la existencia de especiales características del producto

[29] Cfr. considerando núm. 6 Reglamento 330/2010 de la Comisión, de 20 de abril de 2010, relativo a la aplicación del art. 101.3 del Tratado de Funcionamiento de la UE a determinadas categorías de acuerdos verticales y prácticas concertadas.

[30] En este sentido, se han promulgado diversos Reglamentos de exención, entre los que cabe destacar el Reglamento 316/2014, de 21 de marzo, sobre determinadas categorías de acuerdos de transferencia de tecnología, Reglamento 1218/2010, de 14 de diciembre de 2010, sobre acuerdos de especialización, Reglamento 1217/2010, de 14 de diciembre de 2010, sobre determinadas categorías de acuerdos de investigación y desarrollo o el Reglamento 461/2010 de 27 de mayo sobre determinadas categorías de acuerdos verticales y prácticas concertadas en el sector de los vehículos a motor.

[31] El Reglamento solo resulta aplicable a los acuerdos verticales que cumplan determinados requisitos relativos a la cuota de mercado del proveedor (que no puede exceder del 30% del mercado de referencia en el que venda los productos). También es preciso que parte del mercado del comprador

que justifiquen objetivamente este tipo de distribución. Así, es preciso: a) que la elección de los revendedores se haga en función de criterios objetivos de carácter cualitativo, establecidos de modo uniforme respeto a todos los revendedores potenciales y aplicados de forma no discriminatoria[32]; b) que este tipo de distribución se justifique por las propiedades del producto, siendo necesario para preservar su calidad y para asegurar un uso apropiado; c) que los criterios exigidos no exceden de lo que resulte necesario para conseguir dicho objetivos.

Estos requisitos no se cumplen cuando se trata de restringir la distribución de productos distintos al medicamento para su venta exclusiva en farmacias. En este sentido se han pronunciado diversas instancias nacionales y supranacionales. Así, por ejemplo, el TJUE considera contraria al Derecho de Defensa de la competencia una cláusula contractual, en el marco de un sistema de distribución selectiva, que exige que las ventas de productos cosméticos y de higiene corporal se realicen en un espacio físico obligatoriamente en presencia de un licenciado en Farmacia, que tiene como consecuencia la prohibición de la utilización de Internet para dichas ventas[33]. Dicha cláusula constituye una restricción de la competencia por el objeto en el sentido del art. 101.1 TFUE pues, tras un examen individual y concreto del tenor y del objetivo de dicha

no supere el 30% del mercado de referencia en el que compra los productos. Por otro lado, no resulta aplicable en determinados casos (se trata de "excepciones a la excepción") en los que ha de considerarse infringido el art. 101.1 del TFUE. Así sucede en los supuestos en se restringe la facultad del comprador de determinar el precio de venta, sin perjuicio de que el proveedor pueda imponer precios de venta máximos o recomendar un precio de venta, siempre y cuando éstos no equivalgan a un precio de venta fijo o mínimo como resultado de presiones o incentivos procedentes de cualquiera de las partes; o los supuestos de restricción de las ventas activas o pasivas a los usuarios finales por parte de los miembros de un sistema de distribución selectiva que operen al nivel de comercio minorista al por menor, sin perjuicio de la posibilidad de prohibir a un miembro del sistema que opere fuera de un lugar de establecimiento no autorizado (art. 4 Reglamento 330/2010). En definitiva, es preciso que los acuerdos no contengan ninguna de las cláusulas especialmente restrictivas del art. 4. Vid. CURTO POLO, M., "Aspectos del Derecho de la Competencia. Los contratos de distribución como acuerdos verticales", AA VV, *Los contratos de distribución en las propuestas armonizadoras del Derecho contractual europeo* (Dir. CARBAJO GASCÓN, F.), Valencia, Tirant lo blanch, 2015, pp. 51-73, concretamente, p. 67.

32 Vid. DOMÍNGUEZ GARCÍA, M. A., "Distribución autorizada...", cit. p. 119.

33 Vid. STJCE 2011/310, de 13 de octubre de 2011. En esta resolución se analiza el caso *Pierre Fabre Dermo-Cosmetique* cuya actividad consiste en fabricar y comercializar productos cosméticos y de higiene corporal. Sus filiales (laboratorios Klorane, Ducray, Galénic y Avéne) venden los productos mayoritariamente por medios farmacéuticos, tanto en el mercado francés como europeo. En los contratos de distribución realizados por la entidad se incluye la siguiente claúsula "El distribuidor autorizado debe demostrar la presencia física y permanente en su punto de venta y durante todo el horario de apertura de éste, de al menos una persona especialmente cualificada por su formación para: adquirir un perfecto conocimiento de las características técnicas y científicas de los productos (...); dar al consumidor, de modo habitual y constante, toda la información relativa al uso adecuado de los productos (...); aconsejar el producto más adecuado al problema específico de higiene (...). Dicha persona cualificada deberá contar, a tal fin, con un título de Licenciado en Farmacia expedido o reconocido en Francia".

cláusula contractual y del contexto jurídico y económico en el que se inscribe, y habida cuenta las propiedades de los productos de que se trata, dicha cláusula no se justifica objetivamente.

La prohibición de venta por Internet implica una limitación de la libertad comercial de los distribuidores. Además restringe la elección de los consumidores que desean comprar por Internet e impide las ventas a los compradores finales que no se hallan en la zona física de influencia del distribuidor autorizado[34]. Podría considerarse que la prohibición de venta por Internet contribuye a mejorar la distribución de los productos, evitando riesgos de falsificación. Por otro lado, la presencia de un farmacéutico en los puntos de venta garantiza un adecuado servicio de asesoramiento. Sin embargo, conviene destacar que los productos en cuestión no son medicamentos. La legislación que los regula establece normas sobre su fabricación y puesta en el mercado, en garantía de la salud pública. La distribución de estos productos es libre y, en todo caso, el establecimiento de un diagnóstico corresponde al médico y no a un farmacéutico. En este sentido, resultan ilustrativos los pronunciamientos del TJUE en relación a medicamentos no sujetos a prescripción médica. Considera que la prohibición de venta por Internet de estos medicamentos no puede justificarse por la necesidad de proporcionar un asesoramiento personalizado al cliente y de asegurar su protección ante un uso indebido. Si no puede prohibirse la venta por Internet de determinados medicamentos, poco sentido tiene prohibir la venta de productos cosméticos por la misma vía.

Por otro lado, tampoco cabe la aplicación del art. 2 Reglamento 330/2010 que establece la exención de determinadas categorías de acuerdos verticales y prácticas concertadas, pues el TJUE considera aplicable el art. 4 c) Reglamento 330/2010 que establece que dichas exenciones no se aplican a los acuerdos verticales que directa o indirectamente, por sí solos o en combinación con otros factores, tengan por objeto la *restricción de las ventas activas o pasivas*[35].

---

[34] En este sentido se manifiesta la Autorité de la concurrence francesa en el caso Pierre Fabre Dermo-Cosmétique (vid. STJCE 2011/310, de 13 de octubre de 2011).

[35] En relación a la diferenciación conceptual entre ventas *activas* y *pasivas* y a la problemática que presentan las ventas por Internet en relación al Derecho de Defensa de la Competencia, vid. CARBAJO GASCÓN, F., "La distribución en internet", AA VV, *La contratación en el sector de la distribución comercial* (coords. GARCÍA VICENTE, J.R./VAQUERO PINTO, M J.), Navarra, Thomson Aranzadi, 2010, pp. 163-211, especialmente, pp. 196-202; PÉREZ FERNÁNDEZ, P., "Pactos verticales en contratos de distribución desde la perspectiva del derecho de la competencia", AA VV *Los contratos de distribución comercial: aspectos económicos y jurídicos* (Dir. ALCALÁ DÍAZ, M. A.), Barcelona, Bosch, 2015, pp. 245-278, concretamente, pp. 267-269.

III. VENTA EN FARMACIAS DE PRODUCTOS DE DUDOSA CALIFICACIÓN

La complejidad de la regulación aplicable a los productos distribuidos en farmacias se incrementa en determinados casos en los que ni siquiera está clara la calificación que merece el producto en cuestión. En ocasiones, se presenta la duda de determinar si un determinado producto es o no un medicamento o si, en su caso, debe ser calificado como tal.

Así ha ocurrido con el denominado "cigarrillo electrónico", cuya comercialización a nivel europeo ha presentado numerosos problemas legales. Se trata de un pequeño cartucho que contiene líquido (con o sin nicotina), saborizantes y otros compuestos químicos. Mediante un dispositivo electrónico se vaporiza la mezcla y se utiliza inhalando el vapor producido simulando los cigarrillos tradicionales. Su venta, que se ha incrementado en los últimos años, se realiza en Internet, establecimientos específicos, farmacias, estancos y otro tipo de establecimientos.

Estos productos suelen publicitarse como inocuos y, además, como aconsejables alternativas al tabaco. Sin embargo, recientes estudios se refieren a determinados riesgos para la salud asociados al uso o exposición al vapor de los cigarrillos electrónicos[36].

Desde que surge este producto en el mercado, se plantea el problema de determinar si debe ser considerado como un "medicamento" idóneo para dejar de fumar o, por el contrario, debe ser tratado como un producto similar al tabaco o, simplemente, como un producto de consumo sin especialidades. La cuestión tiene relevancia, pues de su caracterización va a depender la normativa aplicable a su fabricación y puesta en el mercado así como la aplicación de determinadas restricciones legales a su publicidad y uso.

En algunos países de nuestro entorno, el cigarrillo electrónico ha sido asimilado al medicamento en todo caso (Dinarmarca, Finlandia). En ocasiones, se han exigido requisitos adicionales (que contengan determinados niveles de líquido en Francia; o encajen en la definición legal de medicamento en Austria o Bélgica). Esta asimilación conllevaría en España la aplicación de la normativa, europea y nacional, propia de este tipo de productos. Como se ha indicado, estas normas, destinadas a la protección de la salud pública, establecen una serie de controles administrativos en relación a las propiedades del producto, su fabricación, almacenaje y distribución (exclusivamente en oficinas de farmacia). Por otro lado, los medicamentos están sometidos a unas normas publicitarias especiales que imponen ciertas restricciones, en protección de

---

[36] Vid. *Informe sobre los cigarrillos electrónicos: situación actual, evidencia disponible y regulación*, Ministerio de Sanidad, Servicios Sociales e Igualdad, julio 2014, pp. 8-12.

los consumidores y usuarios a las que debería someterse el cigarrillo electrónico. En todo caso, su caracterización como medicamento exigiría la previa autorización de la AEMPS para su introducción en el mercado.

En otros países (Grecia, Luxemburgo) el producto se asimilaba al tabaco. En este caso, el cigarrillo electrónico debía someterse a la normativa que restringe su consumo en lugares públicos, limita los lugares de venta, o imposibilidad su publicidad en determinados medios. Por último, algunos países (España o Portugal) carecían de regulación al respecto, tratándose, por tanto, como meros productos de consumo.

En nuestro Ordenamiento, la caracterización del cigarrillo electrónico como medicamento ha sido objeto de numerosas discusiones en el ámbito científico, descartándose, por el momento, dicha calificación. La primera regulación del producto parece asimilarlo a los productos del tabaco. La Ley 3/2014, de 27 de marzo, por la que se modifica el texto refundido de la Ley General para la Defensa de los Consumidores y Usuarios y otras leyes complementarias, modifica la Ley 28/2005 de Productos del Tabaco, estableciendo normas específicas para el cigarrillo electrónico. Esta norma alude al producto como "dispositivo susceptible de liberación de nicotina" y lo define como *un producto, o cualquiera de sus componentes, incluidos los cartuchos y el dispositivo sin cartucho, que pueda utilizarse para el consumo de vapor que contenga nicotina a través de una boquilla. Los cigarrillos electrónicos pueden ser desechables, recargables mediante un contenedor de carga, o recargables con cartucho de un solo uso* (art. 2.1 f.).

Se prohíbe su venta a menores y su uso en centros y dependencias de las Administraciones Públicas, centros, servicios y establecimientos sanitarios, centros docentes, medios de transporte público y recintos y parques infantiles (Disposición Adicional Duodécima). También se limita su publicidad en función de su horario de emisión en los medios de comunicación o de la población de destino, con el objeto de protección de los menores (Disposición Adicional Décimo Tercera).

Posteriormente, la Directiva 2014/40/UE del Parlamento Europeo y del Consejo de 3 de abril de 2014, incluye determinadas medidas sobre el cigarrillo electrónico (art. 20), otorgando a los Estados miembros un plazo de dos años para la adaptación de su normativa nacional. La Directiva establece ciertas normas de control de su puesta en el mercado (notificación a las autoridades competentes), sus componentes, etiquetado e, instrucciones. Además, asimila este producto al tabaco en tanto que prohíbe su publicidad y promoción. Por otro lado, deja abierta la posibilidad de que los Estados miembros autoricen los cigarrillos electrónicos como medicamentos en caso de que estos se ajusten a la legislación correspondiente.

Nuestro Ordenamiento, por tanto, ha optado por asimilar este producto al tabaco, limitando tanto su consumo en lugares públicos y su publicidad. Esta opción legislativa parece derivarse de las conclusiones extraídas por ciertas sociedades científicas, asociaciones ciudadanas e incluso la OMS que advierten de los peligros que para la salud puede conllevar el consumo de estos productos. Resulta llamativo, sin embargo, que el producto se comercialice en oficinas de farmacia. En algunos casos, el producto se publicita con la leyenda "venta exclusiva en farmacias", creando en el consumidor la falsa convicción de que se trata de un producto inocuo, de garantizada calidad y seguridad.

Por otro lado, no se comprende porqué sólo se equipara este producto al tabaco en aspectos relativos al uso y publicidad. Cabe cuestionarse, dados los efectos perjudiciales del producto, porqué no resulta aplicable al cigarrillo el electrónico el art. 3 de la Ley 28/2005 relativo a la venta y suministro[37]. Por otro lado, se prohíbe la venta de productos del tabaco en centros sanitarios (art. 5b). Como se ha indicado, la oficina de farmacia se define legalmente como *"centro sanitario privado"*, por lo que, del mismo modo que no puede suministrar tabaco tampoco debería suministrar cigarrillos electrónicos. Sin embargo, la venta y distribución en farmacias de este tipo de productos, por el momento, no se ha prohibido expresamente.

IV. CONCLUSIONES

La regulación europea y nacional actual no garantiza que los productos distintos al medicamento (cosméticos, alimentación,...) distribuidos en farmacias sean de mejor calidad que los que pueden adquirirse en otro tipo de establecimientos. Sin embargo, parece transmitirse al consumidor la idea de los productos que se distribuyen en estos centros especializados a cuyo frente se sitúa un profesional sanitario (farmacéutico), gozan de ciertas garantías de calidad y seguridad. Ello se traduce, normalmente, en un precio superior al fijado para el mismo tipo de productos distribuidos en otros establecimientos. A este resultado contribuyen determinadas estrategias de comercialización (distribución selectiva, exclusiva,...) que, por regla general, nada tienen que

[37] En virtud de este precepto, la venta y suministro al por menor de productos del tabaco sólo podrá realizarse en la red de expendedurías de tabaco y timbre o a través de máquinas expendedoras, ubicadas en establecimientos que cuenten con las autorizaciones administrativas oportunas, para la venta mediante máquinas, y queda expresamente prohibido en cualquier otro lugar o medio. Por otro lado, se prohíbe vender o entregar a personas menores de dieciocho años productos del tabaco, así como cualquier otro producto que le imite e induzca a fumar. Además, se prohíbe la venta y suministro de productos del tabaco por cualquier otro método que no sea la venta directa personal (o a través de máquinas expendedoras) que guarden las condiciones señaladas en el artículo siguiente. Queda expresamente prohibida la venta o suministro al por menor de productos del tabaco de forma indirecta o no personal, mediante la venta a distancia o procedimientos similares.

ver con la calidad y seguridad de los productos sino con otras cuestiones relacionadas, con la imagen y el prestigio de determinadas marcas y las políticas de venta.

Estas políticas de distribución comercial que, en ocasiones, se traducen en reclamos publicitarios como "venta exclusiva en farmacias", han sido consideradas ilícitas por resultar contrarias al Derecho de defensa de la competencia. Pero, no cabe obviar, las consecuencias que, desde la perspectiva de la infracción de los derechos del consumidor, pueden conllevar. Ese valor añadido que se atribuye a determinados productos adquiridos en farmacias debe ser "real". El vendedor, es decir, la oficina de farmacia, responde frente al consumidor ante la falta de conformidad del producto adquirido, lo que implica el desarrollo de adecuados controles respecto a los productos vendidos. Por otro lado, la falta de diligencia profesional del farmacéutico distribuidor puede implicar la comisión de un acto de competencia desleal en las relaciones con consumidores.

El escenario se complica cuando se posibilita la venta en farmacias de productos que no se han considerado medicamentos por los efectos nocivos que pueden tener para la salud (el cigarrillo electrónico). Resulta absolutamente contradictorio que se posibilite la comercialización en farmacias de un producto (asimilado al tabaco), cuyo uso se ha limitado en determinadas zonas públicas, precisamente, por los efectos perjudiciales que puede ocasionar. En definitiva, la incongruencia de nuestra legislación puede llevar a la conclusión de que las oficinas de farmacia distribuyen (o pueden distribuir) productos perjudiciales para la salud (similares al tabaco), lo cual no es propio de un centro sanitario.

BIBLIOGRAFÍA

ALSONSO SOTO, "El Anteproyecto de Ley de contratos de distribución", AA VV, *Los contratos de distribución comercial* (dir. VAZQUEZ ALBERT, D.), Valencia, Tirant lo blanch, pp. 33-46.

- "Bases para una futura regulación de los contratos de distribución", AA VV, *La reforma de los contratos de distribución comercial* (dir. VIERA GONZÁLEZ, J./ECHEBARRÍA SÁENZ, J., RUIZ PERIS, I.), Madrid, La Ley, 2012, pp. 51-62.

BERCOVITZ RODRIGUEZ CANO, R., "Artículo 4. Cláusula general", en AA VV, *Comentarios a la Ley de Competencia Desleal* (dir. BERCOVITZ RODRÍGUEZ CANO, A.), Navarra, Aranzadi, pp. 93-113.

BUSTO LAGO J. M./ÁLVAREZ LATA, N./PEÑA LÓPEZ, *Reclamaciones de consumo. Derecho de consumo desde la perspectiva del consumidor* (coord.. BUSTO LAGO, J. M.), Navarra, Aranzadi, 2010.

BROSETA PONT, M./MARTÍNEZ SANZ, F., *Manual de Derecho Mercantil*, vol. II, Madrid, Tecnos, 2015.

CARBAJO GASCÓN, F., "La distribución en internet", AA VV, *La contratación en el sector de la distribución comercial* (coords. GARCÍA VICENTE, J.R./VAQUERO PINTO, M J.), Navarra, Thomson Aranzadi, 2010, pp. 163-211.

CURTO POLO, M., "Aspectos del Derecho de la Competencia. Los contratos de distribución como acuerdos verticales", AA VV, *Los contratos de distribución en las propuestas armonizadoras del Derecho contractual europeo* (dir. CARBAJO GASCÓN, F.), Valencia, Tirant lo blanch, 2015, pp. 51-73.

DE LA VEGA GARCÍA, F., "Las conductas restrictivas de la competencia en la distribución farmacéutica", *RDM*, núm. 299, 2006, pp. 119-142

DOMÍNGUEZ GARCÍA, M. A., "Distribución autorizada y distribución selectiva (especialidades)", AA VV, *Los contratos de distribución en las propuestas armonizadoras del Derecho contractual europeo* (dir. CARBAJO GASCÓN, F.), Valencia, Tirant lo blanch, 2015, pp. 113-134.

GALÁN CORONA, E., "Los contratos de distribución", AA *VV Contratos de distribución comercial. Garantías personales* (dir. HERRERO GARCÍA, M. J.; coords. ÁVILA DE LA TORRE/GARCÍA VICENTE, J.R./VAQUERO PINTO, M. J.,), Salamanca, Ratio Legis, 2010, pp. 13-20.

GARCIA CRUCES, J.A., "Finalidad y ámbito de aplicación de la ley de competencia desleal. La cláusula general de deslealtad competitiva", AA VV, *Tratado de Derecho de la Competencia y de la publicidad* (coord. GARCÍA CRUCES, J.A.), Tirant lo blanch, 2014, http://www.tirantonline.com, TOL4.431.481.

GARCÍA VIDAL, A., *La promoción de medicamentos dirigida a profesionales sanitarios. Estudio desde la perspectiva del Derecho Mercantil*, Madrid, Marcial Pons, 2013.

PEÑA ROMERO, K., *El pacto de exclusiva*, Madrid, Aranzadi, 2012.

PÉREZ FERNÁNDEZ, P., "Pactos verticales en contratos de distribución desde la perspectiva del derecho de la competencia", AA VV *Los contratos de distribución comercial: aspectos económicos y jurídicos* (dir. ALCALÁ DÍAZ, M. A.), Barcelona, Bosch, 2015, pp. 245-278.

CAPÍTULO NOVENO. ALGUNAS CUESTIONES JURÍDICAS SOBRE LA PUBLICIDAD DE LOS MEDICAMENTOS

María de las Mercedes Sánchez Ruiz
Profesora Titular de Derecho Mercantil
Universidad de Murcia

I. PUBLICIDAD ILÍCITA Y RÉGIMEN APLICABLE

1. Introducción

La publicidad ilícita por contravenir normas específicas referidas a la publicidad de ciertas clases de bienes o productos se regulaba ya en nuestro Derecho en la Ley 61/1964, de 11 de junio, por la que se aprueba el Estatuto de la Publicidad. Este Estatuto estaba dirigido de manera fundamental a regular la *publicidad comercial*, entendiendo este concepto como comprensivo de "aquellas formas de información o difusión que se dirigen de modo mediato o inmediato a favorecer y a promover la libre contratación de bienes y servicios"[1]. Con este fin, el Estatuto establecía una serie de principios generales que debían ser observados en toda actividad publicitaria: legalidad, veracidad, autenticidad y libre competencia o lealtad[2].

El "principio de legalidad" se enunciaba en el Estatuto de la Publicidad, con empleo de una terminología acorde con el momento histórico en que fue promulgado, del siguiente modo: "no será lícita la publicidad que, por su fin, por su objeto o por su forma, ofenda las instituciones fundamentales de la nación, lesione los derechos de la personalidad, atente al buen gusto o al decoro social o sea contraria a las Leyes, a la moral o a las buenas costumbres[3]".

La Ley 34/1988, de 11 de noviembre, General de Publicidad (LGP), que deroga y sustituye al mencionado Estatuto, proclama su intención de cumplir con el compromiso de actualizar la legislación española en la materia para armonizarla con la comunitaria. En el artículo 3, se recoge un catálogo, amplio y diverso, de supuestos legales de publicidad ilícita[4] si bien, a los efectos de este trabajo, interesa específicamente solo uno de ellos: la que infringe la legislación especial sobre publicidad de medicamentos.

El artículo 3 d) de esta Ley, en su redacción actual[5],considera como una *modalidad específica* de *publicidad ilícita*, "la que infrinja lo dispuesto en la normativa que regule la publicidad de determinados productos, bienes, actividades o servicios". La normativa especial sobre publicidad a la que alude este inciso es muy extensa en nuestro país, y suele clasificarse en tres grupos: legislación publicitaria especial en función del producto, en función del medio de difusión y en función de los destinatarios de la publicidad[6]. Las normas relativas a la *publicidad de los medicamentos* se encuadran en el primero de estos grupos, si bien es preciso anticipar que, como tendremos ocasión de señalar, dentro de este ámbito normativo concreto adquiere también relevancia estructural el criterio de los destinatarios de esta clase de publicidad.

El artículo 5 de la Ley General de Publicidad, con el epígrafe "*Publicidad sobre determinados bienes y servicios*", en concreto en su número 4, establece que: "Los *productos estupefacientes, psicotrópicos y medicamentos*, destinados al consumo

---

1 *Vid.* el párrafo segundo de la exposición de motivos de la Ley 61/1964, de 11 de junio. Quedan excluidas de este concepto otras manifestaciones publicitarias que responden a finalidades diferentes, como la publicidad institucional o la publicidad política.

2 Art. 6 EP.

3 Art. 7 EP.

4 Para un análisis, reciente y muy autorizado, de las distintas modalidades de publicidad ilícita, *vid.* TATO PLAZA, A., "Publicidad y publicidad ilícita", en *Tratado de Derecho de la competencia y de la publicidad* (dir. García-Cruces), Tirant lo Blanch, Valencia, 2014, t. I, pp. 1945 y ss. (epígrafe 28 en la versión digital consultada, accesible en http://www.tirantonline.com, ref. TOL4.431.466).

5 Artículo 3 e) en la redacción inicial de la LGP, desarrollado entonces en el artículo 8 LGP.

6 Al respecto, TATO PLAZA, A., "Publicidad y publicidad ilícita", *cit.*, apartado III, 3.5.

de personas y animales, solamente podrán ser objeto de publicidad en los casos, formas y condiciones establecidos en las normas especiales que los regulen".

El citado artículo 5.4 remite, pues, a lo dispuesto en la legislación administrativa especial sobre medicamentos *en el aspecto relativo a su publicidad*. Sin embargo, la calificación expresa en la Ley General de Publicidad de la publicidad que contravenga dicha legislación especial como una modalidad específica de *publicidad ilícita*, entre otras que se contemplan, tiene un alcance mayor que el de una mera remisión formal. Se ha destacado que, en estos casos, que implican la infracción de normas de naturaleza administrativa y, por ende, constituyen un ilícito *administrativo*, concurre, al mismo tiempo, un ilícito *civil*[7]. La delimitación de ambos ilícitos y el análisis del régimen jurídico que les resulta aplicable constituyen el objetivo primordial de los apartados que siguen.

La razón última que justifica el sometimiento de la publicidad de medicamentos a un régimen especial es fácil de entender. Como se ha afirmado autorizadamente, "baste decir que, al estar en juego la salud y, en última instancia, la vida, resulta evidente que los productos farmacéuticos deban tener una normativa específica que proteja de manera efectiva el interés de los consumidores"[8].

2. La remisión expresa al régimen general de los actos de competencia desleal

En el marco del Derecho privado y, dentro de este, del Derecho mercantil, la consecuencia práctica más relevante de que los medicamentos sean bienes o productos con una regulación administrativa especial en materia de publicidad resulta expresamente fijada en los artículos 6.1 de la Ley General de Publicidad y 18 de la Ley de Competencia Desleal.

De acuerdo con el primero de estos preceptos, "las *acciones frente a la publicidad ilícita* serán las establecidas con carácter general para las *acciones derivadas de la competencia desleal* por el capítulo IV de la Ley 3/1991, de 10 de enero, de Competencia Desleal"[9].

---

[7] TATO PLAZA, A., "Publicidad y publicidad ilícita", *cit.*, apartado III, 3.5.: "*esta calificación como ilícitos civiles de los anuncios publicitarios que infrinjan lo dispuesto en la normativa reguladora de la publicidad de determinados productos o servicios provoca que aquellos queden expuestos, no solo al régimen sancionador de carácter administrativo previsto en la normativa de carácter especial, sino también a las acciones civiles en materia de competencia desleal*".

[8] LEMA DEVESA, C., "La regulación jurídica de la publicidad farmacéutica", en *Problemas jurídicos de la publicidad. Estudios del Prof. Dr. Carlos Lema Devesa recopilados con ocasión de la conmemoración de los XXV años de su cátedra*, Marcial Pons, Madrid, 2007, pp. 265-275, p. 268.

[9] *Cfr. infra*, ap. III, 2.

En esta misma línea, de manera todavía más directa, dispone el artículo 18 de la Ley de Competencia Desleal que "la publicidad considerada *ilícita* por la Ley General de Publicidad, se reputará *desleal*".

La redacción actual de los artículos 3 d), 5.4 y 6.1 de la Ley General de Publicidad, así como la del artículo 18 de la Ley de Competencia Desleal, fue introducida por la Ley 29/2009, de 30 de diciembre, por la que se modifica el régimen legal de la competencia desleal y de la publicidad para la mejora de la protección de los consumidores y usuarios. A través de esta última norma, se transpuso al ordenamiento español la Directiva 2005/29/CE, del Parlamento Europeo y del Consejo, de 11 de mayo de 2005, relativa a las prácticas comerciales de las empresas en sus relaciones con los consumidores en el mercado interior ("Directiva sobre prácticas comerciales desleales").

En el Derecho de la Unión Europea, la publicidad *engañosa* y la publicidad *comparativa* son las únicas prácticas comerciales desleales que siguen recibiendo un tratamiento específico *en sus manifestaciones publicitarias*, por virtud de la "Directiva sobre publicidad engañosa y publicidad comparativa" (Directiva 2006/114/CE del Parlamento europeo y del Consejo, de 12 de diciembre de 2006). El ámbito de aplicación de esta disposición comunitaria, sin embargo, es mucho más reducido que el de la anterior Directiva 84/450/CEE del Consejo, de 10 de septiembre de 1984 (derogada por aquella[10]). La Directiva 2006/114/CE tiene por objeto "proteger *a los comerciantes* contra la publicidad engañosa y sus consecuencias injustas"[11], así como establecer las condiciones en las que está permitida la publicidad comparativa[12]. En cambio, la tutela de los *consumidores* frente a *cualesquiera prácticas comerciales desleales* que perjudiquen sus intereses económicos queda fuera de su ámbito de aplicación, porque es la finalidad específica de la Directiva 2005/29/CE[13]. En su artículo 2 [letra d)], esta Directiva define las "prácticas comerciales" que son objeto de su regulación en estos términos: "todo acto, omisión, con-

---

[10] Artículo 10 de la Directiva 2006/114/CE.

[11] *Cfr.* artículo 1 y artículo 2, letra b) de la Directiva 2006/114/CE.

[12] El TJUE, en su sentencia de 13 de marzo de 2014 (asunto C-52/13) [DOUE, 2014/C135/14, 5-05-2014] ha declarado, en respuesta a la cuestión prejudicial planteada por el Consejo de Estado italiano, que la Directiva 2006/114 debe interpretarse en el sentido de que, en lo relativo a la protección de los comerciantes, contempla la publicidad engañosa y la publicidad comparativa ilegal como dos infracciones autónomas por lo que, a efectos de prohibir y sancionar una publicidad engañosa, no es necesario que esta constituya también publicidad comparativa ilegal. En realidad, el problema resuelto por la sentencia tenía su origen en la traducción de la versión italiana de la Directiva, y no se suscita en otras versiones, incluida la española.

[13] La Directiva 2005/29/CE tiene por objeto alcanzar un elevado nivel de protección de los consumidores mediante la aproximación de las disposiciones nacionales sobre prácticas comerciales que perjudican, en concreto, los intereses económicos de los consumidores (cfr. Cdo. 6, arts. 1 y 3 de esta Directiva).

ducta o manifestación, o comunicación comercial, *incluidas la publicidad* y la comercialización, procedente de un comerciante y directamente relacionado con la promoción, la venta o el suministro de un producto *a los consumidores*".

En el ámbito específico de los medicamentos, como se tratará más adelante, la regulación sectorial (tanto la europea como la española) todavía se refiere a la "publicidad" de los medicamentos, si bien se acoge un concepto tan amplio de esta que, en realidad, permite entender comprendida en el mismo cualquier práctica o comunicación comercial cuya finalidad sea promover la adquisición o el uso de medicamentos, así como su dispensación por las personas autorizadas para ello (de hecho, se incluyen expresamente en el concepto prácticas comerciales tales como la "visita médica" o las reuniones promocionales dirigidas a profesionales sanitarios). Ni siquiera se requiere que dicha finalidad se persiga *en el ejercicio de una actividad empresarial o profesional*, a pesar de que este requisito es uno de los elementos de la definición general de "publicidad" prevista en el artículo 2 de la Ley General de Publicidad.

Ya hemos señalado que, en el régimen jurídico español vigente, la publicidad que infrinja lo dispuesto en la normativa que regule la publicidad de determinados productos, bienes, actividades o servicios (entre ellos, los medicamentos) aparece enunciada en el artículo 3, letra d) de la Ley General de Publicidad como una modalidad de publicidad ilícita. La Ley de Competencia Desleal, a su vez, establece en su artículo 1 una prohibición general de los actos de competencia desleal "*incluida la publicidad ilícita en los términos de la Ley General de Publicidad*" y, en su artículo 18, bajo el epígrafe "Publicidad ilícita", reitera que "*la publicidad considerada ilícita por la Ley General de Publicidad se reputará desleal*".

De este modo, la publicidad ilícita por infringir una determinada legislación sectorial (en este caso, la relativa a medicamentos) queda también asimilada *ope legis* a los actos de competencia desleal, por lo que, en el tratamiento de aquella, resulta imprescindible atender al régimen jurídico aplicable a estos[14].

El juego conjunto de la remisión a la legislación sobre medicamentos, por un lado, y de la asimilación *imperativa* y *automática* ("se reputará desleal") de la publicidad contraria a dicha legislación a un acto de competencia desleal, por otro, hace que, en estos supuestos, para que la conducta ilícita quede sometida al régimen de la Ley de Competencia Desleal, no sea necesario que

---

[14] Se ha señalado acertadamente que "cuando se trata de publicidad, *ilicitud y deslealtad* han sido "legalmente asimiladas" *ope legis*" (así expresamente María Magnolia PARDO LÓPEZ en PARDO LÓPEZ, M.M./ LÁZARO SÁNCHEZ, E.J./ DE LA VEGA GARCÍA, F.L., "Adecuación constitucional y legalidad del discurso publicitario", en *Derecho de la publicidad* (coord. Lázaro Sánchez), Civitas Thomson-Reuters, Cizur Menor, 2012, pp. 91-132, p. 92). Esta autora considera cuestionable la opción de política legislativa de "*reputar cualquier manifestación de publicidad ilícita, según la LGP, como desleal*" por la falta de homogeneidad en cuanto a la finalidad legislativa perseguida en todos los casos.

reúna todos los elementos estructurales que, como regla general, se exige a las conductas sujetas al control de deslealtad regulado en dicha Ley.

Los requisitos que ha de reunir una conducta, con carácter general, para quedar incluida en el ámbito de aplicación de esta Ley, son dos (*ex* arts. 2 y 4 LCD): que se trate de un comportamiento *realizado en el mercado* y, además, que la conducta tenga una *finalidad concurrencial*, es decir, que persiga (y sea idónea para) promover o asegurar la difusión en el mercado de las prestaciones propias o de un tercero[15].

La legislación especial sobre la publicidad de medicamentos prevalece, a estos efectos, sobre la regulación general de las prácticas comerciales desleales, por lo que la ilicitud de la conducta, a la luz de dicha legislación, hará que esta deba reputarse *desleal* también cuando falte alguno de los presupuestos estructurales propios de los ilícitos desleales. La aplicación de los criterios específicos resultantes de la legislación especial deberá llevarnos a deslindar si la conducta en cuestión constituye o no publicidad ilícita y, por ende, si debe o no "reputarse desleal", incluso cuando dicho comportamiento debiera quedar excluido del control de deslealtad conforme al régimen general aplicable a los actos de competencia desleal.

3. Publicidad ilícita y legislación publicitaria especial sobre medicamentos

Las prácticas relacionadas con la comercialización de medicamentos y, en especial, la publicidad, están sujetas a una legislación especial (europea e interna) que es de aplicación preferente respecto al régimen general sobre prácticas comerciales desleales.

En el Derecho de la Unión europea, la norma comunitaria vigente en esta materia es la Directiva 2001/83/CE del Parlamento europeo y del Consejo de 6 de noviembre de 2001, por la que se establece un código comunitario sobre medicamentos para uso humano. En realidad, todos los Estados miembros

[15] *Vid.*, por todos, MASSAGUER, J., *Comentario a la Ley de competencia desleal*, Civitas, Madrid, 1999, pp. 119-126; *ídem*, *El nuevo Derecho contra la competencia desleal: la Directiva 2005/29/CE sobre las prácticas comerciales desleales*, Cizur Menor (Navarra), Aranzadi, 2006, pp. 20-23; SUÑOL LUCEA, A., "Los elementos que definen la conducta sometida a la Ley de Competencia Desleal", *RDM*, núm. 284/2012, pp. 181-226 (pp. 1-25 en la versión digital consultada, ref. BIB 2012/1275). Esta última autora destaca que el elemento decisivo es el segundo (la finalidad concurrencial, entendida como la función objetiva del acto de promoción de productos y servicios, al margen de la intención de su autor), e interpreta que el primero se limita a la mera exigencia de que la conducta enjuiciada tenga trascendencia externa (pp. 2, 6, 7 y 10).

de la Unión Europea han adoptado medidas de regulación específicas en este sector, poniendo de manifiesto la necesidad de proceder a su armonización[16].

Las disposiciones especiales en materia de medicamentos (al igual que otras regulaciones sectoriales), tanto las europeas como las dictadas en el ámbito nacional por cada Estado, no han resultado afectadas por la Directiva de prácticas comerciales desleales[17] ni, por ende, han de respetar el principio de armonización plena que la informa[18], de manera que, como expresamente señala el Considerando 9 de esta última Directiva, "los Estados miembros podrán mantener o promulgar restricciones y prohibiciones de prácticas comerciales por motivos de protección de la salud y de la seguridad de los consumidores en su territorio, con independencia del lugar en el que esté establecido el comerciante, por ejemplo en relación con las bebidas alcohólicas, el tabaco o *los productos farmacéuticos*".

En la legislación interna, igualmente, el artículo 19.4 del Real Decreto Legislativo 1/2007, de 16 de noviembre, por el que se aprueba el texto refundido de la Ley General para la Defensa de los Consumidores y Usuarios y otras leyes complementarias, establece que tanto su propia regulación (sobre tutela de consumidores) como las normas que regulan las prácticas comerciales *en materia de medicamentos* prevalecen, en caso de conflicto, sobre la legislación de carácter general aplicable a las prácticas comerciales desleales.

Los medicamentos constituyen, por tanto, uno de los "productos" que han recibido una regulación especial en materia de publicidad, a los efectos de lo dispuesto en el artículo 3, letra d), de la Ley General de Publicidad. Dicho precepto, como resulta de lo expuesto en los apartados anteriores, puede considerarse el nexo de unión entre el régimen general en materia de publicidad, la normativa especial que regula la publicidad de determinados productos y el Derecho de la competencia desleal[19].

---

[16] *Cfr.* Cdo. 43 de la Directiva 2001/83/CE.

[17] La Directiva sobre las prácticas comerciales desleales (Dir. 2005/29/CE), según precisa su artículo 3.2, "se entenderá sin perjuicio de las normas nacionales o comunitarias relativas a los aspectos de la salud y seguridad de los productos".

[18] *Cfr.* Cdo. 15 y artículo 3.5 de la Directiva 2005/29/CE. *Vid.* un excelente comentario resumido al contenido de esta Directiva, con especial atención al régimen de las prácticas engañosas, en MASSAGUER FUENTES, J., "Las prácticas comerciales engañosas en la Directiva 2005/29/CE sobre las prácticas comerciales desleales", *Actualidad Jurídica (Uría & Menéndez)*, núm. 13, enero 2006, pp. 13-25; en cuanto a su carácter de directiva marco y de máximos, tendente a establecer una armonización plena, *vid.*, en concreto,pág. 16.

[19] En este sentido, TATO PLAZA, A./FERNÁNDEZ CARBALLO-CALERO, P./HERRERA PETRUS, C., *La reforma de la Ley de competencia desleal*, La Ley, Madrid, 2010, pp. 289 *i.f.* y 280; TATO PLAZA, A., "Publicidad y publicidad ilícita", *cit.*, apartado III, 3.5.

II. LA REGULACIÓN ESPECIAL DE LA PUBLICIDAD DE LOS MEDICAMENTOS DE USO HUMANO: ORIENTACIÓN SISTEMÁTICA Y PRINCIPIOS BÁSICOS

1. El concepto legal de "publicidad de medicamentos"

A) Publicidad, información y promoción de medicamentos

En el Derecho de la Unión europea, la Directiva 2001/83/CE del Parlamento Europeo y del Consejo, de 6 de noviembre de 2001, por la que se establece un código comunitario sobre medicamentos para uso humano, dedica su título VIII a la publicidad. En el Derecho español, el Real Decreto Legislativo 1/2015, de 24 de julio, por el que se aprueba el texto refundido de la Ley de garantías y uso racional de los medicamentos y productos sanitarios establece determinadas normas especiales sobre la publicidad de los medicamentos y de los productos sanitarios (artículos 78 y 80).

La norma vigente con mayor tradición en la regulación específica de la materia que nos ocupa en nuestro ordenamiento es el Real Decreto 1416/1994, de 25 de junio, por el que se regula la publicidad de los medicamentos de uso humano[20]. A través de esta disposición se incorporó a nuestro ordenamiento la Directiva 92/28/CEE del Consejo, de 31 de marzo de 1992, relativa a la publicidad de los medicamentos de uso humano[21].

La Directiva 92/28/CEE fue derogada por la vigente Directiva 2001/83/CE, si bien su contenido sustancial no ha experimentado grandes modificaciones respecto al previsto en la Directiva derogada de 1992, respondiendo así a la inspiración codificadora propia de la Directiva 2001/83/CE[22].

---

[20] Para una completa revisión de los antecedentes de esta norma en el Derecho español, vid. DE LA QUADRA SALCEDO, T. "La regulación de la publicidad de los medicamentos de uso humano", en *Derecho de la sanidad y los medicamentos: seis estudios* (dir. De la Quadra*et al.*), Ministerio de Sanidad y Consumo, Madrid, 1999, pp. 15-61, pp. 18 y ss.

[21] *Cfr.*, así expresamente, la exposición de motivos del Real Decreto 1416/1994, donde se añade que su contenido tiene la condición de "legislación sobre productos farmacéuticos"; en el mismo sentido, su disposición adicional primera establece que "tiene carácter de legislación de productos farmacéuticos a los efectos previstos en el artículo 149.1.16 de la Constitución". Sobre el contenido del Real Decreto 1416/1994, así como sus antecedentes legislativos, *vid.* IRÁCULIS ARREGUI, N., "El pluscontrol de la actividad publicitaria: el caso de los productos farmacéuticos y alimenticios", *Autocontrol*, núm. 91, 2004, pp. 4 y 5; *ídem*, *La publicidad de los medicamentos*, La Ley, Madrid, 2008, pp. 121-137.

[22] Sobre la Directiva 92/28/CEE, *vid.*, por todos, LEMA DEVESA, C., "La Directiva de la CEE sobre la publicidad de los medicamentos", en *Problemas jurídicos, ob. cit.*, pp. 277-291, donde el autor destaca la incidencia que habría de tener la transposición de la Directiva de 1992 en la legislación española vigente al tiempo de su aprobación.

La "publicidad de medicamentos" se define como *"toda forma de oferta informativa, de prospección o de incitación destinada a promover la prescripción, la dispensación, la venta o el consumo de medicamentos"*. Esta definición, prevista en el artículo 1.2 del Real Decreto 1416/1994, reproduce literalmente la contenida, en su día, en la Directiva 92/28/CEE del Consejo, de 31 de marzo de 1992, relativa a la publicidad de los medicamentos de uso humano y, a su vez, ha sido mantenida en idénticos términos por el artículo 86.1 de la vigente Directiva 2001/83/CE.

El concepto de "publicidad de medicamentos" resultante de estas normas, como puede apreciarse, es amplísimo, abarcando un campo de aplicación mayor que la noción general de "publicidad" del artículo 2 LGP[23]. Comprende tanto las comunicaciones con fines promocionales dirigidas al público de los consumidores como las dirigidas a profesionales sanitarios (principalmente, médicos y farmacéuticos[24]).

Tanto la Directiva como el Real Decreto 1416/1994 establecen una delimitación, positiva y negativa, de algunos instrumentos y medios usuales o característicos de este sector que, en todo caso, deben entenderse comprendidos en dicho concepto.

Entre los incluidos están la "visita médica", la entrega de muestras, la entrega o promesa de incentivos o ventajas, en dinero o en especie, que inciten a prescribir o dispensar medicamentos (salvo que su valor intrínseco sea mínimo) y el patrocinio de reuniones promocionales o de congresos científicos. En cambio, no se consideran publicidad, entre otros elementos, el prospecto o el etiquetado de los medicamentos (sujetos a una regulación específica), los catálogos de ventas y las listas precios (siempre que no contengan ninguna información sobre el medicamento) o cualquier información relacionada con la salud de las personas (siempre que no haga ninguna referencia, directa o indirecta, a un medicamento).

Está también excluida del concepto de "publicidad de medicamentos" la *publicidad corporativa* realizada por un laboratorio farmacéutico, esto es, la que esté dirigida a la promoción global de su actividad, sin pretender fomentar ni directa ni indirectamente productos o servicios concretos.

Puede tratarse de *publicidad corporativa* incluso cuando mencione o aluda a un medicamento comercializado por el empresario farmacéutico en cuyo interés se realice la publicidad, siempre que las menciones o alusiones se limiten a referencias puntuales sobre sus características esenciales (así, podría

[23] "A los efectos de esta Ley, se entenderá por publicidad toda forma de comunicación realizada por una persona física o jurídica, pública o privada, en el ejercicio de una actividad comercial, industrial, artesanal o profesional, con el fin de promover de forma directa o indirecta la contratación de bienes muebles o inmuebles, servicios, derechos y obligaciones [...]".

[24] LEMA DEVESA, C., "La Directiva", *cit.*, p. 280.

aludirse a un nuevo fármaco cuando la publicidad corporativa pretendiera informar de la solicitud de autorización de aquel). En el ámbito deontológico, cabe citar como ejemplo en este sentido la Resolución del Pleno del Jurado de Autocontrol (AACC), de 18 de octubre de 2006, que confirma la Resolución de la sección segunda del Jurado de 12 de septiembre de 2006 (asunto "Cera"). En este caso, el Jurado entendió que el comunicado de prensa analizado se dirigía al público en general y, tanto por su contenido como por las circunstancias de su difusión, debía ser calificado como información corporativa de la actividad de la compañía farmacéutica anunciante. En la Resolución de la sección cuarta del Jurado de 10 de febrero de 2009 [asunto "Nexavar® (Sorafenib9"], por el contrario, el Jurado consideró que la página web denunciada no contenía mera información corporativa sino que constituía publicidad dirigida al público de un medicamento sujeto a prescripción facultativa. La sección cuarta del Jurado entendió que se había excedido "lo que pudiera considerarse una mención puntual de un hito innovador de una empresa en el marco de una información meramente corporativa para adentrarse en el terreno de la promoción de un concreto medicamento" (fundamento deontológico núm. 3).

El Tribunal de Justicia de la Unión Europea ha contribuido eficazmente, mediante diversas resoluciones, a la interpretación del concepto de "publicidad de medicamento" establecido por la Directiva 2001/83/CE. En la sentencia de 11 de diciembre de 2003 (asunto C-332/01, "*Apothekerverband* contra *Doc. Morris y Waterval*"[25]), por ejemplo, el Tribunal interpretó que el concepto de publicidad previsto en la citada Directiva no excluye la publicidad relativa a la venta de medicamentos por correspondencia[26], sobre la base de la presunta necesidad de la presencia física de un farmacéutico, siempre que esté destinada al público y se refiera a medicamentos no sujetos a prescripción médica.

En la sentencia de 2 de abril de 2009 (asunto C-421/07, "*Anklagemyndigheden contra Frede Damgaard*"[27]), el Tribunal de Justicia consideró que la Directiva no excluye que un mensaje procedente de un tercero independiente tenga carácter publicitario, ni tampoco exige, para considerar que un mensaje tenga tal carácter, que este se difunda en el marco de una actividad comercial

[25] ECLI:EU:C:2003:664.

[26] Sobre la venta a distancia de medicamentos al público, *vid.* art. 85 *quater* de la Directiva 2001/83/CE (modificada por la Directiva 2011/62/UE, del Parlamento Europeo y del Consejo, de 8 de junio de 2011), así como el Reglamento de ejecución (UE) nº 699/2014 de la Comisión, de 24 de junio de 2014, sobre el diseño del logotipo común para identificar a las personas que ofrecen al público medicamentos por venta a distancia y los criterios técnicos, electrónicos y criptográficos a efectos de la verificación de la autenticidad de dicho logotipo. En nuestro Derecho, *vid.* el art. 3.5 del Real Decreto Legislativo 1/2015, así como el Real Decreto 870/2013, de 8 de noviembre, por el que se regula la venta a distancia al público, a través de sitios web, de medicamentos de uso humano no sujetos a prescripción médica.

[27] TJCE 2009, 80.

o industrial[28]. En este sentido, el Tribunal declaró que *"la difusión por un tercero de información relativa a un medicamento, en particular a sus propiedades curativas o preventivas, puede considerarse publicidad...aun cuando ese tercero actúe por cuenta propia y de forma totalmente independiente, de hecho y de derecho, del fabricante o del vendedor de ese medicamento"*[29].

En la sentencia de 5 de mayo de 2011 (asunto C-316/09, *"MSD Sharp & Dohme GmbH y Merckle GmbH"*[30]), el Tribunal de Justicia estableció que el elemento determinante para la calificación de un mensaje como publicidad, y no como información, es su finalidad. En este sentido, declaró que la Directiva no prohíbe que una empresa farmacéutica difunda en una página web información relativa a medicamentos sujetos a prescripción médica, cuando tal información está disponible en esa página sólo para quien desee obtenerla y dicha difusión consiste únicamente en la reproducción fiel del embalaje del medicamento y en la reproducción literal e íntegra del prospecto; por el contrario, sí prohíbe esa difusión cuando la información haya sido objeto de selección o retoque por parte del fabricante que sólo puedan explicarse por una finalidad publicitaria[31].

Por otra parte, a efectos de calificar un mensaje como publicitario resulta irrelevante el ámbito de difusión que este haya alcanzado, así como el hecho de que se cite o no la marca; lo determinante es que la publicidad haga referencia, aunque sea indirecta, a un medicamento (por ejemplo, aludiendo a su principio activo[32]) y que pueda acreditarse la finalidad promocional, directa o indirecta, de la comunicación respecto al mismo[33].

Las mayores dificultades se suscitan, en este ámbito, a la hora de delimitar lo que es *información* sobre medicamentos y *promoción* de medicamentos. No cabe duda que la combinación de la función informativa y la persuasiva

---

[28] En consecuencia, el concepto de "publicidad de medicamento" es más extenso que el concepto de "publicidad" del artículo 2 de la Ley General de Publicidad, que la define como la comunicación realizada *"en el ejercicio de una actividad comercial, industrial, artesanal o profesional"*.

[29] Al respecto, *vid.* IRÁCULIS ARREGUI, N., "Definición de publicidad de medicamentos a efectos de la Directiva 2001/83/CE: Asunto C-421/07 "Anklagemyndigheden contra Frede Damgaard", *Autocontrol*, núm. 140, 2009, pp. 10-15.

[30] TJCE 2011, 117.

[31] Sobre esta sentencia, *vid.*, GARCÍA VIDAL, A., *La promoción de medicamentos dirigida a profesionales sanitarios*, Marcial Pons, Madrid, 2013, pp. 63-64, quien concluye que, terciando en el debate suscitado sobre si el elemento intencional era o no esencial para calificar un mensaje como publicidad, el TJUE *"se alinea con la tesis que requiere el ánimo subjetivo promocional para que exista publicidad de medicamentos"*, de manera que *"faltando dicha finalidad, no habrá publicidad...pese a que el mensaje pueda ser entendido por el público al que se dirige como una promoción"*.

[32] *Vid.*, en este sentido, la Resolución de la sección tercera del Jurado de Autocontrol (AACC), de 5 de junio de 2003 (asunto "Levitra- Viagra"), fundamento deontológico núm. 1.

[33] En torno a la distinción entre finalidad promocional directa e indirecta en relación con los medicamentos, *vid.* GARCÍA VIDAL, A., *La promoción de medicamentos*, cit., pp. 65, 66, 75 y ss.

constituye un rasgo definitorio de la publicidad[34]; sin embargo, en este ámbito concreto, una inadecuada delimitación entre ambos podría comportar riesgos para la salud de las personas[35].

B) Breve referencia al concepto de "medicamento"

La definición de "publicidad de medicamentos" presupone, a su vez, el concepto de "medicamento" recogido en el artículo 1, apartado 2) de la Directiva y, en el ámbito interno, el artículo 2, letra a) del Real Decreto Legislativo 1/2015, de 24 de julio, por el que se aprueba el texto refundido de la Ley de garantías y uso racional de los medicamentos y productos sanitarios[36].

Para que una determinada sustancia sea considerada "medicamento" ha de cumplir uno de estos dos presupuestos: que "se presente como poseedora de propiedades curativas o preventivas" de enfermedades humanas o bien "que pueda usarse en, o administrarse a, seres humanos con el fin de restaurar, corregir o modificar las funciones fisiológicas ejerciendo una acción farmacológica, inmunológica o metabólica, o de establecer un diagnóstico médico".

Atendiendo a esta dualidad, se ha acuñado la distinción entre medicamentos "por su presentación" (que permite considerar como medicamento a cualquier producto *que se presente como tal*, aunque carezca de efectos terapéuticos) y "por su función" (lo que incluye toda *sustancia que posea las cualidades terapéuticas* antes mencionadas)[37].

2. Clasificación general en función del colectivo destinatario

A) La publicidad de medicamentos dirigida al público

La regulación de la publicidad de los medicamentos se estructura en función de un criterio esencial de clasificación: los *sujetos destinatarios* de la misma. En el Derecho de la Unión Europea y, por influencia de este, en la legislación interna, se parte de la diferenciación entre la *publicidad* de medica-

---

[34] LEMA DEVESA, C., "La promoción como necesidad comercial del empresario: la información al público y la publicidad", en *Problemas jurídicos de la publicidad, ob. cit.*, pp. 365-378, p. 366.

[35] *Cfr.* art. 88 bis Directiva 2001/83/CE.

[36] *Vid.* también el art. 8 del Real Decreto Legislativo 1/2015, que establece una enumeración cerrada de los tipos de medicamentos legalmente admisibles.

[37] Sobre el concepto legal de medicamento, *vid.*, ampliamente, IRÁCULIS ARREGUI, N., *La publicidad de los medicamentos, ob. cit.*, pp. 175 y ss.; GARCÍA VIDAL, C., *La promoción de medicamentos*, cit., pp. 48 y ss.

mentos *dirigida al público* y la *promoción e información*[38]sobre medicamentos *dirigida a los profesionales sanitarios*.

La primera modalidad (publicidad destinada al público en general) únicamente se admite respecto a los medicamentos que cumplan ciertos requisitos: que no requieran prescripción facultativa, que no se financien con fondos públicos y que no sean sustancias psicotrópicas o estupefacientes[39].

Uno de los principios básicos que, tradicionalmente, ha venido integrando el régimen jurídico aplicable a este tipo de publicidad de medicamentos era el sometimiento de los mensajes publicitarios en este ámbito a un control administrativo previo, de modo que era precisa la obtención de una autorización, que debía ser otorgada por la administración sanitaria competente[40].

Desde el año 2013, sin embargo, la publicidad destinada al público de medicamentos no sujetos a prescripción médica ya no requiere de esta autorización administrativa previa, aunque estará sometida a los controles que efectúen las administraciones sanitarias competentes para garantizar que los contenidos publicitarios cumplan con lo dispuesto en las normas legales y reglamentarias aplicables[41].

El contenido de los mensajes publicitarios dirigidos al público ha de reunir determinados requisitos basados en el respeto de ciertas reglas[42], cuya finalidad última es promover un uso correcto e informado de los medicamentos, evitar abusos y prevenir los riesgos derivados de su utilización.

---

[38] Como apunta GARCÍA VIDAL (*La promoción de medicamentos, ob.cit.*, pág. 61), se debe a razones de Derecho histórico que, en nuestro país, las normas utilicen los términos de "información y promoción", y no de publicidad, para aludir a la difusión de mensajes dirigidos a los profesionales sanitarios (cfr. art. 78 RDLeg. 1/2015). Sin embargo, el concepto de publicidad de medicamento introducido ya por la derogada Directiva 92/28/CEE (art. 1.3), y mantenido en la vigente Directiva 2001/83/CE (art. 86.1), deja claro que también es *publicidad de medicamentos* la destinada a personas facultadas para prescribirlos o dispensarlos.

[39] En el ámbito interno, rige lo dispuesto en el artículo 80.1 RDLeg. 1/2015, debiendo entenderse realizada a este último precepto la remisión contenida en el artículo 4 del Real Decreto 1416/1994 al artículo 78 de la (hoy derogada) Ley 29/2006, de 26 de julio, de garantías y uso racional de los medicamentos y productos sanitarios. *Cfr.*, asimismo, el artículo 88 de la Directiva 2001/83/CE, así como el artículo 7 del mencionado Real Decreto 1416/1994.

[40] *Vid.*, en este sentido, VÁZQUEZ PENA, M.J., "La publicidad de medicamentos dirigida al público en general", en *El Derecho Mercantil en el umbral del siglo XXI. Libro homenaje al Prof. Dr. Carlos Fernández-Nóvoa con motivo de su octogésimo cumpleaños* (Eds. Gómez Segade y García Vidal), Marcial Pons, Madrid *et al.*, 2010, pp. 411-423, pp. 412, 413, 416, 417-419.

[41] La exigencia de autorización previa fue suprimida por la Ley 10/2013, de 24 de julio, que modificó en este sentido el entonces vigente artículo 78.3 de la Ley 29/2006, de 26 de julio, de garantías y uso racional de los medicamentos y productos sanitarios (actual artículo 80.3 RDLeg. 1/2015). Sobre las modalidades tradicionales de intervención administrativa en este ámbito (entre ellas, la autorización previa), *vid.* DE LA QUADRA SALCEDO, "La regulación de la publicidad", *cit.*, p. 17, 34-39.

[42] *Cfr.* arts. 89 y 90 Directiva 2001/83/CE; art. 80.2 RDLeg. 1/2015; arts. 5 y 6 Real Decreto 1416/1994.

Con idéntica finalidad se prohíbe, asimismo, la distribución directa de medicamentos al público con fines promocionales, así como las primas, obsequios, premios, concursos, bonificaciones o similares como métodos vinculados a la promoción o venta al público de medicamentos[43]. En la STJUE de 8 de noviembre de 2007 (asunto C-374/05, "*Gintec International Import-Export GmbH y Verband Sozialer Wettbewerb eV*"[44]), el Tribunal de Justicia declaró que la Directiva 2001/83/CE prohíbe la publicidad de medicamentos en forma de sorteo anunciado en internet "*en la medida en que favorece el uso irracional de este medicamento y da lugar a su distribución directa al público y a la entrega de muestras gratuitas*".

B) La publicidad de medicamentos dirigida a los profesionales sanitarios

La publicidad, promoción o información sobre medicamentos, cuando estén dirigidas a las personas facultadas para prescribirlos o dispensarlos, es objeto, igualmente, de una regulación separada y específica[45].

Entre otros requisitos, se exige que la información que se proporcione a los profesionales sanitarios sea objetiva y contrastada; en concreto, deberá "*ser rigurosa, bien fundada y objetiva y no inducir a error, de acuerdo con la legislación vigente, y ajustarse a la ficha técnica*"[46].

También se requiere que les sea transmitida mediante soportes de carácter científico, exclusivamente dirigidos a estos profesionales. Se regulan, asimismo, las condiciones concretas bajo las que podrán ser admisibles las ofertas de premios, becas, contribuciones y subvenciones a reuniones y congresos cuando sus destinatarios sean profesionales sanitarios y aquellas provengan de personas relacionadas con la fabricación, elaboración, distribución, prescripción y dispensación de medicamentos.

3. Principios generales aplicables a toda clase de publicidad de medicamentos

Además de definir qué se entiende por "publicidad de medicamentos" a sus efectos, la legislación especial sobre publicidad de esta clase de productos contempla una serie de principios esenciales que informan su regulación[47]. Estos

---

[43] Art. 88.6 Directiva 2001/83/CE; art. 80.5 RDLeg. 1/2015; art. 8 Real Decreto 1416/1994.

[44] TJCE 2007, 311.

[45] Arts. 91-96 Directiva 2001/83/CE; art. 102.1 LGS, art. 78 RDLeg. 1/2015; arts. 10-19 Real Decreto 1416/1994.

[46] Art. 78.1 RDLeg. 1/2015.

[47] *Cfr.* el art. 87 de la Directiva 2001/83/CE y, en el Derecho español, el art. 2 RD 1416/1994.

principios son aplicables a cualquier publicidad que tenga por objeto un medicamento, tanto si está dirigida al público como a los profesionales sanitarios.

Son tres los principios básicos expresamente tipificados: veracidad, objetividad y adecuación a la ficha técnica[48]. Bajo la rúbrica de *"Principios generales"*, el art. 2 del Real Decreto 1416/1994 añade a estos tres la prohibición de realizar publicidad de medicamentos que no hayan obtenido la autorización preceptiva para su comercialización. En este último caso, no estamos propiamente ante un principio informador de la regulación, que ayude a delimitar la licitud o ilicitud del *contenido* de los mensajes publicitarios en este ámbito[49], sino más bien ante un presupuesto necesario (un *prius)* para que cualquier publicidad sea admisible, con independencia del contenido del mensaje[50].

La prohibición incluye los casos en que la publicidad se refiere a propiedades o formas de presentación de un medicamento autorizado que no estén comprendidas en su autorización. En la regulación de otros ordenamientos sobre esta materia, como en la alemana, así se establece de modo expreso[51]. Nuestra regulación, en cambio, resulta más ambigua en este punto, pues se limita a señalar que la publicidad *"deberá estar de acuerdo con la información técnica y científica autorizada"*[52] y a establecer que *"todos los elementos de la publicidad...deberán ajustarse a las informaciones"* de la ficha técnica[53]. En relación con este aspecto, el Jurado de la publicidad de Autocontrol, en la resolución de la sección tercera de 5 de junio de 2003 [asunto "Cozaar (Losartan]", por ejemplo, ha declarado: *"Del principio de adecuación de la publicidad a la ficha técnica se deriva, entre otras, una clara consecuencia. Así, en la publicidad de una especialidad farmacéutica deberán difundirse y promocionarse aquellas indicaciones para las cuales la correspondiente especialidad ha sido autorizada, tal y como éstas constan en la ficha técnica"*[54].

---

48 *Vid.* esta nomenclatura de los principios generales en TATO PLAZA, A., "La publicidad de medicamentos dirigida a profesionales: principios generales", *Autocontrol*, núm. 82, 2004, p. 3; también en IRÁCULIS ARREGUI, N., *La publicidad de los medicamentos, ob. cit.*, p. 216.

49 GARCÍA VIDAL (*La promoción de medicamentos, ob. cit.*, p. 124) estima correcto que se haya configurado como una prohibición independiente y no se considere *"una modalidad de la prohibición de publicidad engañosa"*, como ocurre en Alemania. En nuestra opinión, es discutible que este sea el sentido que deba darse a la regulación alemana sobre publicidad de medicamentos (*Gesetz über die Werbun gaufdem Gebiete des Heilwesens (Heilmittelwerbegesetz - HWG)*. La publicidad *engañosa* (*irreführendeWerbung*) de medicamentos se regula en el § 3 HWG, que la califica como ilícita, mientras que la publicidad de medicamentos no autorizados se regula en el § 3 a) HWG, que también la califica como ilícita (*unzulässig)* pero no vincula ni condiciona esa ilicitud a la existencia de engaño.

50 En esta línea, IRÁCULIS ARREGUI, N., *La publicidad de los medicamentos, ob. cit.*, p. 216. Sobre el alcance de la prohibición, *vid.*, por todos, GARCÍA VIDAL, A., *La promoción de medicamentos, ob. cit.*, pp. 124-139.

51 Cfr. § 3 a HWG, último inciso.

52 Art. 78 RDLeg. 1/2015.

53 Art. 2.2 RD 1416/1994.

54 *Vid.* fundamento deontológico 2.

El principio de *veracidad* incorpora a este sector normativo la prohibición (general) de la publicidad engañosa, mientras que los otros dos principios tienen un alcance más restringido, vinculado al sector en el que han sido formulados. Lo indicado resulta incluso de la literalidad del artículo 2 del Real Decreto 1416/1994; en los números 2 y 3 alude expresamente a la publicidad "de un medicamento" o "de los medicamentos", mientras que en el núm. 4 simplemente indica que "la publicidad" no podrá ser engañosa.

Según el principio de *objetividad,* la publicidad de los medicamentos deberá favorecer su *utilización racional,* presentándolos *de forma objetiva y sin exagerar sus propiedades,* mientras que el tercero de los principios establece que todos los elementos de la publicidad de un medicamento *deberán ajustarse a las informaciones que figuren en la ficha técnica*[55]. Se ha destacado por un sector doctrinal que, en la interpretación de este último principio, debe partirse de la intrínseca finalidad concurrencial de la publicidad, si bien con el mismo el legislador trata de potenciar su función informativa sobre la persuasiva y de garantizar el carácter esencialmente científico del mensaje[56].

Finalmente, la legislación especial sobre publicidad de medicamentos se limita a enunciar el principio de veracidad, estableciendo que la publicidad *"no podrá ser engañosa"*, conforme a lo establecido en el régimen general sobre publicidad. Su previsión expresa como uno de los tres ejes principales de esta regulación publicitaria sectorial impone una interpretación *en relación con este contexto,* provocando frecuentes "interferencias" recíprocas en el análisis aislado de cada uno de ellos. Asimismo, la remisión que la legislación sectorial realiza a la regulación general de la publicidad engañosa obliga a procurar una integración armoniosa de ambos bloques normativos[57].

III. INSTRUMENTOS JURÍDICOS DE PROTECCIÓN CONTRA LA PUBLICIDAD DE MEDICAMENTOS ILÍCITA

1. Tutela jurídico-administrativa

A) Régimen especial sancionador en materia de medicamentos

El Real Decreto 1416/1994, de 25 de junio ha sido tradicionalmente considerado como la norma administrativa básica que regula la materia de

[55] Art. 2.3 y 2.2. RD 1416/1994; art. 87.3 y 87.2 Directiva 2001/83/CE.

[56] *Vid.* IRÁCULIS ARREGUI, N., "El Derecho de la Unión Europea y la publicidad de medicamentos destinada a profesionales: estudio jurisprudencial del principio de adecuación a la ficha técnica" (consultada versión digital, ref. BIB 2011/1691), pp. 6-8.

57 *Vid.*, para mayores desarrollos, SÁNCHEZ RUIZ, M. "La publicidad de medicamentos engañosa", *Revista de Derecho Patrimonial,* núm. 41, pp. 77-109 , pp. 90 y ss.

la publicidad de los medicamentos[58]. Este Real Decreto puede considerarse todavía hoy como la norma principal de desarrollo reglamentario de muchas de las previsiones legales sobre publicidad de los medicamentos actualmente contenidas en los artículos 78 y 80 del Real Decreto Legislativo 1/2015, de 24 de julio, pero siempre que sus disposiciones no se opongan a lo dispuesto en dicha norma y en la Ley 14/1986, de 25 de abril, General de Sanidad. En este sentido, debe entenderse tácitamente derogado, por ejemplo, el artículo 22 del Real Decreto 1416/1994, referido a la autorización de la publicidad destinada al público.

En cualquier caso, es importante reseñar que la legislación especial sobre medicamentos y productos sanitarios prevé un régimen sancionador específico de este sector, hoy contenido en el Título IX del Real Decreto Legislativo 1/2015[59].

Entre las *infracciones en materia de medicamentos* tipificadas en el artículo 111 del Real Decreto Legislativo 1/2015, destacaremos aquí algunas de ellas, por su relación con la publicidad. Como infracción *leve*, cabe citar la prevista en la letra a), apartado 5º (realizar publicidad de fórmulas magistrales o de preparados oficinales). Entre las infracciones *graves*, reguladas en la letra b), el apartado 27º tipifica la conducta consistente en *ofrecer* directa o indirectamente incentivos, obsequios o primas prohibidos, por parte de quien tenga intereses directos o indirectos en la producción, fabricación y comercialización de medicamentos, mientras que el 28º tipifica, igualmente, la *aceptación* de tales incentivos prohibidos por parte de los profesionales sanitarios. Finalmente, como infracción *muy grave* se califica la conducta general consistente en "realizar promoción, información o publicidad de medicamentos no autorizados o sin que tales actividades se ajusten a lo dispuesto en esta ley o en la legislación general sobre publicidad"[60].

---

[58] En esta línea, destacando su carácter completo y exhaustivo, *vid.*, entre otros, DE LA QUADRA SALCEDO, "La regulación de la publicidad", *cit.*, p. 17; SOLER MASOTA, P. "Promoción comercial de especialidades farmacéuticas de uso humano", *Autocontrol*, núm. 73, 2003, pp. 31-35 (pp. 1-18 en la versión digital digital consultada y citada, obtenida en www.autocontrol.es), p. 4; IRÁCULIS ARREGUI, N., "El pluscontrol de la actividad publicitaria", *cit.*, pp. 4 y 5; TATO PLAZA, A. "La publicidad de medicamentos", *cit.*, p. 1; FERNANDO MAGARZO, M.R., "Nociones básicas sobre la regulación jurídica de la publicidad de medicamentos de uso humano", *Autocontrol*, núm. 99, 2005, pp. 15-30 (pp. 1-17 en la versión digital digital consultada y citada, obtenida en www.autocontrol.es), p. 3.

[59] Se aplica el régimen sancionador especial sobre medicamentos a la sazón vigente, por ejemplo, en la STSJ de Madrid (Sala de lo Contencioso-Administrativo, sección 8ª) de 15 de junio de 2004 (RJCA 2005, 365), que consideró como infracción grave un reportaje publicitario de un laboratorio "*tendencioso e infundadamente alarmista sobre los medicamentos genéricos*", poniendo en entredicho la seguridad de estos para promover la prescripción del original comercializado por el laboratorio.

[60] Letra c), 16º del artículo 111; sobre las sanciones aplicables, *cfr.* art. 114 RDLeg. 1/2015.

B) Eventual aplicación del régimen sancionador en materia de consumo

El artículo 5.6 LGP establece, con carácter general, que el incumplimiento de las normas especiales que regulen la publicidad de los productos, bienes, actividades y servicios a que se refieren los apartados anteriores (incluida, pues, la de los medicamentos) "tendrá la consideración de infracción a los efectos previstos en la Ley General para la Defensa de los Consumidores y Usuarios y en la Ley General de Sanidad". Asimismo, el artículo 49.1, letra f) del Texto refundido de la Ley general para la defensa de los consumidores y usuarios, aprobado por el Real Decreto Legislativo 1/2007, de 16 de noviembre, reitera que el incumplimiento de las normas relativas a la publicidad de bienes y servicios es una "infracción en materia de defensa de los consumidores y usuarios". Finalmente, en la letra l) de ese mismo artículo se establece que la realización de "*prácticas comerciales desleales con los consumidores y usuarios*" constituye también una infracción administrativa sancionable por las autoridades públicas competentes en materia de consumo[61].

En consecuencia, el régimen de infracciones y sanciones al que se alude en el apartado anterior no es el único aplicable en relación con la publicidad y la comercialización de medicamentos, sino que también podría resultar de aplicación el régimen sancionador general en materia de consumo, siempre que concurran sus presupuestos.

2. Tutela jurídico-privada: las acciones judiciales contra la competencia desleal y otras medidas aplicables

Por aplicación del artículo 3, letra d), de la Ley General de Publicidad, debe considerarse *publicidad ilícita* la que infrinja lo dispuesto en la normativa especial que regula determinados productos y servicios, entre los que se encuentran los medicamentos. Dicha consideración tiene como efecto principal el de que, sin perjuicio de la eventual aplicación del régimen administrativo sancionador que la normativa sobre medicamentos establece, podrán ejercitarse las acciones judiciales civiles en materia de competencia desleal reguladas en el artículo 32 LCD.

Así lo establece, de manera inequívoca, el artículo 6.1 de la Ley General de Publicidad: "las *acciones frente a la publicidad ilícita* serán las establecidas con carácter general para las *acciones derivadas de la competencia desleal* por el capítulo IV de la Ley 3/1991, de 10 de enero, de Competencia Desleal".

---

[61] Las sanciones aplicables se regulan en los arts. 51 y 52 del Real Decreto Legislativo 1/2007, de 16 de noviembre.

La Ley de Competencia Desleal proporciona a los perjudicados, o amenazados de forma directa en sus intereses económicos, por un acto de competencia desleal una *tutela jurídico-privada*, mediante el ejercicio, en el ámbito de la jurisdicción civil, de las siguientes acciones: a) acción declarativa de la deslealtad; b) acción de cesación o prohibición de la conducta desleal; c) acción de remoción de los efectos producidos por esta; d) acción de rectificación de las informaciones engañosas, incorrectas o falsas; e) acción de resarcimiento de daños ocasionados por la conducta desleal y, en su caso, f) acción de enriquecimiento injusto, que solo procederá cuando la conducta desleal lesione una posición jurídica amparada por un derecho de exclusiva.

A pesar de que el artículo 6.1 LGP solo hace referencia a las *acciones*, la remisión que contiene debe entenderse realizada a la totalidad del capítulo IV de esta Ley (cuya rúbrica es "Acciones derivadas de la competencia desleal"). Esto supone que, en el ámbito de la publicidad ilícita, también resultarán aplicables las normas sobre legitimación activa, legitimación pasiva y diligencias preliminares previstas en la Ley de Competencia Desleal[62].

Entre las ventajas que conlleva la aplicación de este régimen en el ámbito de la publicidad ilícita (incluida la de medicamentos), se ha destacado especialmente la posibilidad de ejercicio de *acciones colectivas* en defensa de los intereses de los consumidores o usuarios; igualmente, se ha señalado la *extensión del alcance de la acción de cesación* de la publicidad ilícita, que podrá resultar aplicable mas allá de los casos donde la normativa especial contemple su ejercicio en el ámbito administrativo; asimismo, se alude a la eventual aplicación de otras medidas no contempladas en la legislación especial, como pueden ser, en particular, la difusión de *publicidad correctora* o la *publicación de la sentencia*[63].

Conviene apuntar, por último, que la Ley General de Publicidad no excluye otras posibles consecuencias jurídico-privadas que pudieran resultar aplicables de forma concurrente en un caso de publicidad ilícita, conforme a las reglas generales del Derecho civil. Así lo indica expresamente el segundo inciso del artículo 6.1 LGP, al señalar que, "cuando el *contenido de la publicidad* incumpla los requisitos legalmente exigidos en esta o *cualquier otra norma específica o sectorial*, a la acción de cesación prevista en esta Ley podrá acumularse, siempre que se solicite, la de nulidad y anulabilidad, la de incumplimiento de obligaciones, la de resolución o rescisión contractual y la de restitución de cantidades que correspondiera".

---

[62] En el mismo sentido, TATO PLAZA, A., "Publicidad y publicidad ilícita", *ob. cit.*, epígrafe IV.

[63] TATO PLAZA, A., "Publicidad y publicidad ilícita", *ob. cit.*, epígrafe III, 3.5.

3. Referencia a la autorregulación sobre la publicidad de los medicamentos

Entre las herramientas idóneas para prevenir o reprimir conductas ilícitas o contrarias a la ética en el marco de la actividad publicitaria, presentan especial relevancia práctica los sistemas de "autorregulación". La Asociación para la Autorregulación de la Comunicación Comercial ("Autocontrol"), integrada por los principales anunciantes, agencias y medios de comunicación, gestiona el sistema de autorregulación publicitaria en España. Entre sus funciones, destaca especialmente la elaboración de Códigos deontológicos, generales y sectoriales, cuya aplicación se encomienda al Jurado de la Publicidad. Las resoluciones que dicta el Jurado dan respuesta a las reclamaciones, presentadas por los consumidores o bien por los empresarios, cuando consideren que un anuncio o mensaje publicitario contraviene la regulación en materia de publicidad o las normas deontológicas previstas en tales Códigos.

El sistema de autorregulación publicitaria cumple, además, una función preventiva, al ofrecer Autocontrol un servicio de consulta previa (*copy advice*) que abre la posibilidad de que, a solicitud del anunciante, se emita una valoración o dictamen previo sobre la corrección ética o deontológica y la licitud de los anuncios, mensajes o campañas publicitarias antes de su difusión.

La clasificación esencial de la publicidad de los medicamentos, en función del colectivo destinatario, encuentra también su reflejo en el ámbito de la autorregulación. Entre los códigos sectoriales aplicados por Autocontrol, es preciso señalar la vigencia de dos códigos reguladores de la conducta publicitaria específicamente referidos al ámbito de los medicamentos. El *Código de buenas prácticas en la industria farmacéutica (Farmaindustria)*[64] se aplica a la cualquier clase de promoción o publicidad de medicamentos de prescripción dirigida a profesionales; por otra parte, a la publicidad dirigida al público en general se aplica, desde el año 2007, el *Código de normas deontológicas para la promoción y publicidad de los medicamentos autorizados sin receta médica no financiados por el Sistema Nacional de Salud y otros productos para el autocuidado de la salud* (*Asociación para el autocuidado de la salud [ANEPF]*)[65].

[64] Su última revisión se produjo en 2014.

[65] Para ulteriores desarrollos sobre los sistemas de autorregulación de la publicidad de medicamentos, *vid.* IRÁCULIS ARREGUI, N., *La publicidad de los medicamentos, ob. cit.*, pp. 158-169; GARCÍA VIDAL, A., *La promoción de medicamentos, ob. cit.*, pp. 31-41.

BIBLIOGRAFÍA

AA.VV. *Derecho de la publicidad* (coord. LÁZARO SÁNCHEZ), Civitas Thomson-Reuters, Cizur Menor, 2012.

AA.VV., *Tratado de Derecho de la competencia y de la publicidad* (dir. GARCÍA-CRUCES), Tirant lo Blanch, Valencia, 2014.

DE LA QUADRA SALCEDO, T., "La regulación de la publicidad de los medicamentos de uso humano", en *Derecho de la sanidad y los medicamentos: seis estudios* (dir. De la Quadra*et al.*), Ministerio de Sanidad y Consumo, Madrid, 1999, pp. 15-61.

FERNANDO MAGARZO, M.R., "Nociones básicas sobre la regulación jurídica de la publicidad de medicamentos de uso humano", *Autocontrol*, núm. 99, 2005, pp. 15-30 (pp. 1-17 en la versión digital consultada y citada, obtenida en www.autocontrol.es).

GARCÍA VIDAL, A., *La promoción de medicamentos dirigida a profesionales sanitarios*, Marcial Pons, Madrid, 2013.

IRÁCULIS ARREGUI, N., "El pluscontrol de la actividad publicitaria: el caso de los productos farmacéuticos y alimenticios", *Autocontrol*, núm. 91, 2004, pp. 21-34 (pp. 1-17 en la versión digital consultada y citada, obtenida en www.autocontrol.es).

- *La publicidad de los medicamentos*, La Ley, Madrid, 2008.
- "Definición de publicidad de medicamentos a efectos de la Directiva 2001/83/CE: Asunto C-421/07 "Anklagemyndigheden contra Frede Damgaard", *Autocontrol*, núm.140, 2009, pp. 10-15.
- "El Derecho de la Unión Europea y la publicidad de medicamentos destinada a profesionales: estudio jurisprudencial del principio de adecuación a la ficha técnica", *Revista española de Derecho europeo*, núm. 40, 2011, pp. 553-575 (consultada versión digital en http://www.aranzadi.es/aranzadi-instituciones, ref. BIB 2011/1691, pp. 1-17, a la que se refieren las citas).

LEMA DEVESA, C., "La regulación jurídica de la publicidad farmacéutica", en *Problemas jurídicos de la publicidad. Estudios del Prof. Dr. Carlos Lema Devesa recopilados con ocasión de la conmemoración de los XXV años de su cátedra*, Marcial Pons, Madrid, 2007, pp. 265-275.

- "La Directiva de la CEE sobre publicidad de los medicamentos", en *Problemas jurídicos, ob. cit.*, pp. 277-291.
- "La promoción como necesidad comercial del empresario: la información al público y la publicidad", en *Problemas jurídicos, ob. cit.*, pp. 365-378.

MASSAGUER FUENTES, J., *Comentario a la Ley de competencia desleal*, Civitas, Madrid, 1999.

- *El nuevo Derecho contra la competencia desleal: la Directiva 2005/29/CE sobre las prácticas comerciales desleales*, Cizur Menor (Navarra), Aranzadi, 2006.
- "Las prácticas comerciales engañosas en la Directiva 2005/29/CE sobre las prácticas comerciales desleales", *Actualidad Jurídica (Uría &Menéndez)*, núm. 13, enero 2006, pp. 13-25.

PARDO LÓPEZ, M.M./ LÁZARO SÁNCHEZ, E.J./ DE LA VEGA GARCÍA, F.L., "Adecuación constitucional y legalidad del discurso publicitario", en *Derecho de la publicidad* (coord. Lázaro Sánchez), Civitas Thomson-Reuters, Cizur Menor, 2012, pp. 91-132.

SÁNCHEZ RUIZ, M. "La publicidad de medicamentos engañosa", *Revista de Derecho Patrimonial*, núm. 41, pp. 77-109 , pp. 90 y ss.

SOLER MASOTA, P., "Promoción comercial de especialidades farmacéuticas de uso humano", *Autocontrol*, núm. 73, 2003, pp. 31-35 (pp. 1-18 en la versión digital digital consultada y citada, obtenida en www.autocontrol.es).

SUÑOL LUCEA, A., "Los elementos que definen la conducta sometida a la Ley de Competencia Desleal", *RDM*, núm. 284/2012, pp. 181-226 (pp. 1-25 en la versión digital consultada, ref. BIB 2012/1275).

TATO PLAZA, A.,"La publicidad de medicamentos dirigida a profesionales: principios generales", *Autocontrol*, núm. 82, 2004, 20-32 (pp. 1-10 en la versión digital consultada y citada, obtenida en www.autocontrol.es).
- "Publicidad y publicidad ilícita", en *Tratado de Derecho de la competencia y de la publicidad* (dir. García-Cruces), Tirant lo Blanch, Valencia, 2014, t. I, pp. 1945-1982 (epígrafe 28 en la versión digital consultada, accesible en http://www.tirantonline.com, ref. TOL4.431.466).

TATO PLAZA, A./ FERNÁNDEZ CARBALLO-CALERO, P./ HERRERA PETRUS, C., *La reforma de la Ley de competencia desleal*, La Ley, Madrid, 2010.

VÁZQUEZ PENA, M.J., "La publicidad de medicamentos dirigida al público en general", en *El Derecho Mercantil en el umbral del siglo XXI. Libro homenaje al Prof. Dr. Carlos Fernández-Nóvoa con motivo de su octogésimo cumpleaños* (Eds. Gómez Segade y García Vidal), Marcial Pons, Madrid et al., 2010, pp. 411-423.

CAPÍTULO DÉCIMO. LA RESPONSABILIDAD CIVIL DEL FARMACÉUTICO POR DAÑOS DERIVADOS DE LA DISPENSACIÓN DE MEDICAMENTOS

INMACULADA VIVAS TESÓN[1]
Profesora titular de Derecho civil
Universidad de Sevilla

SUMARIO. I. EL ROL ACTUAL DEL FARMACÉUTICO Y SU RESPONSABILIDAD PROFESIONAL. II. LA ACCESIBILIDAD UNIVERSAL DEL ENTORNO FARMACÉUTICO. III. LA RELEVANCIA DEL CONSENTIMIENTO INFORMADO EN EL ÁMBITO SANITARIO. IV. LA RESPONSABILIDAD POR NEGLIGENTE DISPENSACIÓN DE MEDICAMENTOS CON RECETA MÉDICA. V. BIBLIOGRAFÍA.

I. EL ROL ACTUAL DEL FARMACÉUTICO Y SU RESPONSABILIDAD PROFESIONAL

Los numerosos y acelerados avances científicos y tecnológicos, el importante desarrollo de la farmacogenómica[2], los profundos cambios sociales y demográficos yla globalización, han colocado a los profesionales de la salud (entre otros, médicos, laboratorios, farmacéuticos y la propia Administración Sanitaria) ante un escenario completamente nuevo.

---

[1] Miembro del Grupo de Investigación "SEJ136: Investigación Sobre Responsabilidad Civil", de la Red Iberoamericana de Derecho Sanitario y de la Cátedra española de la de la UNESCO chair in Bioethics iDerTec. E-mail:ivivas@us.es.

[2] La Farmacogenética es la Ciencia que estudia las variables genéticas específicas de cada paciente que influyen en su respuesta a diversos medicamentos. De este modo, la Farmacogenética permite determinar adecuadamente no sólo cuál es el medicamento que mejor se adapta al perfil genético del paciente, sino orientar al médico a elegir la dosis de medicamento que tenga el mejor equilibrio entre eficacia y toxicidad. En consecuencia, mediante la secuenciación del genoma humano, podrían programarse medicinas a media de cada individuo, aumentado la eficacia del fármaco y minimizando sus efectos colaterales.

Como se afirma en la Exposición de Motivos del Real Decreto Legislativo 1/2015, de 24 de julio, por el que se aprueba el texto refundido de la Ley de garantías y uso racional de los medicamentos y productos sanitarios[3], "*...el papel de los profesionales del sector ha sido fundamental para alcanzar estos logros. El médico es una figura central en las estrategias de impulso de la calidad en la prestación farmacéutica dado el papel que se le atribuye en el cuidado de la salud del paciente y, por tanto, en la prevención y en el diagnóstico de la enfermedad, así como en la prescripción, en su caso, del tratamiento con medicamentos. El trabajo que los farmacéuticos y otros profesionales sanitarios realizan en los procedimientos de atención farmacéutica también tiene una importancia esencial ya que asegura la accesibilidad al medicamento ofreciendo, en coordinación con el médico, consejo sanitario, seguimiento farmacoterapéutico y apoyo profesional a los pacientes*".

En la cadena terapéutica, en la que están implicados varios actores, pueden distinguirse las siguientes fases: diagnóstico, prescripción, dispensación, administración y seguimiento. Las dos primeras competen al médico, odontólogo y podólogo, la cuarta al paciente (indirectamente, al farmacéutico) y las tercera y quinta al farmacéutico.

El marco jurídico regulador de la actividad farmacéutica es especialmente complejo, pues, de un lado, está integrado por normas internacionales, comunitarias, nacionales (estatales y autonómicas)[4] y, de otro, porque, junto al nuevo modelo de desempeño profesional farmacéutico, ha de tenerse en

---

[3] Dicho Real Decreto ha derogado la Ley 29/2006, de 26 de julio, de Garantías y Uso Racional del Medicamento (la cual, a su vez, derogó la Ley 25/1990, de 20 de diciembre, del Medicamento), que fue modificada por la Ley 10/2013, de 24 de julio, por la que se incorporan al ordenamiento jurídico español las Directivas 2010/84/UE del Parlamento Europeo y del Consejo, de 15 de diciembre de 2010, sobre farmacovigilancia, y 2011/62/UE del Parlamento Europeo y del Consejo, de 8 de junio de 2011, sobre prevención de la entrada de medicamentos falsificados en la cadena de suministro legal, y se modifica la Ley 29/2006, de 26 de julio, de garantías y uso racional de los medicamentos y productos sanitarios, la cual en su Disposición final 4ª autorizaba al Gobierno para elaborar un texto refundido de la Ley de garantías y uso racional de los medicamentos y productos sanitarios, cual es el Real Decreto Legislativo 1/2015, de 24 de julio.

[4] En materia de productos farmacéuticos y ordenación farmacéutica ha de darse cumplimiento a lo dispuesto por los arts. 43 y 51 CE, en relación con la distribución de competencias entre el Estado y las Comunidades Autónomas *ex* arts. 148 y 149 del mismo texto legal. En concreto, el Estado tiene atribuida por el art. 149.1.16 CE la competencia exclusiva en materia de "*bases y coordinación de la sanidad*" y de "*legislación sobre productos farmacéuticos*", en tanto que, según el art. 148.1.21ª CE, las Comunidades Autónomas pueden asumir competencias en materia de sanidad e higiene. En relación a algunas controversias acerca del título competencial, vid., entre otras, la STC (Pleno) 109/2003, de 5 junio (RTC 2003, 109), la cual proclama que la libertad de empresa y la propiedad privada, de un lado, y el interés público y la planificación, de otro, son los ejes sobre los que se vertebra el sector farmacéutico, así como la STC 85/2014 de 29 mayo (RTC 2014, 85), acerca de la inconstitucionalidad del "euro por receta".

cuenta la relevancia expresamente reconocida a los derechos del paciente por el Convenio para la protección de los Derechos Humanos y la Dignidad del Ser Humano con respecto a las aplicaciones de la Biología y la Medicina de 1997 (más conocido como "Convenio de Oviedo", instrumento internacional de carácter vinculante para los países que lo suscriben, como es el caso de España[5]), y por la Ley 41/2002, de 14de noviembre, básica reguladora de la autonomía del paciente y de derechos y obligaciones en materia de información y documentación clínica (en adelante, LAP).

En los últimos años, las tradicionales competencias confiadas al farmacéutico han ido notablemente transformándose,y, como consecuencia de ello, también los criterios de exigencia de su responsabilidad profesional.

Responde sobre el uso racional de medicamentos (responsabilidad compartida por otros profesionales) y sobre el proceso de la dispensación (responsabilidad exclusiva).

El farmacéutico puede incurrir en responsabilidad si en el acto de la dispensación o en sus deberes básicos de conservación, manipulación y custodia del medicamento, comete algún tipo de infracción o incurre en algún error inexcusable.

La dispensación de medicamentos[6] comprende las actividades llevadas a cabo bajo supervisión de un farmacéutico desde que se recibe una prescripción o una petición de un medicamento hasta que éste es entregado al propio paciente o al profesional responsable de su administración. Ha de tenerse en cuenta que la dispensación no es un mero acto físico consistente en la entrega material del fármaco, sino una actividad del conocimiento profesional en el cual se transmite al usuario información acerca de cómo preparar la medicación, forma de su conservación, riesgos de incumplimiento en su administración y las precauciones especiales a adoptar en casos concretos (v.gr. embarazo o consumo de otros medicamentos).

La responsabilidad de este profesional sanitario puede ser penal, civil o disciplinaria[7], además de la administrativa de la oficina de farmacia en cuanto a su consideración de establecimiento sanitario, de modo que su determina-

---

5 El Convenio de Oviedo fue aprobado y ratificado por España el 23 de julio de 1999, con entrada en vigor el 1 de enero de 2000.

6 El art. 2.e) de la Ley 22/2007, de 18 de diciembre, de Farmacia de Andalucía define "dispensación" como *"el acto profesional de poner un medicamento a disposición del paciente por el farmacéutico o bajo su supervisión, de acuerdo con la prescripción médica formalizada mediante receta, con las salvedades legalmente establecidas"*.

7 Conforme a los Estatutos Generales de la Organización Profesional Farmacéutica y el Código de Ética y Deontología de la Profesión Farmacéutica aprobado el 14 de diciembre de 2001por la Asamblea General de Colegios que, sin embargo, a día de hoy, no ha sido publicado en el BOE.

ción ha de llevarse a cabo en los órdenes judiciales penal, civil o contencioso administrativo, según los casos.

En estas páginas centramos nuestra atención sólo en la responsabilidad civil por daños causados al paciente por dispensación de medicamentos (v.gr. fármacos conservados de forma inadecuada,caducados, retirados por la Autoridad sanitaria, proporcionados sin la preceptiva receta médica, sustitución de medicamentos prescritos por el médico cuando aquélla no resulta autorizada, mala praxis al asesorar al paciente en casos de medicamentos no sujetos a prescripción médica, etc.), cual es la función principal (que no única) de las oficinas de farmacia[8]. Por tanto, no se abordarán otras cuestiones problemáticas como la responsabilidad por fármacos defectuosos[9] o por fórmulas registrales incorrectamente elaboradas, la infracción de los límites del consejo farmacéutico (distinto éste del diagnóstico clínico, el cual compete a los profesionales de la Medicina, Odontología o Podología), la vulneración de la confidencialidad sobre datos de salud del paciente (datos sensibles)[10], la objeción de conciencia[11], la condición ganancial o privativa de una oficina de farmacia, la publicidad engañosa sobre productos sanitarios, la competencia desleal, la venta ambulante o por internet de medicamentos sin receta[12],

[8] El art. 14.1 de la Ley 22/2007, de 18 de diciembre, de Farmacia de Andalucía establece: *"es función propia y primordial de las oficinas de farmacia la dispensación de medicamentos. En dicho acto y formando parte del mismo, el farmacéutico informará a los pacientes sobre su correcta administración y, en su caso, manipulación, reconstitución, condiciones de conservación y cualesquiera otras actuaciones de atención farmacéutica que pudieran corresponder"*.

[9] *Vid.* arts. 137.1 y 140.3 del Real Decreto Legislativo 1/2007, de 16 de noviembre, por el que se aprueba el texto refundido de la Ley General para la Defensa de los Consumidores y Usuarios y otras leyes complementarias.

[10] Como expone REBOLLO DELGADO, L. (junto con GÓMEZ SÁNCHEZ, Y.), *Biomedicina y protección de datos*, Dykinson, Madrid, 2008, p. 178, "los datos sensibles pueden concretarse desde un punto de vista material y desde un punto de vista formal. Materialmente los datos sensibles son aquellos que hacen referencia a cualidades de la persona relacionadas con su dignidad, con aspectos que afectan a su personalidad, que dibujan su forma de ser y de comportarse. Formalmente los datos sensibles son aquellos que requieren unas especiales y reforzadas garantías de uso que alcanzan a su recogida y tratamiento y que sopesan, en estas fases concretas de la protección de datos, especialmente la voluntad de la persona".

[11] *Vid.* la STC (Pleno) 145/2015, de 25 junio (RTC 2015, 145), acerca de la objeción de conciencia en la dispensación de medicamentos con el principio activo levonorgestrel (conocido como "píldora del día siguiente") y de preservativos.

[12] El art. 3.5 del Real Decreto Legislativo 1/2015, de 24 de julio, por el que se aprueba el texto refundido de la Ley de garantías y uso racional de los medicamentos y productos sanitarios dispone: *"se prohíbe la venta, por correspondencia y por procedimientos telemáticos, de medicamentos y productos sanitarios sujetos a prescripción. La normativa de desarrollo establecerá los requisitos aplicables y regulará dichas modalidades de venta con respecto a los medicamentos no sujetos a prescripción garantizando, en todo caso, que los medicamentos de uso humano se dispensen por una oficina de farmacia autorizada, con la intervención de un farmacéutico, previo asesoramiento personalizado conforme previenen los artículos 19.4 y 86.1, y con cumplimiento de la normativa aplicable en función de los medicamentos objeto de venta*

etc., todas ellas de indudable interés jurídico pero cuyo estudio es imposible afrontar ahora.

Asimismo, es necesario destacar que puede tratarse de responsabilidad civil por hechos propios (art. 1902 C.c.[13]) o por hechos de sus dependientes (arts. 1903[14] y 1904, pfo. 1º[15], ambos del C.c.), sin olvidarse que el farmacéutico de oficina de farmacia, como profesional sanitario que ejerce en el ámbito de la asistencia sanitaria privada, está obligado a suscribir un seguro de responsabilidad civil[16].

Nos centraremos, además, en la responsabilidad de las oficinas de farmacia, sin tratar la de los servicios farmacéuticos hospitalarios o de centros de salud[17].

---

o de la modalidad de venta y cumplimiento de los requisitos en materia de información recogidos en la Ley 34/2002, de 11 de julio, de servicios de la sociedad de la información y de comercio electrónico y, en el caso de los medicamentos veterinarios, se dispensen por uno de los establecimientos descritos en los párrafos a) y b) del artículo 38.2, con la intervención de un farmacéutico, debiendo asimismo cumplir con los requisitos establecidos en la Ley 34/2002, de 11 de julio.

Se prohíbe, asimismo, la venta a domicilio y cualquier tipo de venta indirecta al público de medicamentos. Las Administraciones sanitarias, por razones de salud pública o seguridad de las personas, podrán limitar, condicionar o prohibir la venta a domicilio y cualquier tipo de venta indirecta al público de productos sanitarios.

Lo establecido en este apartado se entiende sin perjuicio del reparto, distribución o suministro a las entidades legalmente autorizadas para la dispensación al público".

[13] Art. 1902 C.c.: *"El que por acción u omisión causa daño a otro, interviniendo culpa o negligencia, está obligado a reparar el daño causado".*

[14] Art. 1903 C.c.: *"La obligación que impone el artículo anterior es exigible, no sólo por los actos u omisiones propios, sino por los de aquellas personas de quienes se debe responder.*

...Lo son igualmente los dueños o directores de un establecimiento o empresa respecto de los perjuicios causados por sus dependientes en el servicio de los ramos en que los tuvieran empleados, o con ocasión de sus funciones.

... La responsabilidad de que trata este artículo cesará cuando las personas en él mencionadas prueben que emplearon toda la diligencia de un buen padre de familia para prevenir el daño".

[15] Art. 1904.1º C.c.: *"El que paga el daño causado por sus dependientes puede repetir de éstos lo que hubiese satisfecho...".*

[16] *Vid.* art. 46 de la Ley 44/2003, de 21 de noviembre, de Ordenación de Profesiones Sanitarias.

[17] Según el art. 103 de la Ley 14/1986, de 25 de abril, General de Sanidad, establece: *"la custodia, conservación y dispensación de medicamentos corresponderá:*

a) A las oficinas de farmacia legalmente autorizadas.

b) A los servicios de farmacia de los hospitales, de los Centros de Salud y de las estructuras de Atención Primaria del Sistema Nacional de Salud para su aplicación dentro de dichas instituciones o para los que exijan una particular vigilancia, supervisión y control del equipo multidisciplinario de atención a la salud".

Por su parte, el art. 3.6 del Real Decreto Legislativo 1/2015, de 24 de julio, por el que se aprueba el texto refundido de la Ley de garantías y uso racional de los medicamentos y productos sanitarios dispone: *"la custodia, conservación y dispensación de medicamentos de uso humano corresponderá exclusivamente:*

a) A las oficinas de farmacia abiertas al público, legalmente autorizadas.

b) A los servicios de farmacia de los hospitales, de los centros de salud y de las estructuras de atención primaria del Sistema Nacional de Salud para su aplicación dentro de dichas instituciones o para los

La oficina de farmacia[18] es un establecimiento sanitario[19] privado de interés público, sujeto a la planificación sanitaria que establezcan las Comunidades Autónomas, en las que el farmacéutico titular-propietario de las mismas[20], asistido, en su caso, de ayudantes o auxiliares, deberá prestar los siguientes servicios básicos a la población:

1. La adquisición, custodia, conservación y dispensación de los medicamentos y productos sanitarios.
2. La vigilancia, control y custodia de las recetas médicas dispensadas.
3. La garantía de la atención farmacéutica, en su zona farmacéutica, a los núcleos de población en los que no existan oficinas de farmacia.
4. La elaboración de fórmulas magistrales y preparados oficinales, en los casos y según los procedimientos y controles establecidos.

---

medicamentos que exijan una particular vigilancia, supervisión y control del equipo multidisciplinar de atención a la salud, de conformidad con la calificación otorgada por la Agencia Española de Medicamentos y Productos Sanitarios para tales medicamentos.

c) En el ámbito del Sistema Nacional de Salud, además de los medicamentos especificados en el párrafo b), corresponderá a los servicios de farmacia de los hospitales la custodia, conservación y dispensación de los medicamentos de uso humano en los que el Ministerio de Sanidad, Servicios Sociales e Igualdad acuerde establecer reservas singulares, limitando su dispensación sin necesidad de visado a los pacientes no hospitalizados.

No obstante, en el caso de ensayos clínicos que se realicen en centros de investigación que no posean servicios de farmacia será posible el envío de los medicamentos en investigación por el promotor al centro de investigación, asumiendo el investigador de dicho centro las responsabilidades relativas a la correcta administración, custodia y entrega de dichos medicamentos de acuerdo con lo especificado en el protocolo del estudio".

Acerca del servicio de farmacia en los hospitales, *vid.* LARIOS RISCO, D., "Responsabilidad ética y legal del farmacéutico hospitalario", en *Farmacia hospitalaria: órgano oficial de expresión científica de la Sociedad Española de Farmacia Hospitalaria*, Vol. 35, Nº. 6, 2011, pp. 287-288.

[18] Art. 103.2 de la Ley 14/1986, de 25 de abril, General de Sanidad y art. 1 de la Ley 16/1997, de 25 de abril, de regulación de servicios de las oficinas de farmacia.

[19] Según doctrina del TS respecto a la titularidad de la competencia en materia de oficinas de farmacia (entre otras, SSSTS de 25 de abril de 1984 [RJ 1984, 2013] y de 10 de mayo de 1989 [RJ 1989, 3856]), las oficinas de farmacia deben tener la consideración de centros sanitarios.

[20] Al respecto, según el art. 103.4 de la Ley 14/1986, de 25 de abril, General de Sanidad, *"sólo los farmacéuticos podrán ser propietarios y titulares de las oficinas de farmacia abiertas al público"*. Por su parte, el art. 5 de la Ley 16/1997, de 25 de abril, de regulación de servicios de las oficinas de farmacia, dispone: *"1. La presencia y actuación profesional de un farmacéutico es condición y requisito inexcusable para la dispensación al público de medicamentos. La colaboración de ayudantes o auxiliares no excusa la actuación de farmacéutico en la oficina de farmacia, mientras permanezca abierta al público, ni excluye su responsabilidad profesional.*

2. Las Comunidades Autónomas podrán regular el número mínimo de farmacéuticos adjuntos, que, además del titular, deban prestar servicios en las oficinas de farmacia al objeto de garantizar la adecuada asistencia profesional a los usuarios. Esta regulación deberá tener en cuenta, entre otros factores, el volumen y tipo de actividad de las oficinas de farmacia y el régimen de horario de los servicios.

3. Sin perjuicio de la actuación del adjunto, el farmacéutico titular será responsable de garantizar el servicio a los usuarios".

5. La información y el seguimiento de los tratamientos farmacológicos a los pacientes.
6. La colaboración en el control del uso individualizado de los medicamentos, a fin de detectar las reacciones adversas que puedan producirse y notificarlas a los organismos responsables de la farmacovigilancia.
7. La colaboración en los programas que promuevan las Administraciones sanitarias sobre garantía de calidad de la asistencia farmacéutica y de la atención sanitaria en general, promoción y protección de la salud, prevención de la enfermedad y educación sanitaria.
8. La colaboración con la Administración sanitaria en la formación e información dirigidas al resto de profesionales sanitarios y usuarios sobre el uso racional de los medicamentos y productos sanitarios.
9. La actuación coordinada con las estructuras asistenciales de los Servicios de Salud de las Comunidades Autónomas.
10. La colaboración en la docencia para la obtención del título de Licenciado en Farmacia, de acuerdo con lo previsto en las Directivas Comunitarias, y en la normativa estatal y de las Universidades por las que se establecen los correspondientes planes de estudio en cada una de ellas.

Así las cosas, insistimos, la oficina de farmacia es un establecimiento sanitario, de modo que es sumamente importante que el farmacéutico se esfuerce para que el usuario le perciba como un profesional sanitario y no como un comerciante de medicamentos y otros productos.

II. LA ACCESIBILIDAD UNIVERSAL DEL ENTORNO FARMACÉUTICO

La farmacia es un establecimiento sanitario que ha de atender a un extenso colectivo de la población con necesidades muy heterogéneas.

Parte de él lo son las personas con discapacidad[21], usuarias de farmacia, acerca de quienes nos preguntamos: ¿son universalmente accesibles[22] dichos

---

[21] Según el art. 2.a) del Real Decreto Legislativo 1/2013, de 29 de noviembre, por el que se aprueba el Texto Refundido de la Ley General de derechos de las personas con discapacidad y de su inclusión social, Discapacidad *"es una situación que resulta de la interacción entre las personas con deficiencias previsiblemente permanentes y cualquier tipo de barreras que limiten o impidan su participación plena y efectiva en la sociedad, en igualdad de condiciones con las demás"*.

Podemos pensar en personas usuarias de farmacia con dificultades de movilidad (silla de ruedas, andador, bastón, muletas, etc.), visuales o auditivas, con necesidades especiales de comunicación o comprensión, con alteraciones del comportamiento, de talla baja, etc., pero también en padres con coches de bebé o mujeres embarazadas.

[22] Según el art. 2.k) del citado Real Decreto Legislativo 1/2013, de 29 de noviembre, por el que se aprueba el Texto Refundido de la Ley General de derechos de las personas con discapacidad y de su inclusión social, Accesibilidad universal *"es la condición que deben cumplir los entornos, procesos,*

establecimientos sanitarios?, ¿lo es el servicio asistencial que en ellos se proporciona? ¿se comunica (o señaliza) al usuario con discapacidad, de manera adecuada, accesible y comprensible, la información sobre el tratamiento a seguir o, en su caso, de la sustitución del medicamento prescrito por otro? ¿se le informa utilizando un lenguaje claro y sencillo o, en su caso, mediante intérprete de lengua de signos o transcripción al sistema Braille? Cuando se trata de un usuario con discapacidad que acude a la farmacia acompañado, ¿el farmacéutico se dirige directamente al paciente o a su acompañante?

Por otra parte, ¿son accesibles los productos farmacéuticos?

Para lograr la igualdad de derechos y la autonomía e independencia individual sin distinción alguna entre las personas es preciso eliminar todas las barreras (que no son, ni mucho menos, sólo físicas) en el entorno farmacéutico. Ello debe alcanzarse a través del diseño universal o para todas las personas[23] y de la sensibilización o toma de conciencia respecto de las personas con discapacidad y sus derechos. Estamos obligados a ello, en virtud de la Convención ONU de los derechos de las personas con discapacidad (Nueva York, 2006)[24], la cual forma parte de nuestro Ordenamiento jurídico desde 2008 y con carácter vinculante.

III. LA RELEVANCIA DEL CONSENTIMIENTO INFORMADO EN EL ÁMBITO SANITARIO

El art. 5 del Convenio de Oviedo dispone:

> *"Artículo 5. Regla general.*
> *Una intervención en el ámbito de la sanidad sólo podrá efectuarse después de que la persona afectada haya dado su libre e informado consentimiento.*
> *Dicha persona deberá recibir previamente una información adecuada acerca de la finalidad y la naturaleza de la intervención, así como sobre sus riesgos y consecuencias.*

---

bienes, productos y servicios, así como los objetos, instrumentos, herramientas y dispositivos, para ser comprensibles, utilizables y practicables por todas las personas en condiciones de seguridad y comodidad y de la forma más autónoma y natural posible. Presupone la estrategia de «diseño universal o diseño para todas las personas», y se entiende sin perjuicio de los ajustes razonables que deban adoptarse".

[23] Es definido por el art. 2.l) en los siguientes términos: *"es la actividad por la que se conciben o proyectan desde el origen, y siempre que ello sea posible, entornos, procesos, bienes, productos, servicios, objetos, instrumentos, programas, dispositivos o herramientas, de tal forma que puedan ser utilizados por todas las personas, en la mayor extensión posible, sin necesidad de adaptación ni diseño especializado. El «diseño universal o diseño para todas las personas» no excluirá los productos de apoyo para grupos particulares de personas con discapacidad, cuando lo necesiten".*

[24] En relación a la cuestión abordada, podemos citar, entre otros, sus arts. 5, 8, 9, 12, 19 y 25.

En cualquier momento la persona afectada podrá retirar libremente su consentimiento".

Y en su art. 10 establece:

"Artículo 10) Vida privada y derecho a la información.
1. Toda persona tendrá derecho a que se respete su vida privada cuando se trate de informaciones relativas a su salud.
2. Toda persona tendrá derecho a conocer toda información obtenida respecto a su salud. No obstante, deberá respetarse la voluntad de una persona a no ser informada".

Por su parte, el art. 3, en su apartado 2º, letra a), de la Carta de derechos fundamentales de la Unión Europea (Niza, 2000), dispone:

"Artículo 3. Derecho a la integridad de la persona.
1. Toda persona tiene derecho a su integridad física y psíquica.
2. En el marco de la medicina y la biología se respetarán en particular:
A) el consentimiento libre e informado de la persona de que se trate, de acuerdo con las modalidades establecidas por la Ley...".

Conforme a ello, el consentimiento informado es un acto volitivo requerido en distintas actuaciones en el ámbito de la salud, tales como en un ingreso hospitalario, una intervención quirúrgica, una extracción de una muestra de orina o sangre, en la práctica de una biopsia, en la extracción y trasplante de órganos o en la participación en ensayos clínicos. Es evidente, pues, que el sometimiento a un tratamiento médico y farmacológico ha de tener como esencial punto de partida la voluntad libre y consciente de la persona.

Y ello porque, como señala el Tribunal Supremo en su Sentencia de 12 de enero de 2001[25], *"la iluminación y el esclarecimiento, a través de la información del médico, para que el enfermo pueda escoger en libertad dentro de las opciones posibles que la ciencia médica le ofrece al respecto e incluso la de no someterse a ningún tratamiento, ni intervención, no supone ningún formalismo sino que encuentra fundamento y apoyo en la misma Constitución española, en la exaltación de la dignidad de la persona que se consagra en su art. 10.1, pero sobre todo en la libertad, de que se ocupa el art. 1.1, reconociendo la autonomía del individuo para elegir entre las diversas opciones vitales que se presenten, de acuerdo con sus propios intereses y preferencias...".*

El Tribunal Supremo, con apoyo en diversos textos internacionales de protección de derechos humanos que arrancan de la Declaración Universal

[25] RJ 2001, 3. En el mismo sentido se pronuncia el TS en su S. de 11 de mayo de 2001 (RJ 2001, 6197).

de 1948, concluye que *"el consentimiento informado constituye un derecho humano fundamental, precisamente una de las últimas aportaciones realizada en la teoría de los derechos humanos, consecuencia necesaria o explicación de los clásicos derechos a la vida, a la integridad física y a la libertad de conciencia. Derecho a la libertad personal, a decidir por sí mismo en lo atinente a la propia persona y a la propia vida y consecuencia de la autodisposición sobre el propio cuerpo"*[26].

Sin embargo, dicha conexión con los derechos fundamentales de la persona es posiblemente, como se ha señalado[27], un exceso del que el propio Supremo no ha pretendido sacar ninguna consecuencia concreta, sino sólo evitar una interpretación que reduzca la legalidad a un mero requisito formal cuyo incumplimiento carezca de consecuencias jurídico privadas.

A tenor del art. 3 de la LAP, a efectos de dicha Ley, se entiende por consentimiento informado *"la conformidad libre, voluntaria y consciente de un paciente, manifestada en el pleno uso de sus facultades después de recibir la información adecuada, para que tenga lugar una actuación que afecta a su salud"*.

Esto significa que toda actuación en el ámbito de la salud de un paciente necesita su consentimiento libre y voluntario, una vez que, recibida la correspondiente información adecuada, haya valorado las opciones propias del caso (art. 8.1 LAP).

Así las cosas, los aspectos básicos que caracterizan el consentimiento informado en las actuaciones sanitarias son:

- La información que ha de proporcionarse al sujeto ha de ser adecuada y en formato accesible y comprensible[28]

---

[26] Este entronque del consentimiento informado con los derechos fundamentales en Derecho Español ha sido recientemente confirmado por el Tribunal Constitucional, en su Sentencia de 28 de marzo de 2011 (RTC 2011, 37) acerca de la estimación de un recurso de amparo por vulneración de derechos fundamentales, en concreto, el derecho a la tutela judicial efectiva (art. 24.1 CE) y los derechos a la integridad física y a la libertad (arts. 15 y 17.1 CE), en relación a la desestimación de la reclamación de responsabilidad civil derivada de asistencia sanitaria por la pérdida funcional de la mano derecha del paciente tras la realización de un cateterismo cardíaco, sin que se le hubiese informado de los riesgos de la intervención ni se hubiese recabado su consentimiento para la práctica de la misma.

Vid. comentario a dicha sentencia de DÍAZ MARTÍNEZ, A., "El consentimiento informado como garantía del derecho fundamental a la integridad física y moral", en *Aranzadi Civil-Mercantil*, núm. 5, 2011 y de MOURE GONZÁLEZ, E., "El consentimiento informado como derecho fundamental. Comentario a la Sentencia del Tribunal Constitucional 37/2011, de 28 de marzo", en *Diario La Ley*, Nº 7912, Sección Doctrina, Año XXXIII.

[27] PARRA LUCÁN, Mª. A., "La capacidad del paciente para prestar válido consentimientoinformado. El confuso panorama legislativo español", en *Aranzadi Civil-Mercantil*, núm. 2, 2003.

[28] Importante es destacar que la Ley 26/2011, de 1 de agosto, de adaptación normativa a la Convención Internacional sobre los Derechos de las Personas con discapacidad, modificó el art. 9, apartado 5º (hoy, 7º, tras la reforma del citado precepto por la reciente Ley 26/2015, de 28 de julio, de modificación del sistema de protección a la infancia y a la adolescencia), para introducir el carácter

- La persona debe tener capacidad intelectual física y jurídica de expresar el consentimiento
- Libertad de elección de la persona y ausencia de coerción.

Por tanto, no hay duda de que el consentimiento libre e informado está estrechamente vinculado con la dignidad[29] y la libertad personal[30].

Enorme relevancia alcanzan tanto el testamento vital o documento de voluntades anticipadas, como la escritura de autotutela, tal y como se deduce del art. 9 del citado Convenio de Oviedo:

> *"Artículo 9. Deseos expresados anteriormente.*
> *Serán tomados en consideración los deseos expresados anteriormente con respecto a una intervención médica por un paciente que, en el momento de la intervención, no se encuentre en situación de expresar su voluntad".*

De este modo, logramos planificar y decidir pro futuro nuestra propia vida evitando, de este modo, que lo hagan terceros por nosotros, ante una eventual pérdida de nuestra capacidad de entender y querer, o bien de una situación de coma o de un estado vegetativo permanente, situaciones éstas en las cuales ya nos será imposible manifestar nuestra voluntad. El documento de voluntades anticipadas y la autotutela[31] se convierten, pues, en herramientas jurídicas de bajo coste económico pero de incalculable valor y vital utilidad.

Según el art. 86.1° del Real Decreto Legislativo 1/2015, de 24 de julio, por el que se aprueba el texto refundido de la Ley de garantías y uso racional de los medicamentos y productos sanitarios, *"1. En las oficinas de farmacia, los farmacéuticos, como responsables de la dispensación de medicamentos a los ciudadanos, velarán por el cumplimiento de las pautas establecidas por el médico responsable del paciente en la prescripción y cooperarán con él en el segui-*

---

accesible y comprensible de la información: "...*Si el paciente es una persona con discapacidad, se le ofrecerán las medidas de apoyo pertinentes, incluida la información en formatos adecuados, siguiendo las reglas marcadas por el principio del diseño para todos de manera que resulten accesibles y comprensibles a las personas con discapacidad, para favorecer que pueda prestar por sí su consentimiento*".

[29] Para LÓPEZ Y LÓPEZ, A. M., *Fundamentos de Derecho civil. Doctrinas generales y bases constitucionales*, Tirant lo blanch, Valencia, 2012, p. 39, refiriéndose a la carga de valores generales que se acumulan alrededor del término de persona, "aunque sobre estos valores puede haber discrepancias, en nuestra cultura jurídica todos estamos de acuerdo con el dicho constitucional de que la dignidad de la persona es el valor superior del Derecho (artículo 10 de la Constitución Española). Esa palabra, 'dignidad', indica la tenencia de las cualidades más excelentes y respetables por sí mismas del ser humano, y es tenencia de cualquier persona, con independencia de su condición".

[30] PARRA LUCÁN, "La capacidad del paciente para prestar válido consentimiento informado. El confuso panorama legislativo español", ob. cit.

[31] De la tutela hemos tenido ocasión de ocuparnos con cierto detenimiento en nuestro trabajo *La dignidad de las personas con discapacidad: logros y retos jurídicos*, Difusión Jurídica, Madrid, 2010, pp. 115-121.

miento del tratamiento a través de los procedimientos de atención farmacéutica, contribuyendo a asegurar su eficacia y seguridad. Asimismo, participarán en la realización del conjunto de actividades destinadas a la utilización racional de los medicamentos, en particular a través de la dispensación informada al paciente", deber de información contemplado en el antes citado art. 1.5° de la Ley 16/1997, de 25 de abril, de regulación de servicios de las oficinas de farmacia.

Así las cosas, en la dispensación de medicamentos, facilitar una adecuada información terapéutica ayudará, considerablemente, al éxito del tratamiento y a no incurrir en posibles responsabilidades. A este respecto, es preciso distinguir entre ficha técnica[32], prospecto[33] y etiquetado[34].

---

[32] Según el art. 15.2 del Real Decreto Legislativo 1/2015, de 24 de julio, por el que se aprueba el texto refundido de la Ley de garantías y uso racional de los medicamentos y productos sanitarios, *"la ficha técnica o resumen de las características del producto reflejará las condiciones de uso autorizadas para el medicamento y sintetizará la información científica esencial para los profesionales sanitarios. La Agencia Española de Medicamentos y Productos Sanitarios aprobará la ficha técnica en la que constarán datos suficientes sobre la identificación del medicamento y su titular, así como las indicaciones terapéuticas para las que el medicamento ha sido autorizado, de acuerdo con los estudios que avalan su autorización. A la ficha técnica se acompañará, preceptivamente, información actualizada del precio del medicamento y, cuando sea posible, la estimación del coste del tratamiento.*

La Agencia Española de Medicamentos y Productos Sanitarios pondrá la ficha técnica a disposición de los servicios de salud de las comunidades autónomas, de los colegios u organizaciones profesionales, de los médicos, odontólogos, podólogos y farmacéuticos en ejercicio y, en su caso, de los veterinarios en ejercicio. El titular de la autorización estará obligado a poner la ficha técnica actualizada a disposición de las Administraciones sanitarias y de los profesionales en todas sus actividades de promoción e información en los términos establecidos reglamentariamente".

[33] Según el art. 15.3 del Real Decreto Legislativo 1/2015, de 24 de julio, por el que se aprueba el texto refundido de la Ley de garantías y uso racional de los medicamentos y productos sanitarios *"el prospecto, que se elaborará de acuerdo con el contenido de la ficha técnica, proporcionará a los pacientes información suficiente sobre la denominación del principio activo, identificación del medicamento y su titular e instrucciones para su administración, empleo y conservación, así como sobre los efectos adversos, interacciones, contraindicaciones, en especial los efectos sobre la conducción de vehículos a motor, y otros datos que se determinen reglamentariamente con el fin de promover su más correcto uso y la observancia del tratamiento prescrito, así como las medidas a adoptar en caso de intoxicación. El prospecto deberá ser legible, claro, asegurando su comprensión por el paciente y reduciendo al mínimo los términos de naturaleza técnica".*

[34] Según el art. 15.4 del Real Decreto Legislativo 1/2015, de 24 de julio, por el que se aprueba el texto refundido de la Ley de garantías y uso racional de los medicamentos y productos sanitarios, *"en el etiquetado figurarán los datos del medicamento, como la denominación del principio activo, del titular de la autorización, vía de administración, cantidad contenida, número de lote de fabricación, fecha de caducidad, precauciones de conservación, condiciones de dispensación y demás datos que reglamentariamente se determinen. En cada embalaje figurarán codificados los datos del Código Nacional del Medicamento, el lote y unidad que permitan su identificación de forma individualizada por medios mecánicos, electrónicos e informáticos, en la forma que se determine reglamentariamente. En el embalaje deberá incluirse un espacio en blanco a rellenar por el farmacéutico donde éste podrá describir la posología, duración del tratamiento y frecuencia de tomas. Al dispensar un medicamento, las oficinas de farmacia deberán emitir un recibo en el que se haga constar el nombre del medicamento, su precio de venta al público y la aportación del*

Varias son las resoluciones judiciales vertidas acerca de la deficiente información contenida en el prospecto del medicamento Agreal, fármaco para paliar los efectos de la menopausia que comercializó el laboratorio médico, Sanofi-Aventis, S.A. desde 1983 hasta su retirada del mercado en 2005, el cual provocó daños padecidos a cientos de mujeres que lo consumieron consistentes en el deterioro de salud y calidad de vida, en concreto, reacciones de tipo psiquiátrico (fundamentalmente depresión, ansiedad y síndrome de retirada) y neurológico (discenesia, trastornos extrapiramidales, parkinsonismo), algunas de ellas graves.

Al respecto, la STS de 17 de junio de 2011[35] afirmó que "*junto al etiquetado, la ficha técnica y el prospecto constituyen vertientes fundamentales del derecho a la información en ámbito del Derecho sanitario, y es lo cierto, y así lo avalan las pruebas que valoran las sentencias, que Agreal producía unos efectos adversos (trastornos extrapiramidales; síndrome de retirada), que no estaban incluidos en el prospecto con el cual era comercializado ni tampoco estaban en la ficha técnica todas las reacciones adversas científicamente comprobadas, al menos las que no ofrecen discusión, por más de que exista el intento de que se deduzcan de extremos tales como la composición, las propiedades, las indicaciones, la posología, las observaciones o la intoxicación y su tratamiento*".

Con posterioridad, se pronuncian sobre la misma controversia las SSTS de 18 de junio de 2013[36] y 10 de julio de 2014[37], precisando esta última, por cuanto aquí nos interesa en relación al papel del farmacéutico ante la deficiente información contenida en el prospecto del citado fármaco a efectos de responsabilidad: *"el laboratorio es quien comercializa el medicamento y quien infringía sistemáticamente todas las normas respecto a la información suministrada a médicos y pacientes y si no había ficha técnica destinada a informar a los médicos de las características del fármaco en los términos del artículo 19.5 de la Ley del medicamento ("información científica esencial sobre la especialidad farmacéutica a que se refiere, y será difundida a los médicos y farmacéuticos en ejercicio..."), difícilmente podían éstos informar a los pacientes respecto de los efectos adversos o pautas terapéuticas salvo desde un criterio puramente voluntarista o de simple oficio con evidente riesgo para todos ellos, alguno materializado*".

La información a suministrar al usuario (y la comprobación de la comprensión de la misma) constituye, pues, el antecedente necesario del consen-

---

paciente. En el caso de los medicamentos que sean objeto de la publicidad prevista en el artículo 80, el recibo hará constar, además, el descuento que, en su caso, se hubiese efectuado".

[35] RJ 2011, 4639.

[36] RJ 2013, 4630.

[37] RJ 2014, 4318.

timiento informado, de manera que su omisión o defectuoso cumplimiento constituye causa generadora de responsabilidad profesional del farmacéutico.

La ya citada Convención ONU de los derechos de las personas con discapacidad, en su art. 25.d) establece que los Estados partes *"exigirán a los profesionales de la salud que presten a las personas con discapacidad atención de la misma calidad que a las demás personas sobre la base de un consentimiento libre e informado, entre otras formas mediante la sensibilización respecto de los derechos humanos, la dignidad, la autonomía y las necesidades de las personas con discapacidad a través de la capacitación y la promulgación de normas éticas para la atención de la salud en los ámbitos público y privado"*.

IV. LA RESPONSABILIDAD POR NEGLIGENTE DISPENSACIÓN DE MEDICAMENTOS CON RECETA MÉDICA

Es indudable que la receta médica reviste una enorme importancia desde la óptica jurídica.

Según el art. 1 del Real Decreto 1718/2010, de 17 de diciembre, sobre receta médica y órdenes de dispensación[38], la receta médica es el documento de carácter sanitario, normalizado y obligatorio mediante el cual los médicos, odontólogos o podólogos, legalmente facultados para ello, y en el ámbito de sus competencias respectivas, prescriben a los pacientes los medicamentos o productos sanitarios sujetos a prescripción médica, para su dispensación por un farmacéutico o bajo su supervisión, en las oficinas de farmacia y botiquines dependientes de las mismas o, conforme a lo previsto en la legislación vigente, en otros establecimientos sanitarios, unidades asistenciales o servicios farmacéuticos de estructuras de atención primaria, debidamente autorizados para la dispensación de medicamentos.

La receta médica constituye la autorización del médico al uso del medicamento. La responsabilidad del farmacéutico, en cambio, conlleva la perfecta correspondencia entre el medicamento dispensado y el prescrito por el médico.

Según el art. 19.1 del Real Decreto Legislativo 1/2015, de 24 de julio, por el que se aprueba el texto refundido de la Ley de garantías y uso racional de los medicamentos y productos sanitarios[39]:

---

[38] Dicho Real Decreto ha sido posteriormente modificado por el RD 81/2014, de 7 febrero, por el que se establecen normas para garantizar la asistencia sanitaria transfronteriza. Acerca de la impugnación de la Disp. Final 1ª del citado Real Decreto de 2014, *vid.* STS (Sala de lo Contencioso-Administrativo, Sección 4ª) de 22 de febrero de 2016 (JUR 2016, 40079).

[39] En su Exposición de Motivos, II, afirma el legislador: *"las políticas farmacéuticas han establecido estrategias orientadas a intensificar el uso racional de los medicamentos, pudiendo destacar las orientadas a ofrecer una información de calidad, periódica e independiente, a los profesionales sanitarios para garantizar una formación adecuada sobre el uso racional de los medicamentos, reforzando la exigencia*

> *"1. En la autorización del medicamento, la Agencia Española de Medicamentos y Productos Sanitarios determinará sus condiciones de prescripción clasificándolo, según corresponda, en las siguientes categorías:*
> *a) Medicamento sujeto a prescripción médica.*
> *b) Medicamento no sujeto a prescripción médica.*
> *2. Estarán en todo caso sujetos a prescripción médica los medicamentos que se encuentren en alguno de los siguientes supuestos:*
> *a) Puedan presentar un peligro, directa o indirectamente, incluso en condiciones normales de uso, si se utilizan sin control médico.*
> *b) Se utilicen frecuentemente, y de forma muy considerable, en condiciones anormales de utilización, y ello pueda suponer, directa o indirectamente, un peligro para la salud.*
> *c) Contengan sustancias o preparados a base de dichas sustancias, cuya actividad y/o reacciones adversas sea necesario estudiar más detalladamente.*
> *d) Se administren por vía parenteral, salvo casos excepcionales, por prescripción médica".*

Y en su art. 79, dedicado a *"La receta médica y la prescripción hospitalaria"*, dispone:

> *"1. La receta médica, pública o privada, y la orden de dispensación hospitalaria son los documentos que aseguran la instauración de un tratamiento con medicamentos por instrucción de un médico, un odontólogo o un podólogo, en el ámbito de sus competencias respectivas, únicos profesionales con facultad para recetar medicamentos sujetos a prescripción médica.*
> *Sin perjuicio de lo anterior, los enfermeros de forma autónoma, podrán indicar, usar y autorizar la dispensación de todos aquellos medicamentos no sujetos a prescripción médica y los productos sanitarios relacionados con su ejercicio profesional, mediante la correspondiente orden de dispensación. Los fisioterapeutas también podrán indicar, usar y autorizar, de forma autónoma, la dispensación de medicamentos no sujetos a prescripción médica y de productos sanitarios relacionados con el ejercicio de su profesión, mediante orden de dispensación.*
> *El Gobierno regulará la indicación, uso y autorización de dispensación de determinados medicamentos sujetos a prescripción médica por los enfermeros, en el marco de los principios de la atención integral de salud y para la continuidad asistencial, mediante la aplicación de protocolos y guías de práctica clínica y asistencial, de elaboración conjunta, acordados con las organizaciones colegiales de médicos y enfermeros y validados por la Dirección General*

---

de la receta médica como documento imprescindible para la seguridad del paciente, o las referidas a la modificación de los prospectos de los medicamentos para hacerlos inteligibles a los ciudadanos, ayudando a la consecución de la necesaria adherencia al tratamiento para que pueda alcanzarse el éxito terapéutico previsto por el médico con la imprescindible cooperación del farmacéutico".

de Salud Pública, Calidad e Innovación del Ministerio de Sanidad, Servicios Sociales e Igualdad.

Igualmente el Gobierno regulará la indicación, uso y autorización de dispensación de determinados medicamentos sujetos a prescripción médica por los enfermeros, en el ámbito de los cuidados tanto generales como especializados, y fijará, con la participación de las organizaciones colegiales de enfermeros y de médicos, los criterios generales, requisitos específicos y procedimientos para la acreditación de dichos profesionales, con efectos en todo el territorio del Estado, en las actuaciones previstas en este apartado.

El Ministerio de Sanidad, Servicios Sociales e Igualdad, con la participación de las organizaciones colegiales correspondientes, acreditará con efectos en todo el Estado a los enfermeros y a los fisioterapeutas para las actuaciones previstas en este artículo[40].

2. El farmacéutico dispensará con receta aquellos medicamentos que la requieran. Dicho requisito deberá especificarse expresamente en el embalaje del medicamento.

3. La receta médica será válida en todo el territorio nacional y se editará en la lengua española oficial del Estado y en las respectivas lenguas cooficiales en las comunidades autónomas que dispongan de ella.

4. Las recetas médicas y órdenes hospitalarias de dispensación deberán contener los datos básicos de identificación de prescriptor, paciente y medicamentos.

5. En las recetas y órdenes hospitalarias de dispensación, el facultativo incluirá las pertinentes advertencias para el farmacéutico y para el paciente, así como las instrucciones para un mejor seguimiento del tratamiento a través de los procedimientos de la atención farmacéutica, con el fin de garantizar la consecución de los objetivos sanitarios de aquéllas.

6. El Gobierno podrá regular con carácter básico lo dispuesto en los apartados anteriores y establecer la exigencia de otros requisitos que por afectar a la salud pública o al sistema sanitario hayan de ser de general aplicación en las recetas médicas u órdenes hospitalarias.

7. Los trámites a que sean sometidas las recetas y órdenes médicas y especialmente en su tratamiento informático, respetarán lo dispuesto en el artículo 10 de la Ley 14/1986, de 25 de abril.

8. El Gobierno determinará con carácter básico los requisitos mínimos que han de cumplir las recetas médicas extendidas y/o editadas en soporte informático con el fin de asegurar la accesibilidad de todos los ciudadanos, en condiciones de igualdad efectiva en el conjunto del territorio español, a la prestación farmacéutica del Sistema Nacional de Salud.

No será necesario el consentimiento del interesado para el tratamiento y la cesión de datos que sean consecuencia de la implantación de sistemas de información basados en receta médica en soporte papel o electrónico, de con-

[40] *Vid.* Real Decreto 954/2015, de 23 de octubre, por el que se regula la indicación, uso y autorización de dispensación de medicamentos y productos sanitarios de uso humano por parte de los enfermeros.

formidad con lo dispuesto en los artículos 7, apartados 3 y 6; 8; y 11, apartado 2.a), de la Ley Orgánica 15/1999, de 13 de diciembre, de Protección de Datos de Carácter Personal. Las citadas actuaciones deberán tener por finalidad facilitar la asistencia médica y farmacéutica al paciente y permitir el control de la prestación farmacéutica del Sistema Nacional de Salud.

9. Las Administraciones públicas sanitarias realizarán programas de educación sanitaria destinados a la población general, orientados a destacar la importancia de la receta médica como garantía de calidad y seguridad de los pacientes.

10. Lo dispuesto en este artículo será asimismo de aplicación a la receta veterinaria, en cuyo caso las referencias al médico y odontólogo se entenderán hechas al veterinario".

Como ejemplo de error del farmacéutico en la dispensación de medicamentos y su consiguiente responsabilidad civil por culpa extracontractual o aquiliana citamos el caso enjuiciado por la SAP de Las Palmas (Sección 5) de 17 de julio de 2014[41].

El actor era un paciente sometido a tratamiento odontológico. La odontóloga le prescribió un antibiótico para tratar la infección bucal (Rhodogil), en cantidad de 2 comprimidos cada ocho horas y, al acudir a la farmacia, el farmacéutico le dispensó, por error, otro medicamento (concretamente, Rohypnol), un hipnótico que se prescribe para la inducción al sueño. A la media hora el demandante se tomó las dos unidades pautadas por la odontóloga del medicamento dispensado por el farmacéutico demandado y, acto seguido, acudió con su hijo a un evento deportivo de fútbol en cuyo estadio, al levantarse para ir a la cafetería, cayó desplomado al quedarse dormido, estado en el que permaneció hasta la mañana siguiente, sin quejarse de dolor, pese a que, examinado en el servicio de urgencias a las 10 de la mañana, se le diagnosticó trauma por caída esguince de muñeca, dolor de hombro y trauma costal y se le inmovilizó la muñeca derecha y el hombro, causando baja laboral.

El pleito gira en torno a la existencia o no de nexo causal entre las lesiones y la dispensación de un medicamento erróneo por el farmacéutico. El Juez *a quo* desestima la demanda por considerar que no queda suficientemente acreditado el nexo causal.

Interpuesto recurso de apelación por la parte demandante, la AP estima probado el nexo causal, afirmando: *"no es inusual que cuando el médico ha explicado al paciente, al tiempo de expedir la receta, tanto la naturaleza, como la posología, como las precauciones que ha de tener en la ingesta de un medicamento que prescribe, en este caso un antibiótico, el paciente adquiera el medicamento*

[41] JUR 2014, 269286.

e inicie el tratamiento pautado directamente, sin leer el prospecto. El paciente confía, por supuesto, en que el farmacéutico le ha expedido el medicamento prescrito en la receta que le entrega. No olvidemos que los antibióticos tampoco pueden expenderse sin recetamédica en España". La Sala estima que concurren los requisitos previstos en el art. 1902 C.c. para la prosperabilidad de la acción ejercitada en la demanda inicial del procedimiento, a saber:

- Acción humana caracterizada por la intervención de culpa o negligencia, en este caso impericia o negligencia profesional ya no sólo propia sino de las personas empleadas por el farmacéutico demandado en la farmacia;
- Daño a tercero evaluable económicamente;
- Nexo causal adecuado entre la acción culposa y el resultado lesivo causado, y ello por cuanto el medicamento erróneamente expendido es el que provoca el efecto del sueño profundo y el desplome del demandante en la grada, caída que le ocasiona las lesiones.

No puede perderse de vista que un medicamento únicamente se prescribe por el médico y se adquiere por el paciente para tratar un problema de salud, el cual el paciente es el primer interesado en solucionar, por lo que en el normal acontecer de las cosas todo medicamento adquirido está destinado a ser tomado por el paciente al que se le ha prescrito, en este caso el actor que acudió con su receta de Rhodogil, y, en el supuesto como el de autos de tratarse de un antibiótico, esta ingesta sucede normalmente de forma inmediata pues el factor tiempo es muy relevante en los procesos infecciosos.

En consecuencia, se estima la demanda y se condena al demandado a pagar al actor una indemnización de 9.157,18 euros (133 días impeditivos a 53,20 euros por día.......... 7.075,60 euros y 3 puntos de la secuela de la limitación al 50% de la rotación interna del hombro, a razón de 693,86 euros el punto... 2.081,58 euros).

Existe, además, la posibilidad de que el farmacéutico sustituya el medicamento prescrito por el médico por otro, la cual se ha visto incrementada en estos últimos años mediante una política de racionalización del gasto público. En tal supuesto, ha de entenderse que si la sustitución por el farmacéutico es correcta, la responsabilidad por los efectos del medicamento recae sobre el médico prescriptor del mismo; no, en cambio, en caso contrario.

El art. 89 del Real Decreto Legislativo 1/2015, de 24 de julio, por el que se aprueba el texto refundido de la Ley de garantías y uso racional de los medicamentos y productos sanitarios, dispone al respecto:

"1. El farmacéutico dispensará el medicamento prescrito por el médico.
2. Con carácter excepcional, cuando por causa de desabastecimiento no se disponga en la oficina de farmacia del medicamento prescrito o concurran razones de urgente necesidad en su dispensación, el farmacéutico podrá sustituirlo por el de menor precio. En todo caso, deberá tener igual composición, forma farmacéutica, vía de administración y dosificación. El farmacéutico informará en todo caso al paciente sobre la sustitución y se asegurará de que conozca el tratamiento prescrito por el médico.
3. En estos casos, el farmacéutico anotará, en el lugar correspondiente de la receta, el medicamento de la misma composición, forma farmacéutica, vía de administración y dosificación que dispense, la fecha, su firma y su rúbrica.
4. Quedarán exceptuados de esta posibilidad de sustitución aquellos medicamentos que, por razón de sus características de biodisponibilidad y estrecho rango terapéutico, determine el Ministerio de Sanidad, Servicios Sociales e Igualdad.
5. Cuando la prescripción se realice por denominación comercial, si el medicamento prescrito tiene un precio superior al precio menor de su agrupación homogénea, el farmacéutico sustituirá el medicamento prescrito por el de precio más bajo de su agrupación homogénea. En el caso de los medicamentos biosimilares, se respetarán las normas vigentes según regulación específica en materia de sustitución e intercambiabilidad".

Por su parte, el art. 14.12 de la Ley andaluza 22/2007, de 18 de diciembre, de Farmacia establece que *"en el caso de que existieran dudas sobre la prescripción, por errores, adecuación a las condiciones de la persona enferma, medicación concomitante u otras circunstancias, el farmacéutico deberá subsanar la deficiencia detectada, incluso, llegado el caso, contactando, si es posible, con el profesional que haya realizado la prescripción"* y, a continuación, en su número 13, establece: *"el farmacéutico, en el acto de la dispensación, podrá sustituir un medicamento prescrito del que, por causa legítima, no se disponga de existencias en la oficina de farmacia, con conocimiento y conformidad de la persona usuaria, según lo dispuesto en la legislación vigente. La sustitución no supondrá perjuicio económico para la ciudadanía o el sistema de aseguramiento sanitario correspondiente, salvo los casos legalmente previstos".*

De este modo, el error de dispensación podría producirse en la sustitución del medicamento bien por indisponibilidad del fármaco, bien por suministro de uno genérico[42] en lugar del de marca prescrito cuando no sean terapéutica-

---

[42] Según el art. 8.g) del Real Decreto Legislativo 1/2015, de 24 de julio, por el que se aprueba el texto refundido de la Ley de garantías y uso racional de los medicamentos y productos sanitarios, *"«Medicamento genérico»: Todo medicamento que tenga la misma composición cualitativa y cuantitativa en principios activos y la misma forma farmacéutica, y cuya bioequivalencia con el medicamento de referencia haya sido demostrada por estudios adecuados de biodisponibilidad. Las diferentes sales, ésteres, éteres, isómeros, mezclas de isómeros, complejos o derivados de un principio activo se considerarán un mismo*

mente equivalentes[43]. En todo caso, el usuario, informado por el farmacéutico en uno y otro caso, es libre de aceptar o no la sustitución que se le ofrece.

---

principio activo, a menos que tengan propiedades considerablemente diferentes en cuanto a seguridad y/o eficacia. Las diferentes formas farmacéuticas orales de liberación inmediata se considerarán una misma forma farmacéutica. El solicitante podrá estar exento de presentar los estudios de biodisponibilidad si puede demostrar que el medicamento genérico satisface los criterios pertinentes definidos en las correspondientes directrices detalladas".

[43] Interesante resulta la reciente STS (Sala de lo contencioso-administrativo, Sección 3ª) de 28 de marzo de 2016 (JUR 2016, 63583), la cual resuelve un recurso interpuesto por el Consejo General de Colegios Oficiales de Médicos contra la Sentencia de la Sección 8ª de la Sala de lo Contencioso-Administrativo del TSJ de Madrid de 16 de mayo de 2013, en la que se desestima el recurso contencioso-administrativo interpuesto por el referido Consejo contra la Instrucción 13/2011, de 30 de septiembre, dictada por el Director General de Coordinación Territorial y Medio Abierto del Ministerio del Interior, dirigida a los Centros Penitenciarios, sobre prescripción de medicamentos. En el recurso se alega la infracción de los arts. 8, 85 y 86.2 de la Ley 29/2006, de 26 de junio, de garantías y uso racional de los medicamentos y productos sanitarios, aduciendo el Consejo General recurrente que pese a que, en virtud de los citados preceptos legales, no está permitido que se cambie o sustituya un medicamento sujeto a receta médica por otro de distinta composición, la Administración y la Sala de instancia han permitido el cambio o sustitución del medicamento prescrito a través de un sistema o programa denominado "Programa de Equivalentes Terapéuticos" basado en un principio de equivalencia terapéutica que no está contemplado en la Ley. El TS estima el recurso al considerar que "equivalente terapéutico", que la Instrucción Ministerial define como "todo medicamento diferente de otro en su estructura química del original, pero del que se espera un efecto terapéutico y un perfil de reacciones adversas similares cuando se administra a un paciente en dosis equivalentes "no resulta compatible con lo dispuesto por el art. 86.2 de la Ley 29/2006 (actual art. 89.2 del art. 89 del Real Decreto Legislativo 1/2015, de 24 de julio), que únicamente contempla la sustitución del medicamento en supuestos excepcionales y precisando que, en todo caso, el medicamento de sustitución *"deberá tener igual composición, forma farmacéutica, vía de administración y dosificación"*. La Sala de instancia respaldaba la Instrucción impugnada señalando, de un lado, que las posibilidades de sustitución de medicamentos que en ella se contemplan *"...tienen su fundamento en la política de racionalización del gasto público, imprescindible en todo momento, y, con mayor motivo, en momentos de una clara escasez de recursos"*; y, de otra parte, que las posibilidades contempladas en la Instrucción *"...se desenvuelven en un contexto muy singularizado como son los Centros Penitenciarios en los que los profesionales médico y farmacéutico forman un equipo permanente, en estrecho contacto entre sí y con el paciente"*. Pues bien, según el Alto Tribunal, *"ninguna de esas razones constituye argumento suficiente para que pueda considerarse ajustada a Derecho una Instrucción del Director General de Coordinación Territorial y Medio Abierto del Ministerio del Interior que se aparta del precepto legal en los términos que hemos dejado señalados. Ni la política de racionalización del gasto público ni la singularidad del contexto penitenciario a la que alude la Sala de instancia son títulos suficientes para que ese concreto ámbito, y en virtud de una Instrucción como la aquí controvertida, pueda permitirse la sustitución de los medicamentos prescritos por el médico en unos términos menos estrictos que los fijados en la Ley con carácter general"*. Conforme a ello, se estima el recurso contencioso-administrativo interpuesto en representación del Consejo General de Colegios oficiales de médicos contra la Instrucción 13/2011, de 30 de septiembre, dictada por la Dirección General de Coordinación Territorial y Medio Abierto del Ministerio del Interior, dirigida a los Centros Penitenciarios, sobre prescripción de medicamentos, declarándose la nulidad de los apartados 4º y 5º de la referida Instrucción, así como la de aquellas frases o incisos de su Anexo que se refieren a la sustitución de los medicamentos prescritos por otros de "diferente composición" y "diferente (...) estructura química original" y de "similar mecanismo de acción" o "estructura química similar".

V. BIBLIOGRAFÍA

DÍAZ MARTÍNEZ, A., "El consentimiento informado como garantía del derecho fundamental a la integridad física y moral", en *Aranzadi Civil-Mercantil*, núm. 5, 2011.

DONADO VARA, A., "Responsabilidad civil farmacéutica derivada de medicamentos o productos sanitarios: el derecho a la información en el ámbito sanitario y la omisión en el prospecto de los efectos secundarios", en *RCDI*, Año nº 88, Nº 734, 2012, pp. 3577-3601.

- "Información contractual y características de los bienes y productos farmacéuticos: responsabilidad civil por daños a consumidores y usuarios y modificación del contenido de un prospecto en ciertas áreas de distribución comercial", en *RCDI*, Año nº 90, Nº 742, 2014, pp. 715-747.

LARIOS RISCO, D., "Responsabilidad ética y legal del farmacéutico hospitalario", en *Farmacia hospitalaria: órgano oficial de expresión científica de la Sociedad Española de Farmacia Hospitalaria*, Vol. 35, Nº. 6, 2011, pp. 287-288.

LÓPEZ GUZMÁN, J./VIDAL CASERO, Mª C., "La responsabilidad moral del farmacéutico en la oficina de farmacia", en *Cuadernos de bioética*, Vol. 4, Nº 14, 1993, pp. 29-36.

LÓPEZ Y LÓPEZ, A. M., *Fundamentos de Derecho civil. Doctrinas generales y bases constitucionales*, Tirant lo blanch, Valencia, 2012.

MOURE GONZÁLEZ, E., "El consentimiento informado como derecho fundamental. Comentario a la Sentencia del Tribunal Constitucional 37/2011, de 28 de marzo", en *Diario La Ley*, Nº 7912, Sección Doctrina, Año XXXIII.

PARRA LUCÁN, Mª. A., "La capacidad del paciente para prestar válido consentimiento informado. El confuso panorama legislativo español", en *Aranzadi Civil-Mercantil*, núm. 2, 2003, pp. 1901-1930.

REBOLLO DELGADO, L. (junto con GÓMEZ SÁNCHEZ, Y.), *Biomedicina y protección de datos*, Dykinson, Madrid, 2008.

RICO PÉREZ, F., *La responsabilidad civil del farmacéutico*, Editorial Trivium, 1984.

VIVAS TESON, I., "Bioinvestigación, biobancos y consentimiento informado del sujeto fuente vulnerable", en *Diario La Ley*, nº 7911 de 27 de julio de 2012, pp. 1-12.

- "Bioresearch, biobanks and informed consent from vulnerable donors in Spanish Law", en *Europa e Diritto Privato* (Giuffrè editore), fasc. 4, pp. 1069-1095.
- "Ricercabiologica, biobanche e consenso informato del soggetto fonte-vulnerabil en el Diritto Spagnolo", en *Rivista Critica del Diritto Privato*, Jovene editore, n. 1/2014, marzo, pp. 105-136.

- "Consentimiento del adulto frágil al tratamiento de muestras biológicas y datos genéticos con fines de investigación biomédica: comparación entre el Derecho Español e Italiano", en *Revista de Derecho y Genoma Humano*, 2014, núm. 40, pp. 95-130.
- "La internacionalización de las bases de datos genéticos: beneficios y riesgos", en *Cuadernos Iberoamericanos de Derecho Sanitario*, Brasilia, v. 4, n. 3, julio-septiembre 2015, pp. 142-156 (http://www.cadernos.prodisa.fiocruz.br/index.php/cadernos/article/view/202).
- "Análisis genéticos y relevancia del consentimiento de los sujetos de la investigación. Cuestiones pendientes en relación a los derechos de las personas con discapacidad", en *Revista de Responsabilidad médica*, editada por la Asociación Española de Defensa Médica, enero 2016, pp. 19-39.

CAPÍTULO UNDÉCIMO. LAS DOS CLAVES OLVIDADAS EN EL ASUNTO DE LA *TALIDOMIDA*: PRESCRIPCIÓN Y UN BUEN ASESORAMIENTO JURÍDICO

MARÍA DOLORES ORTIZ VIDAL
Profesora del área de Derecho Internacional Privado
Universidad de Murcia

I. EL ASUNTO DE LA *TALIDOMIDA*: CRÓNICA DE UNA TRAGEDIA

A mediados de la década de los años cincuenta del siglo XX, el Dr. *WilhelmKunz* sintetizó la molécula de la *Talidomida* para dos compañías farmacéuticas: *CIBA* y *ChemieGrünenthalGmbH*[1]. La primera de ellas no encontró en el principio activo de la *Talidomida* actividad farmacológica interesante, mientras que la segunda la patentó y comercializó por todo el mundo, ella misma y también a través de otros laboratorios farmacéuticos y empresas del grupo.

[1] SHIBATA N. / YAMAMOTO T. / TORU T., "Synthesis of Thalidomide", *Topics in Heterocyclic Chemistry*, nº 8, 2007, pp. 73-97.

En concreto, el laboratorio alemán *ChemieGrünenthalGmbH* patentó en Alemania en el año 1954 el fármaco que la contenía llamado *Contergan*, procediendo entonces a su comercialización y distribución. Este medicamento se utilizaba como sedante para tratar la ansiedad y el insomnio y también las náuseas y los vómitos en mujeres embarazadas. Se vendía como un producto absolutamente seguro, sin necesidad de receta médica, que no producía adición y carente de los riesgos y efectos adversos que contenían los barbitúricos[2].

El 25 de diciembre de 1956 nació en la ciudad alemana de *Stolberg* (Colonia) la primera niña con muestras de malformaciones a causa de la ingesta por su madre de *Talidomida*, hija de un trabajador de *ChemieGrünenthalGmbH* cuya esposa embarazada tomó las pastillas que como muestra repartió el laboratorio farmacéutico entre los empleados[3]. Sin embargo, en esta fecha no era posible sospechar que los daños ocasionados a la salud del bebé se debían al hecho de que su madre tomara el medicamento.

Posteriormente, en el año 1959 y aún sin posibilidad de asociar la ingesta del fármaco a las malformaciones de los nacidos, el principio activo de la *Talidomida* se comercializaba en países de Europa, América del Sur, África, Japón, Australia y Canadá, con más de ochenta nombres comerciales diferentes[4]. En nuestro país, la *Talidomida* se distribuyó y comercializó a lo largo de ese mismo año a través de tres laboratorios farmacéuticos –*Pevya*(desaparecido en la actualidad), *Nessa*(cuyo propietario falleció hace más de treinta años), y *Medinsa* (representante de *ChemieGrünenthal GMBH*)– con varios nombres comerciales distintos –*Imidan, Varial, GlutoNaftil, Softenon, Noctosediv, Enterosedic*y *Enterosediv*–, todos ellos autorizados por la Dirección General de Sanidad, hasta que en el año 1962 fue prohibida su venta en España por orden ministerial.

Los primeros atisbos de relación entre la *Talidomida* y las malformaciones sufridas por los nacidos por los posibles efectos teratogénicos del medicamento surgieron en una conversación telefónica que mantuvieron el Dr. *William McBride* y el laboratorio farmacéutico alemán el 15 de noviembre de 1961, según afirmó la farmacéutica[5].

---

2 BOADA JUÁREZ, J. N., "Talidomida", *Actualidad en Farmacología y Terapéutica*, vol. 12, nº 1, 2014, pp. 39-46, esp. pp. 40-41.

3 PINTADO, S., "La catástrofe de la Talidomida en el cincuentenario de su comercialización", *JANO: Medicina y Humanidades*, nº 1726, 20 febrero 2009, pp. 34-37, esp. p. 35.

4 DIGGLE, G., "Thalidomide: 40 yearson", *International Journal of ClinicalPractice*, nº 55, 2001, pp. 627-631 señala también que los medicamentos que contenían el principio activo de la Talidomida no se comercializaron en Francia y Estados Unidos,debido a la detección de una neuropatía periférica como efecto indeseable.

5 STEPHENS, T. / BRYNNER, R., *Dark Remedy: The impact of Thalidomide and its revival as a vital medicine*, Ed. Basic Books, Nueva York, 2001, pp. 30-31.

Unos días más tarde, *ChemieGrünenthalGmbH* recibió una carta en la que el Dr. *Widukind Lenz* también contemplaba la posibilidad de que la ingesta del medicamento pudiera ocasionar las malformaciones de los nacidos. El Dr. *William McBride* y el Dr. *Widukind Lenz* proporcionaron a *ChemieGrünenthalGmbH* una información similar, aunque de manera independiente[6].

Ante esta situación y después de celebrar varias reuniones, *ChemieGrünenthalGmbH* incluyó en el prospecto del medicamento una advertencia en la que puso de relieve que el uso prolongado de la *Talidomida* podía producir efectos secundarios de carácter reversible. Por ello, el fármaco sólo se vendería bajo prescripción médica a partir de esa fecha. En concreto, el 27 de noviembre de 1961, *ChemieGrünenthalGmbH* decidió comunicar a las autoridades sanitarias alemanas, distribuidores locales y compañías licenciatarias, la retirada de la *Talidomida* del mercado alemán.

Ahora bien, la retirada de los medicamentos que contenían el principio activo de *Talidomida* en el mercado español fue muy distinta de lo acontecido respecto del mercado alemán. El laboratorio farmacéutico *Medinsa* consideró que no era necesario que los médicos españoles conocieran el motivo por el que se procedía a la interrupción de ventas del medicamento en Alemania y que los colaboradores externos españoles (que son quienes tratan con médicos y farmacéuticos) sólo debían tener acceso a una información parcial, a causa de la escasa distribución del medicamento en nuestro país.

Ambos hechos se recogen en una carta que *ChemieGrünenthalGmbH* envía el 21 de diciembre de 1961 al laboratorio farmacéutico *Medinsa* en la que le indicaba la necesidad de interrumpir las impresiones de los nuevos prospectos del medicamento y solicitaba la paralización de las ventas a España[7]. Sin embargo, hasta 1962 los científicos no pudieron demostrar la teratogenicidad del principio activo de la *Talidomida* porque este efecto únicamente aparecía en algunos animales y razas.

Los daños ocasionados por la *Talidomida* fueron, son y siguen siendo extraordinariamente graves: aproximadamente el cuarenta por ciento de los bebés fallecieron pocos días después de la fecha de su nacimiento y las personas que sobrevivieron no pueden hacerlo en condiciones adecuadas de salud. Prueba de ello es que a principios de la década de los sesenta, se registraron en todo el mundo cerca de tres mil dismelias, siendo las más frecuentes: amelia (ausencia de todo el miembro), focomelia (pérdida o acortamiento de

---

[6] LÓPEZ TRICAS, J.M., "Talidomida: Historia de un medicamento maldito", *info-farmacia*, 4 de septiembre 2015, pp. 1-7.

[7] Sentencia de la Audiencia Provincial de Madrid, Sección 14ª, de 13 de octubre de 2014 (Núm. recurso 85/2014), FD. 5.

los elementos proximales) y ausencia o hipoplasia del pulgar o los dedos[8]. No obstante lo anterior, en la actualidad, el principio activo de la *Talidomida* se utiliza de nuevo y con el apoyo de la Organización Mundial de la Salud para combatir la lepra y algunos tipos de cáncer. Se ha comprobado su eficacia en casos de mieloma múltiple, en los que los tratamientos convencionales de quimioterapia y radioterapia no han tenido éxito[9] y también en otras patologías: la enfermedad de *Crohn*, psoriasis, artritis reumatoide o enfermedades dermatológicas[10].

1. El proceso *Contergan* desarrollado en Alemania

El 27 de mayo de 1968 se inició ante el Tribunal Regional de Aquisgrán (en *Alsdorf*, Alemania), el juicio *Contergan* contra nueve ejecutivos de *ChemieGrünenthalGmbH*, cuyo objeto era que las víctimas de la *Talidomida* pudieran ser indemnizadas por los daños que habían sufrido[11].

Antes de que finalizara el juicio, *ChemieGrünenthalGmbH* alcanzó un acuerdo con los demandantes y transfirió cien millones de marcos alemanes a la Fundación *Contergan* para que fueran destinados a esta causa y catorce millones más para los casos de polineuritis[12]. Esta situación trajo por consecuencia que el 18 de diciembre de 1970, el Tribunal Regional de Aquisgrán, con el consentimiento del Fiscal General, archivara la causa penal contra *ChemieGrünenthalGmbH*por falta de interés público (§153.3 *Strafprozeßordnung*[13]).

En el ordenamiento jurídico alemán, la §153.3 StPO establece que un Tribunal puede archivar un procedimientoen cualquier momento tras la presen-

[8] VARGESSON, N., "Thalidomide-induced limb defects: resolving a 50-year-old puzzle", *Bioessays*, nº 31, 2009, pp. 1327-1336.

[9] KHOSRAVI SHAHI, P. / DÍAZ MUÑOZ DE LA ESPADA, V.M. / SABIN DOMÍNGUEZ, P. / ENCINAS GARCÍA, S. / ARRANZ ARIJA, J.A./ CARRIÓN GALINDO, J.R. / PÉREZ MANGA, G., "Efectividad de la talidomida y la dexametasona en el tratamiento del mieloma múltiple resistente al tratamiento: estudio retrospectivo de 36 casos consecutivos", *Medicina clínica*, vol. 128, nº 4, 2007, pp. 121-124.

[10] FERNÁNDEZ BRAÑA, M. / AÑORBE, L. / LÓPEZ SÁEZ, B. / MARTÍN-CANTALEJO, Y. / DE MIGUEL, P. / MORÁN, M., "Talidomida: una visión nueva de un tóxico antiguo", *Anales de la Real Academia Nacional de Farmacia*, vol. 70, nº 4, 2004, pp. 885-904, esp. p. 889.

[11] Auto de archivo de la Primera Gran Sala de lo Penal del Tribunal Regional de Aquisgrán en el llamado proceso *Contergan*: http://www.avite.org/archivos/sentencia_contergan.pdf que es el documento que se toma como referencia para el desarrollo de este epígrafe.

[12] El acuerdo indemnizatorio que alcanza el Director de *ChemieGrünenthal SRL* y el Abogado Dr. Rupert Schreiber, el 10 de abril de 1970, (versión traducida por la Dra. Dña. Patricia FaraldoCabana) puede encontrarse en http://www.avite.org/archivos/acuerdo_indemnizatorio.pdf

[13] *Strafprozeßordnung*, en adelante StPO, se corresponde con el Código de procedimiento Penal alemán.

tación de la querella con el acuerdo del Ministerio Fiscal, siempre que se traten de delitos calificados como "menos graves" y no exista un obstáculo procesal[14].

El Tribunal centró su pronunciamiento, fundamentalmente, en tres cuestiones de Derecho material[15]: la tipicidad abstracta de unas lesiones debidas a una actuación que se produce antes del nacimiento pero que se manifiestan en el nacido vivo, la relación de causalidad entre la ingesta del medicamento por parte de las gestantes y las malformaciones que sufren sus hijos y la delimitación de la responsabilidad por culpa o imprudencia del acusado.

El Tribunal alemán estimó que quedaba acreditada la relación de causalidad entre la ingesta del medicamento por las madres gestantes y las lesiones producidas en el sistema nervioso de los nacidos porque las polineuritis atribuidas a la *Talidomida* proporcionaron un cuadro clínico típico que se distinguía claramente de las polineuritis de distinta génesis, tales como la taliotoxicosis, la arseniciasis o la polineuritis de fosfato de cresilo. En concreto, la polineuritis talidomídica produce alteraciones de la sensibilidad en las extremidades (hormigueos y parestesia), mientras que casi no se aprecian alteraciones motoras (parálisis muscular), lo que no es propio de los demás tipos de polineuritis. Además, las polineuritis atribuidas a la *Talidomida* presentan un desarrollo típico, caracterizado por el hecho de que los síntomas no retroceden, lo que resulta extraordinariamente raro a los ojos de los neurólogos.

A continuación, el Tribunal también se pronuncia sobre el hecho de que la conducta de *ChemieGrünenthalGmbH* fue imprudente y no dolosa, porque su actuación no se correspondía con las exigencias que tiene que cumplir un productor de medicamentos *ordenado y cuidadoso*.

A consecuencia de ello, se plantea la cuestión de determinar en qué casos y con arreglo a qué criterios un productor de medicamentos actúa de manera *ordenada y cuidadosa*: el Tribunal alemán arranca de la idea de que cualquier productor de medicamentos tiene la obligación de realizar controles farmacológicos y clínicos antes de poner el medicamento en el mercado. Además, debe evitar descripciones o publicidad del fármaco que induzcan a error y tiene que informar a los médicos y a los consumidores de los efectos nocivos de su fármaco en tiempo, forma y contenido adecuados.

---

[14] El Tribunal consideró que el asunto *Contergan* encajaba en el concepto "delito menos grave" porque la culpabilidad del imputado era insuficiente y no existía un interés público en el procesamiento penal. Ahora bien, el Tribunal aclara que el grado de culpabilidad del imputado no se mide sólo en atención a las consecuencias del hecho (que son muy graves), sino que también se determina valorando todas las circunstancias del caso y, en especial, la diligencia con la que cada imputado actuó y los intentos que haya realizado para disminuir el daño causado.

[15] CANCIO MELIÁ, M., "El caso Contergan cuarenta años después", *Anuario de Derecho Penal Económico y de la Empresa*, nº 1, 2011, pp. 5-14, esp. p. 6.

Pues bien, *ChemieGrünenthalGmbH* realizó experimentos clínicos con la *Talidomida* en distintas especies animales (ratas, ratones, gallinas, hámsteres, perros y monos) y ninguno de ellos sufrió los efectos teratogénicos del medicamento. Esto es así porque según expusieron los neurólogos interrogados en la vista oral, la producción de malformaciones congénitas depende de varios factores: la administración de un concreto medicamento, en una dosis específica, en el momento en que el embrión se está desarrollando y a un animal genéticamente predispuesto porque no todos reaccionan igual al mismo agente nocivo. Por este motivo, la Sala consideró que el laboratorio farmacéutico alemán actuó de conformidad con lo que era habitual en la industria farmacéutica de aquella época.

No obstante lo anterior, *ChemieGrünenthalGmbH* utilizó en el prospecto expresiones tales como "completamente inocuo" o "atóxico", lo que pudo provocar que el paciente creyera que la ingesta del medicamento no le produciría ningún daño.

Además, *ChemieGrünenthalGmbH* tampoco informó a los médicos y a los consumidores de los efectos nocivos de su fármaco en tiempo, forma y contenido idóneo. Respecto del tiempo, el laboratorio farmacéutico alemán modificó en primer lugar el prospecto para advertir a los consumidores de los efectos nocivos que podría generar la ingesta de *Contergan* pero no informó a los médicos de ello al mismo tiempo sino después. En cuanto a la forma, las cartas que se enviaron a los médicos podían perfectamente confundirse con un envío publicitario. En relación con el contenido, la advertencia que realiza *ChemieGrünenthalGmbH* no permitía conocer el alcance de los efectos nocivos que podía producir la ingesta de *Contergan*. A diferencia de ello, las cartas informativas que recibieron los médicos hacían referencia en el encabezado a las cualidades positivas de *Contergan* y la advertencia sobre tales efectos nocivos, colocada casi al final de la carta, no se diferenciaba tipográficamente del resto del texto.

En último lugar, el Tribunal también se pronunció sobre la actitud del laboratorio farmacéutico alemán después de su conducta imprudente: *ChemieGrünenthalGmbH* se comprometió de manera voluntaria a hacer frente económicamente a las necesidades de los agraviados. A partir de esa fecha y hasta la actualidad, la Fundación *Contergan* proporciona ayuda económica a las víctimas de la *Talidomida* que residan en alguno de los países en los que *ChemieGrünenthalGmbH* o cualquiera de sus filiales distribuidoras comercializara directamente el fármaco[16]. Ahora bien, resulta necesario destacar

[16] La Ley de la Fundación *Contergan* para Personas Discapacitadas (versión 2013) puede encontrarse en :http://www.avite.org/archivos/ContStifG_2013__spanisch.pdf en su artículo 12 señala que es beneficiaria cualquier persona con anomalía que pueda acreditar que su madre ingirió un preparado

que si el beneficiario de esta prestación o su representante legal tuvieran su domicilio o residencia habitual fuera del territorio alemán, únicamente podrían recibir tales prestaciones con arreglo a esta Ley si acuerdan por escrito que renuncian, de manera irrevocable, a reclamar daños e indemnizaciones contra *ChemieGrünenthalGmbH*, sus socios, gerentes y empleados (art. 15 Ley Fundación *Contergan*).

En sintonía con ello y en lo que interesa a este trabajo, los ciudadanos españoles afectados por malformaciones o secuelas atribuibles a la *Talidomida* comercializada por *ChemieGrünenthalGmbH* o por cualquiera de sus distribuidoras locales pueden recibir ayuda económica de la Fundación *Contergan*, pero únicamente si se comprometen por escrito a no interponer una demanda contra el laboratorio farmacéutico alemán[17].

2. El caso de la *Talidomida* seguido en España

El proceso *Contergan* seguido en Alemania y el asunto de la *Talidomida* en España se han enfocado desde perspectivas diferentes, tal y como se verá más adelante. Esta afirmación puede encontrar su sentido en el hecho de que en Alemania, el principio activo de la *Talidomida* se comercializó y vendió por parte de un único laboratorio farmacéutico, *ChemieGrünenthalGmbH*, a través de un solo medicamento, *Contergan*. A diferencia de ello, en España, el principio activo de la *Talidomida* se comercializó y distribuyó por parte de tres laboratorios farmacéuticos distintos y con más de siete nombres comerciales diferentes, lo que exige ser muy preciso a la hora de determinar la legitimación pasiva para asumir la responsabilidad civil derivada de sus actuaciones.

También resulta necesario poner de manifiesto que la Asociación de Víctimas de la *Talidomida* en España (en adelante, AVITE[18]) aportó al proceso una grabación oculta y no consentida del contenido de las reuniones que se celebraron con ella para alcanzar un acuerdo sobre este asunto, algo que nunca sucedió en el proceso *Contergan* y que puede merecer una valoración negativa. Ante esta situación, AVITE dio por concluidas las negociaciones e interpuso el 12 de febrero de 2012 una demanda ante los Tribunales españoles

---

con contenido en Talidomida, distribuido y comercializado por ChemieGrünenthalGmbH o alguna de sus filiales, independientemente de la nacionalidad del agraviado.

[17] PAPASEIT, A. / GARCÍA-ALGAR, O. / FARRÉ, M., "Talidomida: una historia inacabada", *Anales de Pediatría*, nº 78, 2013, pp. 283-287, esp. p. 284.

[18] AVITE es una asociación cuya inscripción tuvo lugar en el Registro Nacional de Asociaciones (Núm. 171733) el día 22 de marzo de 2003. Su objetivo consiste en agrupar a las personas afectadas en España por la *Talidomida* a fin de obtener una indemnización. Para ello, la Asamblea General de 19 de septiembre de 2011 modificó sus Estatutos y acordó, con posterioridad y por mayoría absoluta, demandar a *GrünenthalPharma, S.A.*

contra el laboratorio *GrünenhtalPharma, S.A.*, distribuidor y filial en España de la empresa matriz *ChemieGrünenthalGmbH*, fabricante del medicamento[19].

El representante legal de AVITE solicitó en la demanda que el Juzgado de Primera Instancia de Madrid se pronunciara sobre qué personas ostentaban la condición de víctimas afectadas por la *Talidomida* y tenían por ello derecho a una indemnización y que se condenara a *GrünenthalPharma, S.A.* a pagar a los afectados la cantidad resultante de multiplicar veinte mil euros por cada punto porcentual de minusvalía reconocida a cada uno de ellos por la Administración española, más los intereses legales de esa cantidad desde la fecha de interposición de la demanda.

Sin embargo, resulta necesario destacar que la demandante nunca aportó al proceso información sobre la identidad y la fecha de nacimiento de sus socios ni del medicamento que les fue suministrado, las anomalías congénitas que sufrían cada uno de ellos o la justificación de porqué reclamaba dicha cuantía en concepto de indemnización por agraviado y no una cantidad distinta. En este sentido, podría indicarse que el representante legal de AVITE inspiró su acusación, mayoritariamente, en el Auto por el que el Tribunal Regional de Aquisgrán resolvió el asunto *Contergan*, cuyo contenido fue expuesto con anterioridad.

GrünenthalPharma, S.A. fundamentó su contestación a la demanda, principalmente, en tres argumentos: prescripción, legitimación pasiva y diligencia. Así, la demandada señaló que la acción que AVITE tiene contra ella ha prescrito porque los daños que se han ocasionado con la ingesta de la *Talidomida* no presentan el carácter de continuados, sino de daños permanentes que se consolidaron en el momento de su nacimiento. Además, *GrünenthalPharma, S.A.* cuestiona también su legitimación pasiva porque no fue ella quien patentó la *Talidomida*, sino el laboratorio alemán *ChemieGrünenthalGmbH*. *GrünenthalPharma, S.A.* es una entidad que pertenece al grupo empresarial *ChemieGrünenthalGmbH* pero con personalidad jurídica propia y distinta de esta última, sin perjuicio de que en España, otros laboratorios farmacéuticos distintos del alemán vendieran medicamentos que contenían el principio activo de la *Talidomida*. Por último, *GrünenthalPharma, S.A.* afirma que el laboratorio farmacéutico alemán que patentó el medicamento actuó con la debida diligencia según los estándares de desarrollo y experimentación de fármacos de la época y que los efectos que causó la *Talidomida* no pudieron resultar en ningún caso previsibles, de acuerdo con los conocimientos científicos de aquél momento.

[19] Sentencia JPI Madrid de 19 de noviembre 2013 (Núm. recurso 217/2012), documento que se ha tomado como referencia para el desarrollo del presente epígrafe, junto con la SAP Madrid, Sección 14ª, de 13 de octubre de 2014 (Núm. recurso 85/2014) y la STS núm. 544, de 20 de octubre de 2015 (Núm. recurso 3140/2014).

El Juzgado de Primera Instancia de Madrid declaró que los socios de AVITE no beneficiarios de la Fundación *Contengan*, tenían derecho a recibir dicha indemnización, pero sólo si su gestación tuvo lugar entre 1960 y 1965 y siempre que pudieran acreditar que su madre ingirió un medicamento que contuviera *Talidomida* y que, a causa de ello, sufrieron las malformaciones diagnosticadas por el Instituto de Salud Carlos III, tal y como exige el Real Decreto 1006/2010[20].

Ante esta situación,*GrünenthalPharma, S.A.* interpuso recurso de apelación contra la sentencia dictada por el Juzgado de Primera Instancia. La Audiencia Provincial de Madrid revocó dicha sentencia y declaró prescrita la acción, en el mismo sentido en el que con posterioridad se ha pronunciado el Tribunal Supremo. En consecuencia, la prescripción de la acción puede considerarse una de las claves en el asunto de la *Talidomida* y por ello el presente trabajo desarrolla en profundidad el análisis de la misma más adelante.

II. EL ASUNTO DE LA *TALIDOMIDA* Y LA RESPONSABILIDAD CIVIL DEL FABRICANTE DERIVADA DE LA COMERCIALIZACIÓN DE UN PRODUCTO DEFECTUOSO

En el asunto de la *Talidomida*, el representante legal de AVITE presentó su demanda ante el Juzgado de Primera Instancia de Madrid contra el laboratorio *GrünenhtalPharma, S.A.*, empresa distribuidora en España y filial de *ChemieGrünenthalGmbH*. No obstante lo anterior, el representante legal de AVITE tuvo también la opción de interponer su demanda contra el fabricante del medicamento y la Administración del Estado, aunque no lo hizo.

En este sentido, el presente trabajo se plantea a qué resultado podría llegarse en el caso de que el representante legal de AVITE se hubiera dirigido también contra el fabricante del medicamento y no sólo contra la empresa filial y distribuidora[21].

1. Determinación del Tribunal competente para conocer del asunto de la *Talidomida*: el Reglamento *Bruselas I-bis*

El Reglamento *Bruselas I-bis* es el instrumento jurídico que permite determinar la competencia de los Tribunales en el asunto de la *Talidomida* porque su ámbito de aplicación material se refiere al sector de la competencia judicial

---

[20] Real Decreto 1006/2010, de 5 de agosto, por el que se regula el procedimiento de concesión de ayudas a las personas afectadas por la talidomida en España durante el período 1960-1965 (*BOE* núm. 190, de 6 de agosto de 2010).

[21] http://www.millenniumdipr.com/n-155-el-caso-de-la-talidomida-un-caso-internacional

internacional en materia civil y mercantil (art. 1 Reg. Bruselas I-bis)[22]. Se aplica desde el 10 de enero de 2015 (art. 81 Reg. Bruselas I-bis) por parte de las autoridades de todos los Estados miembros de la UE, excepto Dinamarca (Cons. 41 Reg. Bruselas I-bis).

En virtud de lo dispuesto en dicho Reglamento, el representante legal de AVITE podría interponer su demanda contra *ChemieGrünenthalGmbH* (fabricante del medicamento) ante los Tribunales alemanes en virtud del foro general del domicilio del demandado (art. 4 Reg. Bruselas I-bis)[23] o ante los Tribunales españoles de acuerdo con el foro especial en materia delictual o cuasidelictual (art. 7.2 Reg. Bruselas I-bis).

En el primer caso, los Tribunales alemanes podrían haberse declarado competentes para conocer de todas las reclamaciones por todos los daños ocasionados a las presuntas víctimas, independientemente del Estado miembro al que pertenezcan.

En el segundo caso, *ChemieGrünenthalGmbH*pudo ser demandada ante el órgano jurisdiccional del lugar en el que se hubiera producido o pudiere producirse el *hecho dañoso*, concepto no definido en el Reglamento *Bruselas I-bis*[24]. Ante esta situación, el Tribunal de Justicia considera que, en los litigios causados por productos defectuosos, el *hecho dañoso* se produce en el territorio del Estado miembro donde tenga lugar el hecho causal y también en el del resultado dañoso, lo que permite al demandante, en estos supuestos, elegir ante los Tribunales de qué Estado miembro desean interponer su acción[25].

Ahora bien, si el representante legal de AVITE presenta su demanda ante los Tribunales del Estado miembro del lugar de producción del hecho causal (que normalmente coincidirá con el Tribunal del Estado miembro del domicilio del demandado), éstos podrán conocer de la responsabilidad civil de los daños ocasionados en cualquier Estado. A diferencia de ello, si el actor interpusiera su demanda ante el Tribunal del Estado en el que se verifica el

---

[22] Reglamento (UE) Nº 1215/2012 del Parlamento Europeo y del Consejo, de 12 de diciembre de 2012, relativo a la competencia judicial, el reconocimiento y la ejecución de resoluciones judiciales enmateria civil y mercantil (*DOUE* L 351/1, de fecha 20.12.2012).

[23] El artículo 63 del Reglamento Bruselas I-bis establece que una persona jurídica tiene su domicilio en el lugar en el que se encuentra su sede estatutaria, su administración central o su centro de actividad principal.

[24] MAGNUS, U. / MANKOWSKI, P., *European Commentaries on Private International Law. Brussels I Regulation*, 2nd revisededition, Ed. Selp, Munich, 2012, p. 239 señalan que "el lugar donde se produce el hecho dañoso" no está definido expresamenteen el art. 5.3 RB-I.

[25] El Tribunal de Justicia se ha pronunciado en esta línea en varios asuntos, entre los que puede citarse STJUE 16 enero 2014, asunto C-45/13, *Andreas Kainz vs. Pantherwerke AG*, FD. 23; STJCE 16 julio 2009, asunto C-189/08, *Zuid-Chemie BV contra Philippo'sMineralenfabriek NV/SA*, FD. 12.

daño, éste únicamente podrá conocer de la responsabilidad civil de los daños ocasionados en ese país[26].

Además, el Tribunal de Justicia añade que la *optiofori* que se le concede al demandante únicamente opera en relación con los daños directos que se producen sobre el bien jurídicamente protegido, pero no respecto a los daños indirectos o por repercusión[27]. En el asunto de la *Talidomida*, la madre es la titular del bien jurídico lesionado por la conducta (activa u omisiva) del presunto responsable, mientras que el hijo sufre indirectamente el agravio, que es consecuencia del daño directo que se le inflige a su madre. Esta situación, posibilita que las madres puedan reclamar por el daño ocasionado a ellas, derivado de las secuelas psicológicas sufridas por dar a luz un bebé con malformaciones.

En consecuencia, en el supuesto de que el representante legal de AVITE hubiera dirigido su demanda contra *ChemieGrünenthalGmbH*, únicamente los Tribunales alemanes hubieran podido entrar a conocer de este asunto por la totalidad de los daños ocasionados a las víctimas españolas, con arreglo al foro general del domicilio del demandado (*vid.* art. 4 Reg. Bruselas I-bis). Debiendo utilizarse otra vía de litigación, diferente al foro especial, para reclamar el daño producido a los hijos de las madres.

2. Precisión de la Ley aplicable al asunto de la *Talidomida*

El asunto de la *Talidomida* constituye un supuesto de responsabilidad civil del fabricante derivada de un daño causado por un producto defectuoso. La Ley aplicable al mismo puede determinarse con arreglo a lo dispuesto en el Reglamento *Roma II*, relativo a la Ley aplicable a las obligaciones extracontractuales[28] o según lo establecido en el Convenio sobre la Ley aplicable a la responsabilidad por productos, hecho en La Haya el 2 de octubre de 1973[29].

Pues bien, si los Tribunales españoles se hubieran declarado competentes para conocer del caso de la *Talidomida*, éstos aplicarían el Convenio de La

[26] CORDERO ÁLVAREZ, C.I., "Algunos problemas de aplicación del art. 5.3º del Reglamento 44/2001", *AEPDIPr.*, t. IX, 2009, pp. 411-428, esp. p. 417.

[27] El Tribunal de Justicia se ha pronunciado en este sentido en algunos casos, entre los que pueden citarse: STJCE 11 enero 1990, asunto C-220/88, *Dumez France SA y Tracoba SARL contra HessischeLandesbank y otros*, FD. 4; STJCE 19 septiembre 1995, asunto C-364/93, *Antonio Marinari contra Lloyds Bank plc y Zubaidi Trading Company*, FD. 7; STJUE 10 junio 2004, asunto C-168/02, *Rudolf Kronhofer*, FD. 19.

[28] Reglamento (CE) Nº 864/2007 del Parlamento Europeo y del Consejo, de 11 de julio de 2007, relativo a la ley aplicable a las obligaciones extracontractuales («Roma II») (*DOUE* L 199, de fecha 31.07.2007).

[29] El texto completo del Convenio puede consultarse en el siguiente enlace: https://assets.hcch.net/docs/8c33fc86-1bd7-485a-af57-4b020463606a.pdf

Haya de 1973 porque el Reglamento *Roma II* indica que su aplicación no afectará a la de otros Convenios internacionales que regulen conflictos de leyes en materia de obligaciones extracontractuales, en que sean parte uno o más Estados miembros en el momento de su adopción (art. 28.1 Reg. Roma II).

No obstante, siguiendo lo dispuesto en el epígrafe anterior, los Tribunales alemanes son los únicos que pueden declararse competentes en el caso de que el representante legal de AVITE hubiera interpuesto su demanda contra el fabricante del medicamento *ChemieGrünenthalGmbH* (*vid.* art. 4 Reg. Bruselas I-bis). Los Tribunales alemanes aplicarán las normas contenidas en el Reglamento *Roma II*, porque Alemania no es Estado parte en el Convenio de La Haya de 1973.

Por tanto, el Reglamento *Roma II* es el instrumento legal que va a permitir fijar la Ley reguladora del asunto de la *Talidomida* porque su ámbito de aplicación material abarca las obligaciones extracontractuales en materia civil y mercantil, en las situaciones que comportan un conflicto de leyes (art. 1 Reg. Roma II). Se aplica por parte de las autoridades de todos los Estados miembros de la UE, a excepción de Dinamarca (cons. 40 Reg. Roma II), desde el día 11 de enero de 2009 (art. 32 Reg. Roma II) y presenta un carácter universal (art. 3 Reg. Roma II).

Este Reglamento señala que la responsabilidad civil del fabricante derivada de un daño causado por un producto defectuoso, se rige por la Ley del país en el que el perjudicado tenga su residencia habitual en el momento de producirse el daño, siempre que el producto se comercializara en dicho país (art. 5.1.a) Reg. Roma II)[30]. En este caso, las víctimas tienen su residencia habitual en España en el momento en el que se produjeron los daños. Por tanto, si fuera posible acreditar que el medicamento que contenía el principio activo de la *Talidomida* se comercializó en España, el Tribunal alemán aplicaría la Ley sustantiva española al caso de la *Talidomida*.

No obstante lo anterior, el Reglamento *Roma II* también señala que la responsabilidad civil del fabricante podría determinarse con arreglo a la Ley del país en el que la persona cuya responsabilidad se alega tenga su residencia habitual, siempre que pudiera acreditarse que el presunto responsable no pudo prever, de manera razonable, que su producto se comercializó en el país de la residencia habitual del perjudicado (art. 5.1 *in fine* Reg. Roma II).

En el asunto de la *Talidomida*, resulta difícil acreditar que el laboratorio farmacéutico alemán no pudiera prever, razonablemente, que su medicamento

[30] En defecto de este criterio, tal responsabilidad se regula por la Ley del país en el que se adquirió el producto (art. 5.1.b) Reg. Roma II) y, en ausencia de éste, la misma se determina con arreglo a la Ley del país en el que se produjo el daño, siempre que en cualquiera de los supuestos anteriores, el producto se comercializara en el mismo país al que se refiere cada criterio (art. 5.1.c) Reg. Roma II).

fuera a comercializarse en España porque tiene una filial en nuestro país. Sin embargo, es una hipótesis de estudio que no conviene descartar, a pesar de la debilidad que puede suponer mantenerla en estos términos. En consecuencia, la responsabilidad civil de *ChemieGrünenthalGmbH* podría concretarse según la Ley sustantiva alemana, pero sólo para el caso de que el laboratorio farmacéutico alemán pudiera acreditar que no pudo razonablemente prever la comercialización del medicamento en España[31].

III. LA PRESCRIPCIÓN DE LA ACCIÓN EN MATERIA DE OBLIGACIONES EXTRACONTRACTUALES EN DERECHO ESPAÑOL Y DERECHO ALEMÁN

El hecho de que en cada Estado existan distintos plazos de prescripción aplicables según el tipo de acción, genera diferencias en los ordenamientos jurídicos de cada Estado respecto al día inicial de cómputo del ejercicio de la acción o de las causas de suspensión o interrupción[32]. Sirva como ejemplo el hecho de que la acción de reclamación civil iniciada por el representante legal de AVITE pudiera estar prescrita con arreglo a las normas de Derecho español, pero no según las normas de prescripción del Derecho alemán[33].

1. La prescripción de la acción en materia de obligaciones extracontractuales en el ordenamiento jurídico español

Más de cincuenta años han transcurrido desde la fecha en la que la *Talidomida* se distribuyó y comercializó en España (1959-1962) y el día en el que AVITE interpuso su demanda ante el Juzgado de Primera Instancia de Madrid

[31] En relación con el estudio de la Ley alemana del medicamento de 24 de agosto de 1976 puede verse el trabajo de RAMOS GONZÁLEZ, S., "La responsabilidad por medicamento en Derecho alemán", *InDret: Revista para el análisis del Derecho*, nº 1, 2003, pp. 1-25, esp. p. 3. La autora afirma que "...el § 15 ProdHaftG consigue priorizar el régimen de la *AMG* frente al régimen jurídico comunitario [Directiva 85/374/CEE, de 25 de julio, relativa a la aproximación de las disposiciones legales, reglamentarias y administrativas de los Estados miembros en materia de responsabilidad civil por los daños causados por productos defectuosos (DOCE L 210, 7.8.1985)], lo cual, en primer lugar, debilita la armonización pretendida de las legislaciones de los países miembros de la Comunidad en materia de responsabilidad civil por productos defectuosos...".

[32] DOMÍNGUEZ LUELMO, A. / ÁLVAREZ ÁLVAREZ, H., "La prescripción en los PECL y en el DCFR", *InDret: Revista para el análisis del Derecho*, nº 3, 2009, pp. 1-29, esp. p. 10.

[33] En relación con lo expuesto en el epígrafe anterior, el Reglamento *Roma II* señala que "La Ley aplicable a la obligación extracontractual con arreglo al presente Reglamento regula, en particular: h) el modo de extinción de las obligaciones, así como las normas de prescripción y caducidad, incluidas las relativas al inicio, interrupción y suspensión de los plazos de prescripción y caducidad" (art. 15).

(12 de febrero de 2012), lo que es muy superior al plazo de prescripción previsto en el Derecho español en materia de responsabilidad extracontractual.

En el ordenamiento jurídico español, la acción para exigir la responsabilidad civil por las obligaciones derivadas de la culpa o negligencia en materia de obligaciones extracontractuales prescribe en el transcurso de un año, desde el momento en el que lo supo el agraviado (art. 1968.2 CC)[34]. La afirmación "desde que lo supo el agraviado" que utiliza el art. 1968.2 CC no sólo se refiere al conocimiento que el perjudicado tenga del daño que se le ha ocasionado en toda su dimensión, sino también al momento en el que la víctima conoció el hecho causal, cuyo *dies a quo* empieza a contar en la fecha en la que el agraviado pudo ejercitar la acción de manera efectiva y viable[35].

En particular, si se trata de una acción indemnizatoria de daños,ésta tiene que haber nacido y ser jurídicamente ejercitable y la víctima debe tener conocimiento de los hechos que originaron el nacimiento de la acción que dio lugar al daño y de la identidad del sujeto responsable del mismo. En consecuencia, el *dies a quo* de la acción de indemnización de daños no podrá fijarse hasta el momento en el que los daños se consoliden, tal y como se verá más adelante[36].

El Tribunal Supremo indica que la interpretación de las normas españolas que regulan la prescripción siempre debe realizarse de manera restrictiva porque una interpretación flexible de las mismas sería contraria a la Ley[37] y podría vulnerar el principio de seguridad jurídica en el que se inspira[38].

Ahora bien, en ocasiones, la realidad demuestra que el plazo de prescripción anual para los casos de daños corporales puede ser demasiado corto

---

[34] Una aportación diferente realizaMOURE GONZÁLEZ, E., "Las sentencias de la Talidomida. Recreación acrítica de lo que pudo haber sido y no fue", *Diario La Ley*, nº 8718, Sección Tribuna, 9 de marzo de 2016, versión *on line*, p. 3. El autor considera que la acción en el asunto de la Talidomida presenta un carácter personal, no basada en la culpa expresada en el art. 1902 CC. A consecuencia de ello, el autor estima que resulta aplicable el art. 1964.2 CC y no el art. 1968.2 CC, lo que fija un plazo de prescripción distinto. El art. 1964.2 CC (modificado por la disposición final primera de la Ley 42/2015, de 5 de octubre)dispone que: "Las acciones personales que no tengan plazo especial prescriben a los cinco años desde que pueda exigirse el cumplimiento de la obligación".

[35] REGLERO CAMPOS, L.F., "La prescripción de la acción de reclamación de daños" en (Coord. REGLERO CAMPOS) *Tratado de responsabilidad civil*, 4ª ed., Ed. Thomson-Aranzadi, Navarra, 2008, pp. 1207-1345, esp. pp. 1238-1239.

[36] MARÍN LÓPEZ, M. J., "El cómputo del tiempo en la prescripción extintiva. En particular, el dies a quo del plazo de prescripción", *XVII Jornadas de la Asociación de Profesores de Derecho Civil*, Valladolid, 9 de mayo de 2014, p. 163.

[37] STS 29 febrero 2012, núm. 134/2012 (Núm. recurso 1136/2009), FD. 2: "...debiendo ser interpretada la prescripción de modo restrictivo".

[38] STS 2 abril 2014, núm. 199/2014, (Núm. recurso 608/2012), FD. 1: "...sin que sea posible una interpretación extensiva de la esa doctrinaque lleve a soluciones contrarias a la seguridad jurídica porque condicionar el comienzo de la prescripciónaldictado del auto comportaría, en casos como el presente, que en la práctica la acción civil fuera imprescriptible...".

respecto de aquellos supuestos en los que la manifestación externa de una actividad lesiva es tardía[39]. Sirva como ejemplo, la STS 15 de septiembre de 2001 en la que se condenó a la empresa *Persan*, S.A. a indemnizar a sus trabajadoras por los daños a la salud ocasionados como consecuencia de la inhalación de polvo de sílex, lo que dio lugar a que contrajeran la enfermedad de silicosis[40].

A) La prescripción de la acción en daños permanentes y continuados

En el asunto de la *Talidomida*, la interpretación de las normas reguladoras de la prescripción posibilita diferenciar dos tipos de daños: permanentes y continuados[41].

Los daños continuados son aquellos en los que la causa que origina el daño se mantiene y, por esta razón, sigue produciendo secuelas en las víctimas[42]. En este caso, el inicio del cómputo del plazo de prescripción empieza a contar desde el día en el que se produce el resultado definitivo del daño. Por tanto, el *dies a quo* se corresponde con la fecha en la que el agraviado tiene conocimiento de su enfermedad y puede establecer una relación causal con la parte

---

[39] PEÑA LÓPEZ, F., "El *dies a quo* y el plazo de prescripción de las acciones de responsabilidad por daños en el CC: criterios procedentes de algunos textos europeos de *softlaw* y del Derecho estadounidense que podrían servir para su reforma e interpretación", *InDret: Revista para el análisis del Derecho*, nº 4, 2011, pp. 1-26, esp. p. 6; MARTÍNEZ GARCÍA, I., "La sentencia de la Talidomida en España, o de cómo es justo y conforme a derecho – y por tanto necesario – dictar un fallo extraordinario al ser juzgado un daño también extraordinario. A propósito de la sentencia del Juzgado de Primera Instancia núm. 90 de Madrid de 19 de noviembre de 2013", *Diario La Ley*, nº 8219, Sección Tribuna, 2013, pp. 1-9, esp. p. 6 afirma que "se trata de una materia en la que hay que estar al caso concreto tratando desigualmente los casos desiguales y evitando tanto el oportunismo de una víctima que abandonó sin excusa el ejercicio de su derecho, como la indefensión que se produciría si el perjudicado se viera impedido de reclamar por la manifestación tardía –incluso muy tardía– del daño".

[40] STS 15 septiembre 2001, núm. 830/2001 (Núm. recurso 1934/1996), FD. 2: Las trabajadoras prestaron sus servicios a la empresa *Persan* S.A. entre los años 1966 a 1971 pero la enfermedad comienza a manifestarse en 1981 y no es hasta 1988 cuando se diagnostica la misma y en 1990 la fecha en la que puede establecerse la relación causal. En consecuencia, el Tribunal Supremo puso de relieve en este asunto que el *dies a quo* para el inicio del cómputo del plazo de prescripción no se establece en la fecha en la que aparecieron los primeros síntomas de la enfermedad ni tampoco en el momento en el que se diagnosticó, sino desde que se declaró judicialmente la incapacidad de la trabajadora en 1991.

[41] SALVADOR CODERCH, P. / GÓMEZ LIGÜERRE, C. / RUBÍ PUIG, A. / RAMOS GONZÁLEZ, S. / TERRA IBÁÑEZ, A., "Daños tardíos. Avite c. Grünenthal. Comentario a la SJPI nº 90 Madrid, 19.11.2013 sobre los daños causados por la Talidomida", *InDret. Revista para el análisis del Derecho*, 1/2014, pp. 1-30, esp. p. 11 indican que la alternativa entre daños continuados y daños permanentes no es excluyente, lo que permite alcanzar un solapamiento parcial entre ambas categorías.

[42] PUNZÓN MORALEDA, J. / SÁNCHEZ RODRÍGUEZ, F., "La prescripción en el seno de la responsabilidad extracontractual sanitaria", *Revista Jurídica de Castilla La Mancha*, nº 47, 2009, pp. 247-272, esp. 251.

demandada, a menos que sea posible fraccionar la generación de ese resultado definitivo en etapas distintas[43].

A diferencia de éstos, los daños permanentes son los que se generan en un momento determinado por la conducta del comitente, cuyos efectos perduran en el tiempo, incluso en ocasiones agravándose por factores ajenos a la conducta del demandado[44]. En este supuesto, el inicio del cómputo del plazo de prescripción tiene lugar en la fecha en la que el perjudicado es consciente del alcance del daño que ha sufrido y es capaz de medir su trascendencia a través de un pronóstico razonable[45].

Pues bien, en el proceso de la *Talidomida* seguido en España, *GrünenthalPharma, S.A.* alegó en la contestación a la demanda, que la acción que AVITE tiene contra ella ha prescrito porque los daños que se han ocasionado con la ingesta del fármaco presentan el carácter de permanentes y no de continuados, lo que varía el inicio del cómputo del plazo de prescripción, tal y como se ha indicado anteriormente.

En este sentido, si prosperaba la teoría de los daños continuados, defendida por el representante legal de AVITE y admitida por el Juzgado de Primera Instancia de Madrid, el *dies a quo* se situaba en el momento en el que se produjo el resultado definitivo reconocido en un informe de alta médica o en una resolución administrativa o judicial sobre invalidez. Esta situación podría traer por consecuencia que la acción de AVITE contra *GrünentalPharma, S.A* no habría prescrito en el momento en el que interpuso la demanda.

B) La prescripción de la acción en daños prenatales, consecutivos y tardíos

A diferencia de lo indicado por el Juzgado de Primera Instancia de Madrid, la Audiencia Provincial y el Tribunal Supremo sostuvieron que la teoría de

---

[43] STS 20 mayo 2009, núm. 368/2009 (Núm. recurso 328/2005), FD. 2:"...el cómputo del plazo no puede comenzar desde la fecha desanidad o alta, en la que se consignen o expresen las secuelas, sino que ha de esperarse hasta conocer elalcance o efecto definitivo de éstas, hasta la determinación invalidante de las mismas, pues hasta que no sesabe su alcance no puede reclamarse en base a ellas...".

[44] MAGRO SERVET, V. *Guía práctica de responsabilidad sanitaria (Análisis de la casuística existente en materia de responsabilidad penal y civil sanitaria con formulación de preguntas y respuestas ante los supuestos que concurren en la práctica. Repertorio práctico de jurisprudencia actualizada con fichas identificativos de casos de responsabilidad sanitaria)*, Ed. La Ley, Madrid, 2007, p. 130.

[45] STS 29 enero 2014, núm. resolución 28/2014 (Núm. recurso 2509/2011), FD. 3: "En este caso de daño duradero o permanente el plazo de prescripcióncomenzará a correr «desde que lo supo el agraviado», como dispone el artículo 1968.2.º CC , es decir desdeque tuvo cabal conocimiento del mismo y pudo medir su trascendencia mediante un pronóstico razonable,porque de otro modo se daría la hipótesis de absoluta imprescriptibilidad de la acción hasta la muerte delperjudicado, en el caso de daños personales, o la total pérdida de la cosa, en caso de daños materiales,vulnerándose así la seguridad jurídica garantizada por el artículo 9.3 de la Constitución y fundamento, a suvez, de laprescripción".

los daños continuados únicamente puede aplicarse si la generación de daños no puede fraccionarse en el tiempo en etapas diferenciadas. En el caso de la *Talidomida*, ambos han considerado que el fraccionamiento es posible en tres etapas, en la medida en que pueden distinguirse tres tipos de daños: prenatales, consecutivos y tardíos.

La dificultad surge a la hora de determinar el *dies a quo* en cada tipo de daño:

De un lado, los daños prenatales –fundamentalmente, malformaciones de las extremidades superiores e inferiores– se consolidaron de manera definitiva en el momento del parto. El inicio del cómputo del plazo de prescripción para este tipo de daños se produjo el día del nacimiento del bebé, lo que ha dado lugar a una acción prescrita en la fecha en la que el representante legal de AVITE interpuso su demanda.

Junto con los anteriores, los daños consecutivos son daños de nueva etapa que traen su origen en el daño prenatal, pero cuya manifestación se produce a lo largo de la vida de la persona, tales como escoliosis o artrosis. Desde el punto de vista médico, son consecuencias lógicas y previsibles derivadas del daño principal. En relación con este tipo de daños, la Audiencia Provincial de Madrid y el Tribunal Supremo han señalado que éstos no podían retrasar el cómputo inicial del plazo de prescripción hasta su diagnóstico y determinación de su alcance invalidante porque, si así fuera, el plazo de prescripción podría alargarse hasta el momento del fallecimiento de la víctima, lo que vulneraría el principio de seguridad jurídica (art. 9.3 CE). En consecuencia, el plazo de prescripción empieza a contar desde el momento en el que el perjudicado tiene un conocimiento razonable del daño y de su evolución. En el asunto de la *Talidomida*, ambos Tribunales han considerado que la acción para reclamar por este tipo de daños también ha prescrito porque las víctimas tuvieron conocimiento cierto de ellos en 2008, fecha en la que concluyó el procedimiento de evaluación y diagnóstico sobre las secuelas sufridas por los agraviados realizado por el Centro de Investigación de Anomalías Congénitas del Instituto Carlos III de Madrid.

En relación con lo anterior, la Sentencia del Tribunal Supremo que se pronuncia sobre el asunto de la *Talidomida* contiene un Voto Particular que formula el Excelentísimo Sr. Magistrado D. Francisco Javier Arroyo Fiestas en el que expone que el inicio del cómputo de la acción para reclamar por los daños consecutivos debería fijarse en la fecha en la que exista un pronunciamiento administrativo firme sobre la incapacidad[46]. En consecuencia y según

[46] El Magistrado fundamenta esta afirmación en la Jurisprudencia de la Sala de lo Civil del Tribunal Supremo (véase SSTS 11 febrero 2011 (Núm. recurso 1418/2007), 24 mayo 2010 (Núm. recurso 644/06), 7 octubre 2009 (Núm. recurso 1207/05)), que refleja que el inicio del cómputo del plazo de

la opinión del Magistrado, el plazo de prescripción para la acción relativa a los daños consecutivos debió empezar a contar en la fecha en la que entró en vigor el RD 1006/2010, por ser la primera y única norma que relaciona la causa de ingerir el medicamento con los efectos dañosos de incapacidad[47].

No obstante, la interpretación jurídica y jurisprudencial que todos ellos realizan del *dies a quo* de la acción para reclamar por daños consecutivos conduce a un mismo resultado: la prescripción de la acción para reclamar en el asunto de la *Talidomida*.

De otro lado, los daños tardíos son también daños de nueva etapa, pero distintos de las secuelas originales derivadas del daño prenatal. Ello posibilita abrir un nuevo plazo de prescripciónque empezará a contar desde que acontezca el hecho que ha causado este nuevo daño hasta el conocimiento de su total dimensión, si bien únicamente para reclamar una indemnización por los mismos y siempre que puedan acreditarse.

En el asunto de la *Talidomida*, el representante legal de AVITE no ha aportado al proceso pruebas que acrediten, de manera suficiente, la relación de causalidad entre la ingesta de la *Talidomida* y la producción de los daños tardíos[48]. Por ello, podría decirse que aún no ha llegado el *dies a quo* para computar el inicio del plazo de prescripción en este tipo de daños.

La única aportación que el demandante hace al proceso en este sentido es un Informe elaborado por el Instituto Gerontológico de la Universidad *Ruprecht Karl* en *Heidelberg* el 21 de diciembre de 2012, dirigido por el Prof. Dr. *Andreas Kruse* y a petición de la Fundación *Contergan*[49].Los resultados estadísticos del Informe *Heidelberg* revelan que los afectados por la *Talidomida* pueden padecer secuelas que, aun teniendo origen prenatal, no habían

prescripción no sólo exige la consolidación de las lesiones sino también una declaración administrativa de incapacidad.

[47] A diferencia de ello, los demás Magistrados opinan que el plazo de prescripción para los daños consecutivos no puede empezar a contar desde la entrada en vigor del RD 1006/2010 por dos razones: la primera, el RD 1006/2010 presenta un carácter social de ayudas a los afectados, cuyo orden no puede vincular a la prescripción. La segunda, el RD 1006/2010 no establece un reconocimiento oficial de la condición de afectado por la *Talidomida*, algo que sí hace el Informe realizado por el Centro de Investigación de Anomalías Congénitas del Instituto Carlos III de Madrid. Únicamente confirma un estado de salud que ya existía, con el objetivo de poder beneficiarse de las ayudas públicas.

[48] RAMOS GONZÁLEZ, S., "Nota a la Sentencia de la Audiencia Provincial (Sección 14ª), Madrid, 13.10.2014 (MP: Sagrario Arroyo García), sobre los daños asociados a la Talidomida", *Revista CESCO de Derecho de Consumo*, nº 12, 2014, pp. 166-169, esp. p. 168.

[49] El Informe *Heidelberg* arroja los resultados de un cuestionario que se dirigió a dos mil trescientas ochenta víctimas de la *Talidomida* que residen en territorio alemán, de las cuales sólo novecientas lo cumplimentaron y enviaron sus opiniones. Éste puede ser uno de los motivos por los que la Audiencia Provincial de Madrid ha considerado que el documento que se aporta como prueba al proceso tiene el valor de estudio estadístico y no de documento médico-científico. Se puede acceder al contenido del Informe *Heidelberg* en castellano a través de la siguiente dirección: http://www.avite.org/

podido vincularse hasta ahora a la ingesta del medicamento. Estos daños se relacionan, según indica el propio Informe, con el sistema nervioso, vascular y de la musculatura, lo que podría dejar abierta la puerta a las víctimas de la *Talidomida* para que pudieran reclamar por los daños tardíos cuando éstos se probaran.

2. La prescripción de la acción en materia de obligaciones extracontractuales en Derecho alemán

El Derecho alemán sufrió una modernización del Derecho de obligaciones que entró en vigor el día 1 de enero de 2002 y afectaba, principalmente, a la prescripción extintiva de las acciones y a algunos aspectos derivados del incumplimiento de las obligaciones, entre los que podría citarse la imposibilidad de la prestación, la mora del deudor o las indemnizaciones por daños ocasionados por lesión del deber.

Ante esta situación, el ordenamiento jurídico alemán permite diferenciar dos sistemas relacionados con la prescripción, tal y como señala R. ZIMMERMANN[50]: un sistema *subjetivo*, en el que el plazo para el cómputo de la prescripción se inicia una vez que el perjudicado tiene conocimiento del daño que le ha ocasionado el responsable y de la identidad de éste; y un sistema *objetivo*, donde el *dies a quo* se fija con el nacimiento de la pretensión, independientemente del *conocimiento* de la víctima.

En la actualidad, la prescripción en Derecho alemán se regula en la Sección V del BGB que se estructura en tres partes: la primera se refiere al objeto y a la duración de la prescripción (§194-202 BGB), la segunda se ocupa de la suspensión de la misma (§203-213 BGB) y la tercera parte hace referencia a las consecuencias jurídicas que derivan de ella (§214-218 BGB).

Pues bien, el BGB establece, como regla general, que el derecho a demandar a otra persona está sujeto a un plazo de prescripción (§194.1 BGB)[51]. En concreto, el Código Civil alemán recoge un plazo de prescripción ordinario inspirado en el principio de unidad de daños y en los caracteres que definen el sistema *subjetivo* y dos plazos de prescripción extraordinarios, establecidos sobre la base del sistema de prescripción *objetivo*, ambos descritos con anterioridad.

---

[50] ZIMMERMANN, R., *El nuevo Derecho alemán de obligaciones. Un análisis desde la Historia y el Derecho comparado* (traducido por Esther Arroyo i Amayuelas), Ed. Bosch, Barcelona, 2008, pp. 149-150.

[51] Excepcionalmente, las acciones fundamentadas en el Derecho de Familia no están sometidas a un plazo de prescripción, en la medida en que éstas se dirijan a crear una situación jurídica apropiada para futuras relaciones familiares (§194.2 BGB). Sirva como ejemplo, la prestación del consentimiento para someterse a una prueba de paternidad.

En este sentido, todas las acciones legales contractuales y extracontractuales quedan sometidas al plazo de prescripción ordinario de tres años, que empieza a contar desde el primer día del año siguiente a aquél en el que el perjudicado tenga conocimiento del daño que se le ha ocasionado y de quién es la persona obligada a indemnizar o hubiera debido tenerlo de no incurrir en grave negligencia (§195 y §199(1) BGB).

Esta situación podría dar lugar a que el *dies a quo* del plazo de prescripción ordinario únicamente pueda establecerse atendiendo a las circunstancias del concreto asunto, lo que en ocasiones distorsionaría el principio de seguridad jurídica[52]. Por este motivo, el Derecho alemán prevé dos plazos de prescripción extraordinarios que operan independientemente del conocimiento de la víctima y logran corregir las deficiencias que en su caso podría presentar el sistema *subjetivo* de prescripción.

Uno de los plazos de prescripción extraordinarios es el de diez años a contar desde el momento en el que nace la pretensión, para los casos de transferencia de propiedad de un bien inmueble, modificación del contenido o cancelación de este derecho (§196 BGB). Otro de los plazos de prescripción extraordinarios es el de treinta años a contar desde la fecha en la que nace la pretensión para los supuestos de reclamación de daños y perjuicios ocasionados intencionadamente a la vida, la integridad física, la salud, la libertad o la autodeterminación sexual (§197.(1).1 BGB). La pretensión indemnizatoria por la realización de un acto ilícito y/o por la lesión del deber nacido de una relación obligatoria emerge en el momento en el que se produzca el acto ilícito, la realización del riesgo o la lesión del deber (§199.3 BGB).

En sintonía con todo lo anterior, en materia de obligaciones extracontractuales, el plazo de prescripción ordinario de tres años empieza a contar desde el primer día del año siguiente a aquél en el que el perjudicado tiene conocimiento del daño y de la identidad del responsable, con un límite temporal máximo de treinta años si éste se causó intencionadamente a la vida, el cuerpo, la salud o la libertad[53].

En el asunto de la *Talidomida*, el Tribunal alemán tendría que valorar si los daños que *ChemieGrünenthalGmbH* ocasionó a las víctimas españolas fueron intencionados o no, con el objetivo de determinar si el plazo de prescripción aplicable es el ordinario o el extraordinario.

De un lado, si el Tribunal alemán considerara que los daños producidos por el laboratorio farmacéutico fueron intencionados, la acción que las víctimas

---

[52] ALBIEZ DOHRMANN, K.J., "Un nuevo Derecho de obligaciones. La Reforma 2002 del BGB", *Anuario de Derecho Civil*, vol. 55, nº 3, 2002, pp. 1133-1228, esp. pp. 1159-1162.

[53] LAMARCA MARQUÉS, A., "La modernización del Derecho alemán de obligaciones: la reforma del BGB", *Indret: revista para el análisis del Derecho*, nº 2, 2001, pp. 1-11, esp. p. 3.

españolas tendrían contra el laboratorio farmacéutico habría prescrito porque han transcurrido más de treinta años desde el momento en el que tuvo lugar el acto ilícito y/o la lesión del deber (*vid.* §197 y §199.3 BGB).

De otro lado, si el Tribunal alemán estimara que tales daños no fueron intencionados, los agraviados españoles disponen de tres años para interponer su demanda, a contar desde el primer día del año siguiente a aquél en el que hubieran tenido conocimiento del daño que se les ha ocasionado y de quién es la persona obligada a indemnizar (*vid.* §195 y §199(1) BGB).

Esta situación podría traer por consecuencia el planteamiento de dos supuestos que conducirían a un resultado distinto: el primero, si el *conocimiento* de las víctimas españolas tuvo lugar en el año 2008 –fecha en la que terminó el proceso de evaluación y diagnóstico de las secuelas realizado por el Centro de Investigación de Anomalías Congénitas del Instituto Carlos III de Madrid–, el plazo para ejercitar la acción conforme al Derecho alemán prescribió en el año 2011. El segundo supuesto, si el *conocimiento* de los agraviados españoles se establece en el año 2010 –fecha en la que entró en vigor el RD 1006/2010–, las víctimas hubieran podido ejercitar su acción indemnizatoria en el momento en el que el representante legal de AVITE interpuso su demanda ante el Juzgado de Primera Instancia de Madrid.

IV. CONSIDERACIONES FINALES

Las personas cuyas madres ingirieron un fármaco que contenía el principio activo de la *Talidomida* sufren daños que deben ser considerados extraordinariamente graves, independientemente de su nacionalidad, la fecha o el lugar de su nacimiento, lo que convierte a este asunto en un supuesto de Derecho internacional privado. Muchas de ellas fallecieron pocos días después del alumbramiento y otro elevado porcentaje de las mismas sobrevivió, pero con significativos problemas de salud.

Ante esta situación, resulta preciso indicar que el proceso *Contergan* seguido en Alemania y el asunto de la *Talidomida* en España han alcanzado un resultado muy diferente, a pesar de que ambos presentaban la misma causa y perseguían un objetivo idéntico: la indemnización económica a favor de las víctimas cuyas madres tomaron un medicamento que contenía el principio activo de la *Talidomida*.

Ello podría deberse, principalmente y entre otros factores, a dos cuestiones: la necesidad de un buen asesoramiento jurídico en el supuesto planteado en España y al hecho de que el plazo de prescripción de la acción en materia de obligaciones extracontractuales sea distinto en el ordenamiento jurídico alemán y en el Derecho español, lo que incide directamente en la resolución del caso.

Respecto de la primera cuestión, el representante legal de AVITE interpuso su demanda ante el Juzgado de Primera Instancia de Madrid frente a *ChemieGrünenthalPharma, S.A.* (distribuidora en España y filial de *ChemieGrünenthalGmbH)* pero no optó por dirigirse contra el laboratorio farmacéutico alemán que patentó la *Talidomida* y fabricó el medicamento, lo que motivó que sólo los Tribunales españoles pudieran declararse competentes para conocer del asunto. A diferencia de ello, si se hubiera presentado la demanda frente a *ChemieGrünenthalGmbH*, los Tribunales alemanes podrían conocer de todas las reclamaciones por todos los daños ocasionados a las víctimas españolas, en virtud del foro del domicilio del demandado (*vid.* art. 4 Reg. Bruselas I-bis). En consecuencia, el Tribunal alemán aplicaría al asunto de la *Talidomida* las normas que se contienen en el Reglamento *Roma II*, lo que podría conducir a la aplicación de la Ley material española o de la Ley sustantiva alemana (*vid.* art. 5 Reg. Roma II), dando lugar a un resultado jurídico distinto. La determinación de la Ley aplicable al caso de la *Talidomida* es clave ya que también regula el inicio, la interrupción y la suspensión de los plazos de prescripción (*vid.* art. 15 Reg. Roma II).

En relación con la segunda cuestión, el ordenamiento jurídico español y el alemán proporcionan a los agraviados españoles una *vía de escape*, a través de la que pueden ejercitar una acción de responsabilidad civil derivada de la actitud negligente del laboratorio farmacéutico alemán, sin que ésta se vea afectada por la prescripción.

De conformidad con lo establecido en el Derecho español, el plazo de prescripción en materia de obligaciones extracontractuales es de un año, a contar desde la fecha en la que lo supo el agraviado (*vid.* art. 1968.2 CC), lo que puede resultar poco apropiado en los casos de daños corporales en los que la manifestación externa de la actividad lesiva es tardía, tal y como sucede en el asunto de la *Talidomida*.

Por este motivo, la Audiencia Provincial de Madrid y el Tribunal Supremo afirman que no es posible aplicar la teoría de los daños continuados que siguió el Juzgado de Primera Instancia de Madrid, sino que es preciso diferenciar tres tipos de daños cuya generación puede fraccionarse en el tiempo en tres etapas distintas: prenatales, consecutivos y tardíos.

La acción para reclamar por los daños prenatales y consecutivos había prescrito en la fecha en la que se interpuso la demanda (2012) porque los primeros se consolidaron en el momento del nacimiento y las víctimas tuvieron conocimiento de los segundos en el año 2008, fecha en la que concluyó el procedimiento de evaluación y diagnóstico sobre las secuelas sufridas por los agraviados realizado por el Centro de Investigación de Anomalías Congénitas del Instituto Carlos III de Madrid.

Sin embargo, la acción para reclamar por los daños tardíos aún no ha prescrito. De hecho, ni siquiera ha comenzado el inicio del cómputo del plazo anual de prescripción porque no se han aportado al proceso pruebas suficientes que acrediten la relación causal que existe entre la ingesta del medicamento y la producción de los daños tardíos. Éstos traen su origen en el daño prenatal y afectan al sistema nervioso, vascular o de la musculatura, si bien hasta ahora no ha resultado posible su vinculación al fármaco, tal y como se desprende del Informe *Heidelberg*. El *dies a quo* para este tipo de daños se fijará en el momento en el que se produzca el hecho que origine el nuevo daño hasta el conocimiento de su total dimensión, si bien la cuantía indemnizatoria a la que las víctimas tendrán derecho quedará limitada a las consecuencias generadas por estos daños tardíos y no por los prenatales o consecutivos.

El Derecho alemán también abrió otra *vía de escape* a las víctimas españolas –operativa hasta el 1 de enero de 2014– con el objetivo de que éstas pudieran ejercitar su acción indemnizatoria de responsabilidad civil contra el fabricante del medicamento, pero únicamente en el supuesto de que el Tribunal alemán considerara que los daños que causó el demandado no se produjeron de manera intencionada y siempre que resultara posible acreditar que los agraviados españoles tuvieron conocimiento del daño que se les ocasionó y de la identidad del responsable en la fecha en la que entró en vigor un pronunciamiento administrativo firme sobre ello, en concreto el RD 1006/2010.

En sintonía con todo lo anterior, la primera impresión que podría desprenderse del análisis de la institución jurídica de la prescripción es que ésta se dirige a obstaculizar al demandante en el ejercicio de su actividad. Nada más lejos de la realidad. Ninguna acción puede llegar a adquirir la cualidad de *imprescriptible* porque ello vulneraría el principio de seguridad jurídica (*vid.* art. 9.3 CE), cuya máxima es promover de manera equilibrada los valores de justicia e igualdad en el orden jurídico. En esta línea se pronuncia el Tribunal Constitucional al indicar que únicamente en un Estado en el que la seguridad jurídica constituya el valor dominante, pueden tener los ciudadanos reconocidos sus derechos y libertades, amén del obligado cumplimiento del principio de igualdad de trato que dota de solidez y fortaleza a todo sistema jurídico.

V. BIBLIOGRAFÍA

ALBIEZ DOHRMANN, K.J., “Un nuevo Derecho de obligaciones. La Reforma 2002 del BGB”, *Anuario de Derecho Civil*, vol. 55, nº 3, 2002, pp. 1133-1228.

BOADA JUÁREZ, J. N., “Talidomida”, *Actualidad en Farmacología y Terapéutica*, vol. 12, nº 1, 2014, pp. 39-46.

CANCIO MELIÁ, M., "El caso Contergan cuarenta años después", *Anuario de Derecho Penal Económico y de la Empresa*, nº 1, 2011, pp. 5-14.

CORDERO ÁLVAREZ, C.I., "Algunos problemas de aplicación del art. 5.3º del Reglamento 44/2001", *AEPDIPr.*, t. IX, 2009, pp. 411-428.

DIGGLE, G., "Thalidomide: 40 years on", *International Journal of Clinical Practice*, nº 55, 2001, pp. 627-631.

DOMÍNGUEZ LUELMO, A. / ÁLVAREZ ÁLVAREZ, H., "La prescripción en los PECL y en el DCFR", *InDret: Revista para el análisis del Derecho*, nº 3, 2009, pp. 1-29.

FERNÁNDEZ BRAÑA, M. / AÑORBE, L. / LÓPEZ SÁEZ, B. / MARTÍN-CANTALEJO, Y. / DE MIGUEL, P. / MORÁN, M., "Talidomida: una visión nueva de un tóxico antiguo", *Anales de la Real Academia Nacional de Farmacia*, vol. 70, nº 4, 2004, pp. 885-904.

KHOSRAVI SHAHI, P. / DÍAZ MUÑOZ DE LA ESPADA, V.M. / SABIN DOMÍNGUEZ, P. / ENCINAS GARCÍA, S. / ARRANZ ARIJA, J.A./ CARRIÓN GALINDO, J.R. / PÉREZ MANGA, G., "Efectividad de la talidomida y la dexametasona en el tratamiento del mieloma múltiple resistente al tratamiento: estudio retrospectivo de 36 casos consecutivos", *Medicina clínica*, vol. 128, nº 4, 2007, pp. 121-124.

LAMARCA MARQUÉS, A., "La modernización del Derecho alemán de obligaciones: la reforma del BGB", *Indret: revista para el análisis del Derecho*, nº 2, 2001, pp. 1-11.

LÓPEZ TRICAS, J.M., "Talidomida: Historia de un medicamento maldito", *info-farmacia*, 4 de septiembre 2015, pp. 1-7.

MAGNUS, U. / MANKOWSKI, P., *European Commentaries on Private International Law. Brussels I Regulation*, 2nd revisededition, Ed. Selp, Munich, 2012.

MAGRO SERVET, V., *Guía práctica de responsabilidad sanitaria (Análisis de la casuística existente en materia de responsabilidad penal y civil sanitaria con formulación de preguntas y respuestas ante los supuestos que concurren en la práctica. Repertorio práctico de jurisprudencia actualizada con fichas identificativos de casos de responsabilidad sanitaria)*, Ed. La Ley, Madrid, 2007.

MARÍN LÓPEZ, M. J., "El cómputo del tiempo en la prescripción extintiva. En particular, el dies a quo del plazo de prescripción", *XVII Jornadas de la Asociación de Profesores de Derecho Civil*, Valladolid, 9 de mayo de 2014.

MARTÍNEZ GARCÍA, I., "La sentencia de la Talidomida en España, o de cómo es justo y conforme a derecho – y por tanto necesario – dictar un fallo extraordinario al ser juzgado un daño también extraordinario. A propósito de la sentencia del Juzgado de Primera Instancia núm. 90 de

Madrid de 19 de noviembre de 2013", *Diario La Ley*, nº 8219, Sección Tribuna, 2013, pp. 1-9.

MOURE GONZÁLEZ, E., "Las sentencias de la Talidomida. Recreación acrítica de lo que pudo haber sido y no fue", *Diario La Ley*, nº 8718, Sección Tribuna, 9 de marzo de 2016, versión *on line*.

PAPASEIT, A. / GARCÍA-ALGAR, O. / FARRÉ, M., "Talidomida: una historia inacabada", *Anales de Pediatría*, nº 78, 2013, pp. 283-287.

PEÑA LÓPEZ, F., "El *dies a quo* y el plazo de prescripción de las acciones de responsabilidad por daños en el CC: criterios procedentes de algunos textos europeos de *softlaw* y del Derecho estadounidense que podrían servir para su reforma e interpretación", *InDret: Revista para el análisis del Derecho*, nº 4, 2011, pp. 1-26.

PINTADO, S., "La catástrofe de la Talidomida en el cincuentenario de su comercialización", *JANO: Medicina y Humanidades*, nº 1726, 20 febrero 2009, pp. 34-37.

PUNZÓN MORALEDA, J. / SÁNCHEZ RODRÍGUEZ, F., "La prescripción en el seno de la responsabilidad extracontractual sanitaria", *Revista Jurídica de Castilla La Mancha*, nº 47, 2009, pp. 247-272.

RAMOS GONZÁLEZ, S., "La responsabilidad por medicamento en Derecho alemán", *InDret: Revista para el análisis del Derecho*, nº 1, 2003, pp. 1-25.

- "Nota a la Sentencia de la Audiencia Provincial (Sección 14ª), Madrid, 13.10.2014 (MP: Sagrario Arroyo García), sobre los daños asociados a la Talidomida", *Revista CESCO de Derecho de Consumo*, nº 12, 2014, pp. 166-169.

REGLERO CAMPOS, L.F., "La prescripción de la acción de reclamación de daños" en (Coord. REGLERO CAMPOS) *Tratado de responsabilidad civil*, 4ª ed., Ed. Thomson-Aranzadi, Navarra, 2008, pp. 1207-1345.

SALVADOR CODERCH, P. / GÓMEZ LIGÜERRE, C. / RUBÍ PUIG, A. / RAMOS GONZÁLEZ, S. / TERRA IBÁÑEZ, A., "Daños tardíos. Avite c. Grünenthal. Comentario a la SJPI nº 90 Madrid, 19.11.2013 sobre los daños causados por la Talidomida", *InDret. Revista para el análisis del Derecho*, 1/2014, pp. 1-30.

SHIBATA N. / YAMAMOTO T. / TORU T., "Synthesis of Thalidomide", *Topics in HeterocyclicChemistry*, nº 8, 2007, pp. 73-97.

STEPHENS, T. / BRYNNER, R., *Dark Remedy: The impact of Thalidomide and its revival as a vital medicine*, Ed. Basic Books, Nueva York, 2001, pp. 30-31.

VARGESSON, N., "Thalidomide-induced limb defects: resolving a 50-year-old puzzle", *Bioessays*, nº 31, 2009, pp. 1327-1336.

ZIMMERMANN, R., *El nuevo Derecho alemán de obligaciones. Un análisis desde la Historia y el Derecho comparado* (traducido por Esther Arroyo i Amayuelas), Ed. Bosch, Barcelona, 2008.

CAPÍTULO DUODÉCIMO.
LAS ENFERMEDADES RARAS: EVOLUCIÓN Y SITUACIÓN ACTUAL

GEMA CHICANO SAURA
Profesora asociada y abogada de la Universidad de Murcia
Miembro de la Junta Directiva de EURORDIS
Presidenta de la Asociación de Afectados por Displasia Ectodérmica

SUMARIO. I. DEFINICIÓN. II. MARCO EUROPEO. A) Programa de acción comunitaria sobre enfermedades raras (1999-2003). B) Las enfermedades raras: Un reto para Europa. C)Informe de la Comisión al Parlamento Europeo, al Consejo, al Comité Económico y Social Europeo y al Comité de las Regiones, de ejecución de la Comunicación de la Comisión "las enfermedades raras: un reto para Europea" [COM(2008) 679 final] y de la Recomendación del Consejo de 8 de junio de 2009 relativa a una acción en el ámbito de las enfermedades raras (2009/C 151/02). III. EL MOVIMIENTO ASOCIATIVO. A) EURORDIS. B) FEDERACIÓN ESPAÑOLA DE ENFERMEDADES RARAS (FEDER). IV. CONSORCIO INTERNACIONAL DE ENFERMEDADES RARAS(IRDIRC). V. MEDICAMENTOS HUÉRFANOS. VI. REDES DE REFERENCIA EUROPEAS (ERN). VII. CONCLUSIONES.

I. DEFINICIÓN

El concepto de Enfermedad raras (en adelante ER), surge por primera vez a mediados de los años 80 del pasado siglo en los Estados Unidos de América. Para tratar el tema de las ER es necesario partir de una definición, que aunque no es una definición oficial, ha sido aceptada por la mayoría de los Estados miembros de la Unión Europea a través de la Recomendación del Consejo de la Unión Europea, de 8 de junio de 2009, relativa a una acción en el ámbito de las enfermedades raras 2009/C 151/02[1], al considerarla, a efectos de trabajo de política de nivel comunitario[2], "*como una enfermedad que no afecta a más*

[1] http://eur-lex.europa.eu/legal-content/ES/TXT/HTML/?uri=CELEX:32009H0703(02)&from=ES, fecha de consulta 30 de marzo de 2016.

[2] Jimeno Galán L, "Enfermedades raras" Actualizaciones año 2005 / coord. por María Paz Mompart García, 2005, ISBN 84-95626-26-8, pp. 231-254.

de 5 personas de cada 10 000". Sin embargo, no todos los países han adoptado la misma definición; a título de ejemplo, Suecia las define como aquellas enfermedades o trastornos que afectan a menos de 100 personas por millón y que conducen a un marcado grado de discapacidad o Finlandia utiliza el concepto de no más de un afectado por cada 2 000 personas y de enfermedad grave o que debilita.

Realmente esta definición va acompañada de otras características comunes a la gran mayoría de ellas, como enfermedades crónicas, progresivas, degenerativas,discapacitantes y que frecuentemente necesitan tratamiento toda la vida, por lo que suelen presentar un alto nivel de complejidad[3].

I. MARCO EUROPEO

A) Programa de Acción Comunitaria sobre Enfermedades Raras (1999-2003)

En la Decisión n° 1295/1999/CE del Parlamento Europeo y del Consejo de 29 de abril de 1999, por la que se aprueba un programa de acción comunitaria sobre las enfermedades poco comunes (1999-2003), se estableció la necesidad de realizar un proyecto de medidas relativas a un programa de trabajo anual donde se indicaran las prioridades de acción, siendo su objetivo *"garantizar un alto nivel de protección sanitaria contra las enfermedades poco comunes, mejorando los conocimientos sobre las mismas, en particular mediante el fomento de la creación de una red europea de información coherente y complementaria sobre las enfermedades poco comunes, y facilitando el acceso a la información sobre éstas, especialmente a los profesionales de la sanidad, los investigadores y las personas afectadas directa o indirectamente por estas enfermedades, favoreciendo y reforzando la colaboración transnacional entre el voluntariado y las organizaciones profesionales que prestan asistencia a estas personas, y garantizando una gestión adecuada de las agrupaciones, así como favoreciendo la vigilancia de las enfermedades poco comunes"*[4].

Siendo el objetivo tan ambicioso como era, contaba con una partida presupuestaria de 6,500.000 €, para el mencionado periodo (1999-2003), lo que suponía unos recursos demasiados limitados para contemplar cada una de las enfermedades raras, catalogadas en aquél momento en más de 5.000, lo

[3] Posada M., Martín-Arribas C., Ramírez A., Villaverde A., Abaitua I. "Enfermedades raras. Concepto, epidemiología y situación actual en España" ,Anales del sistema sanitario de Navarra, ISSN 1137-6627, Vol. 31, N°. Extra 2, 2008.

[4] DO L 155 de 22.6.1999.

que motivó que se le diera más prioridad a los proyectos referidos a las ER en general.

El programa de trabajo anual para 1999-2000, desarrollado al amparo del apartado 2 del artículo 5 de la Decisión 1295/99/CE[5], desglosaba las prioridades de los proyectos financiables por acciones, siempre que supusieran un verdadero valor añadido comunitario;

- Acción 1; "Red europea de información sobre las ER", ya en aquel entonces estaba creada ORPHANET, el portal de información de referencia en enfermedades raras ymedicamentos huérfanos, establecida en Francia, desde 1997[6].
- Acción 2; "Formación en el ámbito de las ER".
- Acción 3: "Colaboración transnacional en materia de ER", proyectos que incluían el trabajo en red presentados por "organizaciones paraguas".
- Acción 4: "Control, vigilancia y detección precoz de las agrupaciones de ER", referidos, esencialmente, a datos epidemiológicos sobre las ER.

Para la ejecución de las referidas acciones, se contemplaba la creación de un Comité compuesto por dos representantes designados por cada Estado miembro y presidido por el representante de la Comisión, así como la creación de grupos de trabajo para tratar temas específicos del programa de acción. Sin embargo, y al margen del referido Comité, no fue hasta enero de 2004, por Decisión de la Comisión 2004/192/EC, de 25 de febrero de 2004, en el programa de acción comunitaria en el ámbito de la salud pública (2003-2008), cuando se creó el Grupo de Trabajo de Enfermedades Rara (GTER), que fue sustituido posteriormente por el Comité de Expertos en Enfermedades Raras de la Unión Europea (EUCERD), por Decisión de la Comisión Europea del 30 de noviembre de 2009 (2009/872/EC)[7].

El EUCERD era el órgano encargado de apoyar a la Comisión Europea en la preparación e implementación de las actividades comunitarias en el ámbito de las ER, consultando y colaborando con los organismos especializados de los Estados miembros, las autoridades europeas relevantes en los ámbitos de la investigación y la salud pública, y otras partes implicadas en el campo de las ER.

---

5 http://ec.europa.eu/health/archive/ph_overview/previous_programme/rare_diseases/raredis_wpgm99_es.pdf, fecha de consulta 30 de marzo de 2016.

6 http://www.ciberer.es/plataformas/orphanet, fecha de consulta 30 de marzo de 2016.

7 http://www.orpha.net/consor/cgi-bin/Education_AboutRareDiseases.php?lng=ES&stapage=ST_EDUCATION_EDUCATION_ABOUTRAREDISEASES_POLICI

El referido programa de trabajo anual 1999-2000, debía ser coherente y complementario a otra serie de acciones y programas comunitarios, como era la propuesta de Reglamento (CE) del Parlamento Europeo y del Consejo sobre los medicamentos huérfanos, consistente en establecer *"un procedimiento comunitario para designar ciertos fármacos "medicamentos huérfanos" e incentivar la investigación, el desarrollo y la comercialización de los medicamentos huérfanos designados"*, la investigación comunitaria llevaba a cabo tanto en el 4º (1994-1998) como en el 5º (1998-2002).El programa marco de investigación y desarrollo tecnológico, los programas de acción comunitaria sobre vigilancia de la salud (1997-2001), el programa de acción comunitaria relativo a la prevención del sida y de otras enfermedades transmisibles, red de vigilancia epidemiológica y control de las enfermedades transmisibles en la Comunidad, plan de acción de lucha contra el cáncer (1996-2000) e IDA (Intercambio de Datos entre Administraciones), todas estas actuaciones referidas, en mayor o menor medida a las ER.

B) Las Enfermedades raras: Un reto para Europa

La Comisión de la Unión Europea, el 11 de noviembre de 2008, dictó una Comunicación al Parlamento Europeo, al Consejo, al Comité Económico y Social Europeo y al Comité de las Regiones, denominada "Las enfermedades raras: un reto para Europa",La finalidad de la Comunicación consistía en *"aplicar un enfoque integrado, orientando con claridad las actividades actuales y futuras de la Comunidad en relación con estas enfermedades, para que los pacientes de la Unión Europea tengan un acceso más fácil y más justo a la prevención, el diagnóstico y el tratamiento."*, y desde entonces hasta la actualidad, se siguen considerando las ER como un *"ámbito con un valor añadido europeo muy alto"*

En esta Comunicación señalaba como principales obstáculos para mejorar la calidad de vida de las personas con ER, el diagnóstico equivocado y la ausencia de diagnóstico. La detección precoz y el diagnóstico de una ER, en un plazo de tiempo aceptable, sigue siendo una de las líneas estratégicas en las políticas sobre ER en la mayoría de los países, incluida España[8].

Una vez en vigor el Reglamento (CE) nº 141/2000 del Parlamento Europeo y del Consejo, de 16 de diciembre de 1999, sobre medicamentos huérfanos[9], la Comunicación lo resalta como uno de los puntos de la política europea con más éxito, aunque destacaba como problema el hecho de los Estados miembros

8 http://www.msssi.gob.es/organizacion/sns/planCalidadSNS/pdf/Estrategia_Enfermedades_Raras_SNS_2014.pdf, fecha de consulta 30 de marzo de 2016.

9 http://eur-lex.europa.eu/legal-content/ES/TXT/PDF/?uri=CELEX:32000R0141&from=ES, fecha de consulta 30 de marzo de 2016.

no podían asegurar el acceso completo a todos los medicamentos huérfanos autorizados, un problema que sigue siendo de actualidad.

Es precisamente en esta Comunicación, donde se establece como objetivo el mejorar el reconocimiento y la visibilidad de las ER, necesario para una identificación apropiada que *"debe ir acompañada por información exacta, que sea facilitada y difundida en formatos de inventario y repertorio adaptados a las necesidades de los profesionales y de las personas afectadas"*, un objetivo que ha estado presente en el movimiento asociativo de los últimos años.

EURORDIS, fundada desde 1997, es una de las organizaciones "paraguas" de muchas organizaciones europeas de pacientes, que ha desempeñado un papel importante en las políticas europeas sobre enfermedades raras[10].

La Comisión considera igualmente como objeto esencial, apoyar las políticas relativas a las ER en los Estados miembros, para lo cual presenta una propuesta de Recomendación al Consejo, con el fin de que se sigan una líneas de actuación centradas en planes nacionales de acción intersectorial, así como definir, codificar e inventariar las ER, para lo cual es necesario elaborar unas directrices de buenas prácticas, estimular la investigación y cooperación transfronteriza, garantizar el acceso a atención sanitaria de alta calidad, recabar la especialización nacional y ponerla en común con los socios europeos, e integrar necesariamente implicación de pacientes y sus organizaciones.

Al igual que ocurría en el Programa de Trabajo Anual para 1999-2000 y la propuesta de Reglamento (CE) del Parlamento Europeo y del Consejo sobre los medicamentos huérfanos, en esta Comunicación se hace mención a la propuesta de Directiva del Parlamento Europeo y del Consejo relativa a la aplicación de los derechos de los pacientes en la asistencia sanitaria transfronteriza, en cuanto a la importancia del desarrollo de redes europeas de referencia, que analizaremos más adelante, como *"papel estratégico en la mejora de la calidad de los tratamientos para todos los pacientes de la Unión Europea, conforme al deseo expresado por las organizaciones de pacientes"*, empieza así a vislumbrarse el gran papel que han desempeñado y desempeñan las organizaciones de pacientes.

Y como último objetivo, hace un llamamiento de la necesaria cooperación, coordinación y regulación europea en ER, centrada en los escasos recursos existentes y donde todas las partes implicadas deben colaborar transmitiendo experiencias e información, pero, sobretodo, y aunque sea brevemente, incide en la necesidad de que la Comunidad maximice los recursos comunitarios disponibles para las ER, no solo en mejorar las políticas e iniciativas europeas sino también en reforzar la cooperación entre los programas europeos.

Esta Comunicación solo desarrolla dos de sus tres objetivos;

---

10 http://www.eurordis.org/es, fecha de consulta 30 de marzo de 2016.

- Acciones operativas para mejorar el reconocimiento y la visibilidad de las ER, a través de una definición más exacta de ER, con una correcta clasificación y codificación de las mismas, difundiendo e informando sobre las ER y creando redes de información.
- Acciones operativas para desarrollar la cooperación europea y mejorar el acceso a una atención sanitaria de alta calidad para las ER, con el desarrollo de centros especializados nacionales y regionales y la creación de redes de referencia en la UE, acceso a servicios sociales especializados y medicamentos huérfanos, programas de uso compasivo y sanitarios, incentivos para el desarrollo de medicamentos huérfanos, salud en línea, prácticas de cribado, gestión de la calidad de los laboratorios de diagnóstico, prevención primaria, registros y bases de datos e investigación y desarrollo.

Todas estas materias han sido y siguen siendo piezas claves en el conocimiento y avance de las ER.

La Comunicación fue un hito importante en la historia europea de las ER, poco ambiciosa, y aun así, quizás solo se le podría reprochar, aun pudiendo ser cierto, que considerase a los pacientes y sus familiares como "*una pesada carga sanitaria a la UE*". De todas formas, los puntos esenciales de la Comunicación se han mantenido como pilares fundamentales de las ER, y han ido creciendo y enriqueciéndose dentro del marco europeo y las reivindicaciones de las organizaciones de pacientes.

La Comisión trasladó el relevo al Consejo Europeo,en cuanto a la necesidad de implicarse a través de una Recomendación sobre ER, que hizo efectiva el 8 de junio de 2009;la mencionada Recomendación afina en el problema de las ER, al considerarla como "*una amenaza para la salud de los ciudadanos de la UE*".

La Recomendación del Consejo, de 8 de junio de 2009, relativa a una acción en el ámbito de las enfermedades raras 2009/C 151/02[11], es un documento destinado a los Estados miembros a elaborar; planes y estrategias en el ámbito de las ER; definir, codificar e inventariarlas adecuadamente; investigar sobre ER;crear centros especializados y redes europeas de referencia; recabar conocimientos especializados a escala europea sobre ER; y admitir la responsabilidad de las organizaciones de pacientes.

Tras las directrices europeas establecidas, España aprobó su estrategia Nacional en ER por el Consejo Interterritorial del Sistema Nacional de Salud, con fecha 3 de junio de 2009, y "*pasa a ser uno de los Estados Miembros pionero en disponer de una Estrategia nacional y se adelanta así, a los plazos establecidos en*

[11] http://eur-lex.europa.eu/legal-content/ES/TXT/PDF/?uri=CELEX:32009H0703%2802%29&from=ES, fecha de consulta 30 de marzo de 2016.

la recién aprobada Recomendación del Consejo de Europa relativa a una acción en el ámbito de las enfermedades raras, recomendación, que se encuentra en total sintonía con los planteamientos del Ministerio de Sanidad y Política Social".[12]

Finalmente, el Consejo invita a la Comisión a realizar un informe dirigido al Parlamento Europeo, al Consejo, al Comité Económico y Social Europeo y al Comité de las Regiones, donde se valore la eficacia de las medidas propuestas y la necesidad de nuevas acciones para mejorar la vida de los pacientes afectados por ER y de la sus familiares.

C) Informe de la Comisión al Parlamento Europeo, al Consejo, al Comité Económico y Social Europeo y al Comité de las Regiones, de ejecución de la Comunicación de la Comisión "las enfermedades raras: un reto para Europea" [COM(2008) 679 final] y de la Recomendación del Consejo de 8 de junio de 2009 relativa a una acción en el ámbito de las enfermedades raras (2009/C 151/02)[13]

Este informe desarrolla de forma más exhaustica la situación real de la Unión Europea, en el campo de las ER; han transcurrido quince años desde el Programa de Acción Comunitaria sobre Enfermedades Raras (1999-2003) y esencialmente los problemas siguen siendo los mismos.

Resalta la necesidad de fijar, a efectos de trabajo de nivel comunitario, una definición común que permita llevar a cabo acciones eficaces en el ámbito de las ER. Particularmente, las considera como aquellas que no afectan a más de 5 personas de cada 10000, no señalando ni más condiciones ni requisitos, tales como que sean crónicas, incapacitantes, progresivas o mortales.

Reconoce que en materia de codificación de las ER, la gran mayoría de países europeos utilizan la novena o décima versión de la Clasificación Internacional de Enfermedades (CIE-9 o CIE-10)[14], pero aboga por hacer posible la aplicación de la Acción Conjunta Orphanet, al ser Orphanet una base de datos relacional disponible en varios idiomas cuya misión es aunar información sobre más de 6 000 enfermedades.

Resalta la financiación invertida por la UE, en más de ciento veinte proyectos de investigación colaborativos de ER desarrollados al amparo del Séptimo Programa Marco de Investigación y Desarrollo Tecnológico (7PM), basados

[12] http://www.msssi.gob.es/organizacion/sns/planCalidadSNS/docs/enfermedadesRaras.pdf, fecha de consulta 30 de marzo de 2016.

[13] http://eur-lex.europa.eu/legal-content/ES/TXT/PDF/?uri=CELEX:52014DC0548&from=es, fecha de consulta 30 de marzo de 2016.

[14] https://eciemaps.mspsi.es/ecieMaps/browser/index_9_mc.html, fecha de consulta 30 de marzo de 2016.

en entender las causas subyacentes de las ER, su diagnóstico, prevención y tratamiento, lo que ha supuesto más de 620 millones de euros.

Actualmente, son muchos los países que cuentan con programas de financiación específica para la investigación en ER, o para iniciativas específicas o incentivos para fomentar I+D en el ámbito de los medicamentos huérfanos u otros tratamientos innovadores a nivel nacional.

Dentro de este campo, la Comisión puso en marcha en el 2011, el Consorcio Internacional de Investigación de Enfermedades Raras (IRDiRC), cuyo objetivo es lograr dos cientos nuevos tratamientos antes del año 2020.

Asimismo, destaca la importancia de la existencia de registros y bases de datos de pacientes necesarios para la investigación, epidemiológica y clínica, para mejorar la asistencia de pacientes y para la planificación de la asistencia sanitaria. La gran mayoría de esos registros pertenecen a instituciones públicas y al ámbito académico, siendo la falta de interoperatividad el problema común a todos ellos, por lo que esta Comisión está trabajando en crear una plataforma europea para el registro de ER.

La Directiva 2011/24/UE, relativa a la aplicación de los derechos de los pacientes en la asistencia sanitaria transfronteriza, cuyo objeto es establecer los derechos de los ciudadanos, como pacientes, a acceder a tratamientos seguros y de calidad dentro de la UE dedica su artículo 13 a las ER, y su artículo 12 a las redes europeas de referencia y los prestadores de asistencia sanitaria, temas esenciales en el mundo de las ER, y que han estado recogidos en todos los documentos mencionados anteriormente.

La Comisión ya respaldó diez redes europeas de referencia piloto, específicas en el ámbito de las ER, y tras fijar, el 10 de marzo de 2014, los criterios y condiciones que deberán cumplir las redes de referencia así como los prestadores de asistencia sanitaria, en marzo de 2016, se ha publicado la primera convocatoria europea para formar parte de las redes europeas de referencia.

Para instar a formar parte de esos Centros de Referencia, es necesario que previamente en los Estados miembros se hayan designado los centros especializados en ER, en España denominados los CSUR (Centros, servicios y unidades de referencia)[15], estos centros de especialización, en mayor o menor medida, deben respetar las recomendaciones del EUCERD sobre criterios de calidad aplicables a los centros especializados en ER en los Estados miembros.

Estas redes europeas de referencia y centros nacionales especializados en ER, están en estrecha unión con la necesidad de que los Estados miembros recaben los conocimientos especializados nacionales sobre ER y apoyen su puesta en común. Actualmente hay un proyecto financiado por la Comisión,

---

[15] http://www.msssi.gob.es/profesionales/CentrosDeReferencia/docs/RdCsur.pdf, fecha de consulta 20 de abril de 2016.

RareBestPractices, dirigido con esta finalidad en materia de prácticas clínicas para ER.

La Comisión es consciente, y no olvida, el gran papel que juegan las organizaciones de pacientes en el campo de las ER; para ello, no solo les ha concedido subvenciones de funcionamiento a través del Programa Salud de la UE, sino que ha incluido dentro de determinados grupos y comités de expertos a representantes de las organizaciones de pacientes.

Resalta la creciente existencia de alianzas nacionales de organizaciones de pacientes en ER en todos los Estados miembros, como pudiera ser FEDER (Federación Española de Enfermedades Raras)[16] en España.

En este contexto de reconocimiento de la importancia de las ER en diversas áreas y desarrollo de las mismas, se sustituye el EUCERD, por el Grupo de Expertos, cuya misión es *"asesorar a la Comisión sobre la aplicación de acciones a escala de la UE en materia de enfermedades raras, por ejemplo elaborar instrumentos jurídicos, documentos políticos, directrices y recomendaciones*[17]*"*.

A través, del Reglamento (CE) nº 141/2000 del Parlamento Europeo y del Consejo, se ha establecido un procedimiento centralizado para declarar medicamentos huérfanos y proporcionar incentivos para la investigación, la comercialización y el desarrollo de medicamentos para tratar ER.La Comisión señala que hasta enero de 2014, la Comisión Europea había autorizado más de noventa medicamentos huérfanos y designado más de mil medicamentos huérfanos. Sin embargo, las designaciones han aumentado en los últimos años, en contra de las autorizaciones de dichos medicamentos que han permanecido estables.

En este punto, uno de los grandes problemas, es que los medicamentos autorizados no se encuentran en todos los Estados miembros, ni los pacientes tienen el mismo acceso a ellos, existiendo, incluso, graves retrasos de suministro.

Aunque la fijación de precios y el reembolso son competencias de ámbito nacional, los estados miembros comparten, según el referido informe, *"importantes dificultades para ofrecer un acceso asequible y sostenible a medicamentos valiosos a pacientes con necesidades médicas que claramente no están cubiertas"*, y esto se acentúa cuando los pacientes afectados son escasos.

Para resolver esos problemas, se creó el grupo de trabajo para establecer los «mecanismo de acceso coordinado a medicamentos huérfanos» en el proceso sobre la responsabilidad de las empresas en el ámbito farmacéutico, siendo su objetivo principal examinar la manera de proporcionar a los pacientes de enfermedades raras un «acceso real» a los medicamentos huérfanos.

---

16 http://www.enfermedades-raras.org/, fecha de consulta 30 de marzo de 2016.

17 http://ec.europa.eu/health/rare_diseases/docs/dec_expert_group_2013_es.pdf, fecha de consulta 30 de marzo de 2016.

Su principal recomendación fue desarrollar"*un mecanismo coordinado entre Estados miembros voluntarios y patrocinadores para evaluar el valor de los distintos medicamentos huérfanos, que podría basarse en un marco de valor transparente, a fin de respaldar el intercambio de información para que los Estados miembros pudieran tomar decisiones con conocimiento de causa sobre la fijación de precios y el reembolso. Esto debería llevar a precios más adecuados para los consumidores, unas condiciones de mercado más predecibles y un acceso más equitativo para los pacientes*"[18].

II. EL MOVIMIENTO ASOCIATIVO

A) EURORDIS

La importancia de las organizaciones de pacientes en ER ha sido, quizás, uno de los mayores impulsores del cambio en las políticas europeas en esta materia, de ahí, que en cada uno de los documentos analizados se haya puesto de relieve su importancia y la necesidad no solo de apoyarlas sino de contar con ellas en la cooperación y coordinación de la información, experiencia y conocimiento sobre las ER.

La Organización Europea de Enfermedades Raras (EURORDIS), es una organización, sin ánimo de lucro, no gubernamental, paraguas de otras organizaciones de pacientes con ER, que representan en Europa alrededor de 30 millones de personas. Fue fundada en 1997, y su objetivo fundamental es crear una fuerte comunidad pan-europea de organizaciones de pacientes y personas que viven con enfermedades raras; ser la voz de esta comunidad de personas a nivel europeo, y directa o indirectamente, luchar contra el impacto de las enfermedades raras en sus vidas; mejorando el acceso a la información, al diagnóstico, a tratamientos y curas, promoviendo la investigación y el intercambio de buenas prácticas.

Actualmente, la dimensión de EURORDIS ha rebasado las fronteras europeas convirtiéndose en una organización internacional, de la que forman parte 705 organizaciones de pacientes de 63 países, 26 de ellos de fuera de Europa, y cubriendo a más de 4000 ER.Su nueva dimensión le está obligando a replantearse sus propios objetivos.

Su sede principal está en París, y cuanta con oficinas en Bruselas, Génova, Londres y Barcelona. El 31 de marzo de 2016, se inauguró una nueva oficina en esta última ciudad, con una proyección, si cabe, mucho más internacional, en dicha oficina se asienta el equipo de trabajo que gestiona RareConnect, una

[18] http://eur-lex.europa.eu/legal-content/es/ALL/?uri=CELEX%3A52014DC0548, fecha de consulta 3 de mayo de 2016.

plataforma online, "*una red en línea, de comunidades de enfermedades raras que agrupa a miles de pacientes, familias y grupos que de otra forma estarían aislados*[19]", es totalmente gratuita y cuenta con un servicio de traducción en seis idiomas, entre ellos, el español.

EURORDIS ha sido la impulsora del Consejo de Alianzas Nacionales, actualmente formada por 36 alianzas, de dentro y fuera de Europa, entre ellas FEDER. No en todos los países existen estas alianzas, pero se las considera con mayor fuerza y presión a la hora de tratar temas comunes que un grupo de pacientes de una sola enfermedad. EURORDIS, igualmente, ha impulsado el Consejo de Federaciones, dichas federaciones se crean a partir de una red de organizaciones nacionales de pacientes, en una enfermedad específica.

Anualmente, y desde el 2002, celebra cada año su reunión de miembros en distintas ciudades europeas, en el año 2015, tuvo lugar en Madrid, donde EURORDIS, junto a otras organizaciones internacionales, lanzaron otra de sus iniciativas, *RareDiseases International* (RDI), una alianza mundial que pretende representar a nivel internacional a todos los pacientes y sus familias,de todas las nacionalidades y de todas las enfermedades raras; mejorar sus capacidades a través dela información, el intercambio, la creación de redes, el apoyo mutuo y acciones conjuntas; y promoverlas ER como una prioridad internacional de Salud Pública e Investigación,a través del conocimiento y la política pública.

RDI, está inicialmente formada por las organizaciones de EURORDIS, NORD (E.E.U.U.), CORD (Canadá), JPA (Japón), CORD (China), I-ORD (India), ALIBER (alianza ibero-americana, constituida el18 de Octubre de 2013, en Murcia, e impulsada por FEDER)[20], DEBRA International (Epidermolisis Bullosa) e IPOPI(organización internacional del paciente con inmunodeficiencias primarias), en su reunión de socios a celebrar en Edimburgo, en mayo de 2016, se nombrará su junta de directores.

Cada dos años, y desde el 2001, participa en la Conferencia Europea de ER y medicamentos huérfanos (ECRD)[21], que coincide con su asamblea de socios. Esta Conferencia es el único foro donde se da cabida a todas las enfermedades raras, de todos los países europeos y, además, reúne a todas las partes interesadas: representantes de los pacientes; académicos, profesionales de la salud, la industria, los pagadores, reguladores y legisladores. Abarca la investigación, el desarrollo de nuevos tratamientos, cuidado de la salud, la asistencia social, la información, la salud pública y el apoyo a nivel europeo, nacional y regional.

---

[19] https://www.rareconnect.org/es, consulta a fecha 30 de marzo de 2016.

[20] http://aliber.org/sobre-aliber.html, fecha de consulta 3 de abril de 2016.

[21] http://www.rare-diseases.eu/, fecha de consulta 25 de abril de 2016.

Es igualmente importante resaltar, que, desde el 2004, EURORDIS celebra la Mesa Redonda de Compañías farmacéuticas(ERTC), que tienen un interés común en las ER y el desarrollo de medicamentos huérfanos, donde no solo participan los representantes de la industria, sino también, los organismos reguladores, grupos de pacientes, médicos y académicos.

EURORDIS, es la creadora del Día Mundial de las ER (RDD), el último día del mes de febrero, que se viene conmemorando desde el año 2008, y es una iniciativa apoyada por la Comisión y el Consejo de la Unión Europea en sus documentos.

Tiene representantes en los diversos comités de la Agencia del Medicamento; dos representantes en el Comité de Medicamentos Huérfanos, Comité Pediátrico, Comité de Terapias Avanzadas y en el Grupo de Trabajo de pacientes y consumidores; y participa en el asesoramiento científico y asistencia de protocolo, así como, en el Comité de medicamentos de uso humano; además, cuenta con miembros en el Grupo de Expertos en ER de la Comisión, DIA (Asociación de información de medicamentos), EFPIThinkTank (Federación Europea de la industria farmacéutica y Asociaciones), e ICORD (Conferencia Internacional de ER y Medicamentos Huérfanos), entre otras.

B) Federación Española de Enfermedades Raras (FEDER)

Fue creada en 1999, y declarada entidad de utilidad pública el 4 de abril de 2010. Como se ha destacado, uno de sus principales objetivos *"ha sido siempre la participación en redes internacionales de colaboración en el ámbito de las EPF, y también su promoción"*.En este sentido a *"la intensa participación que, durante todos estos años, la Federación ha tenido en EURORDIS (RareDiseaseEurope), hay que sumar ahora(...), el papel promotor que ha asumido para generar una plataforma iberoamericana de asociaciones y federaciones de asociaciones vinculadas a las EPF"*[22]. Efectivamente, FEDER forma parte de otras organizaciones internacionales relacionadas con las ER, como EURORDIS, ALIBER y RDI, cuya misión es contribuir a la mejora de la calidad de la vida de las personas con enfermedades poco frecuentes y sus familiares, así como, **defender, proteger y promover**los derechos de los más de 3 millones de personas con ER en España[23].

---

[22] Bañon Hernández A.M., FornielesAlcaráz J., "Internationalization, training and analysis of reality. Three essential concepts in the development of positive actions by FEDER", Revista Española de Discapacidad (REDIS), ISSN-e 2340-5104, Vol. 1, Nº. 2, 2013, pp. 135-141.

[23] Carrión J., Echandi L., Bañon A., Pastor E., "Federación española de enfermedades raras (FEDER): la fuerza del movimiento asociativo",Murcia : Diego Marín, 2015. ISBN 978-84-16376-64-3.

Además, y a nivel nacional, cuenta con delegaciones en Andalucía, Cataluña, Comunidad Valenciana, Extremadura, Madrid, Murcia y País Vasco,y está integrada, a fecha marzo de 2016, por 305 asociaciones de pacientes. Quizás, por el gran número de pacientes, uno de sus funciones transcendentales es la de prestar servicios de atención a las personas; servicio de información y orientación, de atención psicológica, de asesoría jurídica, programa de acceso a productos sanitarios, promoción de redes de personas y entidades, orientación de casos sin diagnóstico y formación de profesionales, y actividades en el movimiento asociativo y la sociedad.

Cuenta con el Servicio de Información y Orientación (SIO), la única línea de atención integral para las personas con enfermedades, poco frecuentes en España, totalmente gratuita, y está a la cabeza en la Red Europea de Líneas de Ayuda en ER, apoyada por un comité científico asesor, formado por expertos de diversas áreas de la salud y la colaboración del Instituto de la Salud Carlos III. A través de este servicio se han suscrito tres convenios para mejorar la atención del colectivo a través del SIO:

- Con el Instituto de Salud Carlos III, para potenciar el registro, la ayuda en la identificación de ER y el apoyo en las consultas de tipo clínico.
- Con la Sociedad de medicina interna, para mejorar la atención de consultas clínicas de adultos.
- Con la Sociedad de genética clínica y dismorfología, para mejorar la atención de consultas de tipo clínico de pediatría.

Durante el año 2015, esta institución ha apoyado 13 proyectos de investigación, ha informado sobre ensayos clínicos a los afectados y familiares de 22 patologías y ha colaborado con el Gobierno español para la designación de Centros de Referencia, en 5 patologías.

Su participación ha sido fundamental en la I y II Conferencia del EUROPLAN, consistente en un proyecto impulsado por EURORDIS y financiado por la Comisión Europea, cuyo objetivo es proporcionar apoyo en el desarrollo de las recomendaciones de la Unión Europea y garantizar su transferencia a cada uno de los países miembros.[24]

La incidencia de FEDER, en este último año, en el marco político y social, ha sido la formulación de siete alegaciones, en el trámite de audiencia legislativa,a proyectos normativos relacionados con ER sobre las siguientes temáticas: Fondo de Garantía Asistencial, financiación medicamentos, prestaciones ortoprotésicas en el Sistema Nacional de Salud, sostenibilidad y prestaciones del Servicio Andaluz de Salud, registro ER, servicios sociales en Extremadura, tratamiento de muestras biológicas, etc. La presencia de

---

[24] http://www.enfermedades-raras.org/index.php/dia-mundial-2015/2-feder/3353-informe-europlan-ii

FEDER, en la comparecencia del Senado para la actualización de la ponencia sobre el estado de situación de las ER en España y en el Día Mundial de las ER, apoyados por Su Majestad la Reina Doña Letizia, en los parlamentos autonómicos y en reuniones efectuadas con altos cargos de la administración estatal y autonómica, le ha permitido canales de comunicación y presión, logrando la visibilidad perseguida en todos los sectores de la sociedad.

III.CONSORCIO INTERNACIONAL DE INVESTIGACIÓN SOBRE ER (IRDIRC)

El Consorcio Internacional sobre ER (IRDiRC)[25], está compuesto por un equipo de investigadores y organizaciones dedicados a la investigación en el campo de las ER, con el fin de lograr para el año 2020, dos objetivos; conseguir 200 nuevas terapias para las enfermedades raras y los medios necesarios para diagnosticarlas.

Para alcanzar esos objetivos, se están realizando una serie acciones de colaboración, tales como:establecer y proporcionar el acceso a los datos y muestras armonizadas,llevar a cabo la caracterización molecular y clínica de las enfermedades raras, impulsando la investigación preclínica y clínica transnacional, y racionalizando los procedimientos éticos y normativos.

El origen de este Consorcio, deriva de la existencia de diversos problemas inherentes a las ER; la información sobre las mismas es escasa, la investigación está fragmentada y los recursos para hacer frente a las ER son muy limitados. Por lo que en octubre de 2010, la Comisión Europea y el Instituto Nacional de Salud de Estados Unidos anunciaron en el primer taller preparatorio en Reykjavik (Islandia), su intención de unir fuerzas en la investigación de las ER. Las dos instituciones pretenden coordinar la financiación de la investigación sobre las ER y hacer grandes inversiones en este campo de la investigación en los años venideros.

En abril de 2013, tuvo lugar la primera conferencia de IRDiRC, en Dublín (Irlanda), organizada por la Comisión Europea, donde asistieron más de 400 participantes, entre ellos, investigadores, médicos, grupos de pacientes y representantes de organizaciones públicas y privadas, con el fin de evaluar el trabajo realizado por el IRDiRC.

En noviembre de 2014, tuvo lugar la segunda conferencia de IRDiRC, en China. Participaron más de 600 asistentes, y supuso una oportunidad valiosa de unir vínculos entre este país y la comunidad internacional implicada en el campo de las ER, para finalmente, en marzo de 2015, crear grupos operativos

---

[25] http://www.irdirc.org/goals/, fecha de consulta 25 de abril de 2016.

para abordar temas específicos e importantes en el ámbito de la investigación de las ER.

El Gobierno español, a través del Instituto Carlos III fue el *"el primer país en enviar una declaración de interés para entrar en el IRDiRC"*. Para ello se comprometió a *" aportar 10 M.€ en el periodo 2012-2016, 2M.€/año para financiar la participación de grupos de investigación españoles en proyectos nacionales e internacionales"*[26].

Para la consecución de sus objetivos y metas, el IRDiRC ha elaborado una serie de políticas y directrices a seguir con el fin de lograr las 200 terapias nuevas (medicamentos huérfanos) antes de 2020. Para ello,el Consorcio desarrollará todas las medidas y políticas necesarias que faciliten el desarrollo de las mismas, tales como:

- Coordinar y crear una red de registros de pacientes: procedimientos operativos estándar comunes; armonizar enfoques éticos, acceso a datos y muestras de pacientes.
- Mejorar los ensayos clínicos: identificar y validar biomarcadores y parámetros sustitutos, adaptación de los fármacos, nuevos compuestos.
- Mejorar el marco normativo para facilitar el desarrollo de nuevas terapias.

En cuanto a su segundo objetivo, consistente en diagnosticar más ER, las vías a seguir serían el uso de diversos enfoques para identificar biomarcadores,como es la coordinación de la secuenciación del genoma del paciente con raros y no clasificados síndromes, y en conjunción con la industria, estimular el desarrollo de eficaces y polivalentes test para las ER[27].

IV. MEDICAMENTOS HUÉRFANOS

El Reglamento (CE) nº 141/2000 del Parlamento Europeo y del Consejo, de 16 de diciembre de 1999, sobre medicamentos huérfanos[28], establece incentivos para el desarrollo y la comercialización de medicamentos destinados a prevenir, diagnosticar o tratar ER. En la síntesis de este Reglamento se justifica su razón de ser en los siguientes términos *"debido a los elevados costes de investigación y desarrollo, la industria farmacéutica es reticente a desarrollar*

---

[26] http://www.isciii.es/ISCIII/es/contenidos/fd-investigacion/fd-financiacion/resolucion_IRDIRC_Enf_raras.pdf

[27] http://www.irdirc.org/wp-content/uploads/2013/06/IRDiRC_policies_24MayApr2013.pdf, fecha de consulta 30 de marzo de 2016.

[28] http://eur-lex.europa.eu/legal-content/ES/TXT/?uri=celex:32000R0141, fecha de consulta 30 de marzo de 2016.

medicamentos para el tratamiento de enfermedades poco frecuentes así como los llamados medicamentos «huérfanos», que tienen un mercado reducido". Su objetivo, es precisamente *"en establecer un procedimiento comunitario para designar los medicamentos huérfanos y presentar incentivos para su investigación, desarrollo y comercialización, por ejemplo mediante la concesión de un derecho de exclusividad comercial de diez años de duración"*.

Su artículo 3 señala que un medicamento puede ser declarado huérfano, si el promotor del mismo logra demostrar que el producto reúne los siguientes requisitos; "a) *se destina al diagnóstico, prevención o tratamiento de una afección que ponga en peligro la vida o conlleve una incapacidad crónica y que no afecte a más de cinco personas por cada diez mil en la Comunidad en el momento de presentar la solicitud"*; o que el medicamento *"se destina al diagnóstico, prevención o tratamiento, en la Comunidad, de una afección que ponga en peligro la vida o conlleve grave incapacidad, o de una afección grave y crónica, y que resulte improbable que, sin incentivos, la comercialización de dicho medicamento en la Comunidad genere suficientes beneficios para justificar la inversión necesaria;"* y, en segundo lugar que *"b) no exista ningún método satisfactorio autorizado en la Comunidad, de diagnóstico, prevención o tratamiento de dicha afección, o que, de existir, el medicamento aportará un beneficio considerable a quienes padecen dicha afección"*.

Para la designación y autorizaciones de medicamentos huérfanos, se crea dentro de la Agencia Europea del Medicamento (EMA), un Comité de medicamentos huérfanos, cuyas funciones serán las de; i)*"examinar las solicitudes de declaración de medicamentos como medicamentos huérfanos que se le presenten con arreglo a lo dispuesto en el presente Reglamento"*; ii) *"aconsejar a la Comisión sobre la elaboración y la aplicación de una política de medicamentos huérfanos para la Unión Europea"*; iii) *"asistir a la Comisión en sus contactos internacionales sobre medicamentos huérfanos y en los contactos con los grupos de apoyo a los pacientes"*; y iv) *"asistir a la Comisión en la elaboración de unas directrices detalladas"*.

Para obtener la declaración de medicamento huérfano para un medicamento, el promotor puede presentar la solicitud ante el EMA, en cualquier fase del desarrollo del mismo, y antes de presentar la solicitud de autorización previa a la comercialización, ya que es obligatorio someterse al procedimiento centralizado de autorización de comercialización establecido en el Reglamento (CE) nº 726/2004 por el que se establecen procedimientos comunitarios para la autorización y el control de medicamentos de uso humano y veterinario[29]. El promotor de un medicamento huérfano podrá quedar exento del pago de la

[29] http://eur-lex.europa.eu/legal-content/ES/TXT/?uri=celex:32004R0726, fecha de consulta 3 de abril de 2016.

tasa a la Agencia Europea de Medicamentos. El dictamen que emita el EMA podrá ser recurrido por el promotor.

Una vez concedida la autorización previa a la comercialización para un medicamento huérfano los Estados miembros *"se abstendrán, durante diez años, de aceptar cualquier otra solicitud previa a la comercialización, conceder una autorización previa a la comercialización o atender una nueva solicitud de extensión de una autorización previa a la comercialización existente con respecto a un medicamento similar para la misma indicación terapéutica"*.

La exclusividad de comercialización de un medicamento huérfano, no es la única ventaja.Se pueden establecer otros tipos de incentivos por la Comisión y los Estados miembros *"para promover la investigación, el desarrollo y la disponibilidad de medicamentos huérfanos y, en particular, de las medidas de ayuda a la investigación en favor de las pequeñas y medianas empresas previstas en programas marco de investigación y desarrollo tecnológico"*.

Tras dieciséis años de vigencia del mencionado Reglamento europeo, que apenas ha sufrido modificaciones, no son pocas las voces que empiezan a reclamar una modificación mayor que permita incentivar, si cabe aún más, la investigación y la promoción de medicamentos huérfanos.

Además de los medicamentos huérfanos, existen otros medicamentos, denominados en *"situaciones especiales"*, que en el ámbito de las ER pueden llegar a ser una solución vital en algunos pacientes. Estánregulados por el Real Decreto 1015/2009, de 19 de junio[30],donde se recoge tres definiciones esenciales en su artículo 2; i) *"Uso compasivo de medicamentos en investigación: utilización de un medicamento antes de su autorización en España en pacientes que padecen una enfermedad crónica o gravemente debilitante o que se considera pone en peligro su vida y que no pueden ser tratados satisfactoriamente con un medicamento autorizado. El medicamento de que se trate deberá estar sujeto a una solicitud de autorización de comercialización, o bien deberá estar siendo sometido a ensayos clínicos"*; ii) *"uso de medicamentos en condiciones diferentes de las autorizadas: el uso de medicamentos en condiciones distintas de las incluidas en la ficha técnica autorizada"*;y iii) *"acceso a medicamentos no autorizados en España: utilización de medicamentos autorizados en otros países pero no autorizados en España, cuando no cumplan con la definición de uso compasivo de medicamentos en investigación"*.

---

[30] Nagore C., Lacalle E., Arteche L., "El farmacéutico en el contexto de las enfermedades raras y los medicamentos huérfanos", Anales del sistema sanitario de Navarra, ISSN 1137-6627, Vol. 31, Nº. Extra 2, 2008 (Ejemplar dedicado a: Enfermedades raras), pp. 127-143.

VI. REDES DE REFERENCIAEUROPEAS (ERN)

La necesidad de crear Centros Europeos de Referencia para las ER es una cuestión que se ha reflejado como esencial en todo el marco jurídico analizado anteriormente. Para el desarrollo de los ERN y el avance en esta materia, se creó un grupo de trabajo específico, que aportó dos informes iniciales, uno en el año 2005, que consistía esencialmente en resaltar la importancia y necesidad de los ERN, y otro en el año 2006, más específico y centrado en qué es un ERN y sus funciones[31].

Para crear ERN, se necesita de la unión o conexión europea de varios centros de experiencia, que son los centros existentes en cada Estado miembro, especializados en una o varias ER. La designación de esos centros de experiencias varía, en cuanto a criterios y selección de un país a otro, y la realidad europea nos muestra que existen pocos centros de experiencia designados oficialmente, y que sin embargo, hay centros altamente especializados que no han recibido la designación oficial[32].

La Directiva 2011/24/UE, del Parlamento Europeo y del Consejo, de 9 de marzo de 2011[33], relativa a la aplicación de los derechos de los pacientes en la asistencia sanitaria transfronteriza, recoge la necesidad de crear redes de referencia conforme a las indicaciones establecidas en todos los documentos europeos en materia de ER.Para ello, la Comisión *"debe ayudar al desarrollo continuado de redes europeas de referencia entre los prestadores de asistencia sanitaria y los centros de referencia de los Estados miembros"*; las considera imprescindibles para *"mejorar el acceso al diagnóstico y la prestación de una asistencia sanitaria de gran calidad a todos los pacientes cuyas dolencias requieran una especial concentración de recursos o conocimientos especializados, y podrían convertirse, asimismo, en puntos focales para la formación y la investigación médicas y para la difusión de información y la evaluación, especialmente en el caso de enfermedades raras"*. Dichas redes de referencia europeas se *"basan en la participación voluntaria de sus miembros, pero la Comisión debe desarrollar criterios y condiciones que las redes deben reunir para poder optar a ayuda de la Comisión"*.

El desarrollo normativo se contempla en su artículo 12, que, además, impone que las redes, una vez creadas, deberán estar abiertas en todo momento a nuevos prestadores de asistencia sanitaria que deseen unirse a ellas, a con-

[31] http://ec.europa.eu/health/rare_diseases/european_reference_networks/erf/index_en.htm, fecha de consulta 25 de abril de 2016.

[32] http://ec.europa.eu/health/rare_diseases/european_reference_networks/erf/index_en.htm#fragment2, fecha de consulta 25 de abril de 2016.

[33] http://eur-lex.europa.eu/LexUriServ/LexUriServ.do?uri=OJ:L:2011:088:0045:0065:es:PDF, fecha de consulta 25 de abril de 2016.

dición de que dichos prestadores de asistencia sanitaria cumplan todos los criterios y las condiciones establecidos por la Comisión. Según su apartado cuarto, deberán reunir, como mínimo, una serie de requisitos consistentes en que;"i) *dispongan de los conocimientos y la experiencia necesarios para diagnosticar, hacer el seguimiento y gestionar a los pacientes, con pruebas que demuestren unos buenos resultados en lo que les sea aplicable, ii) sigan un enfoque multidisciplinar, iii) ofrezcan un alto nivel de experiencia y dispongan de la capacidad necesaria para elaborar guías sobre buenas prácticas, aplicar medidas basadas en resultados y llevar a cabo un control de calidad, iv) contribuyan a la investigación, v) organicen actividades de docencia y formación, y vi) colaboren estrechamente con otros centros de conocimiento y redes nacionales e internacionales"*.

Además, la Comisión deberá elaborar y publicar los criterios para la creación y evaluación de las redes de referencia y facilitará el intercambio de información y conocimientos en relación con la creación de las redes europeas de referencia y con su evaluación, sin embargo; estas medidas *"no armonizarán disposiciones legales o reglamentarias de los Estados miembros y respetarán plenamente las competencias de estos en cuanto a la organización y prestación de asistencia sanitaria y atención médica"*.

En enero de 2016, el Consejo de los Estados miembros publicaron las estrategias a seguir para la implementación de centros de referencia (ERN)[34]; tras el debate del Consejo, celebrado en Lisboa el 7 de octubre de 2015, se creó un Grupo de Trabajo para seguir examinando los fines y objetivos de los ERN. Inicialmente se establecieron una serie de temas estratégicos que debían abordarse al establecerse los ERN; cada tema requería de una serie de recomendaciones o directrices, aunque siempre, y como principio básico, se debía respetar la libertad de cada Estado miembro para decidir qué tipo de profesionales de la salud se consideran adecuados para su aprobación nacional, garantizar que sus procesos sean transparentes y sus objetivos estén claramente definidos.

Aun así, el Consejo es el único competente para decidir qué clase de ERN se va a aprobar y los criterios a aplicar, pues es el órgano competente para decidir sobre los ERN propuestos, que deberán recibir una evaluación positiva en función de su nivel de madurez, su pertinencia y el valor añadido para la asistencia sanitaria en Europa. El acceso a los informes, tanto positivos como negativos se garantizará durante todo el proceso de aprobación de los ERN.

Se considera que los ERN, para llegar a ser un valor añadido para los ciudadanos de la UE, además de los ocho objetivos contemplados en el artículo 12

---

[34] http://ec.europa.eu/health/ern/docs/ern_board_implementationstrategy_en.pdf, fecha de consulta 25 de abril de 2016.

de la Directiva mencionada, deben basarse en las patologías que constituyen su ámbito de aplicación, 22 patologías que fueron adoptadas por el Grupo de expertos en ER, el 10 de junio de 2015[35]. Los ERN mejorarán el acceso al diagnóstico, el tratamiento y la prestación de asistencia sanitaria de calidad a todos los pacientes, serán núcleos para la formación médica y la investigación, así como la difusión de información y la evaluación.

La Comisión Europea, con fecha 16 de marzo de 2016, ha lanzado la primera convocatoria de interés para establecer ERN, que deberán estar integrados, con al menos, diez centros de experiencias y, como mínimo, participado por ocho Estados miembros[36].Está primera convocatoria permite optar a subvenciones para el funcionamiento de los mismos. El plazo de presentación de solicitudes se divide en dos etapas: i) desde el 16 de marzo al 21 de junio de 2016, para solicitar y optar a ERN con subvención, y ii) desde el 23 de junio al 22 de julio de 2016, para optar a crear un ERN, sin derecho a subvención.

Todos los posibles candidatos, deberán acreditar que son competentes en: empoderamiento y cuidados centrados en el paciente, organización, gestión y negocio viable del centro de experiencia, capacidad de investigación y formación, intercambio de conocimientos, sistemas de información y herramientas de e-salud, y finalmente, los conocimientos, buenas prácticas, calidad, seguridad y evaluación del paciente, así como un criterio propio y específico que acredite e identifique su competencia y experiencia.

Con estos ERN y esta primera convocatoria, no se pretende crear nuevos centros, sino fortalecer los existentes, creando una red europea de los mejores especialistas para hacer frente a las ER, que requieren de atención médica altamente especializada y una concentración específica de conocimientos y recursos.

VII. CONCLUSIONES

Tras un breve recorrido en la trayectoria jurídica de las ER, especialmente en el ámbito europeo, podemos concluir que las ER, por sus propias peculiaridades, aún pudiendo tener una base común con el resto de enfermedades, necesitan de una especial atención, precisamente por ser desconocidas y olvidadas en muchos de los ámbitos de la sociedad. Requieren de la visibilidad necesaria para hacerse conocery contar con los recursos y prestaciones sociales, sanitarias y educativas esenciales.

---

[35] http://ec.europa.eu/health/rare_diseases/docs/20150610_erns_eucerdaddendum_en.pdf, fecha de consulta 25 de abril de 2016.

[36] http://ec.europa.eu/health/ern/implementation/call/index_en.htm, fecha de consulta 25 de abril de 2016.

Durante todos estos años, los grandes impulsores de la visibilidad y conciencia sobre las ER, han sido, en gran medida, las asociaciones y organizaciones de pacientes, donde han logrado, con su trabajo mayoritariamente voluntario y no retributivo, a convertirse de pacientes en auténticos profesionales de su enfermedad. Sin embargo, y a pesar de haber obtenido las ER, cierto impulso y apoyo a nivel europeo y nacional, siguen existiendo muchas deficientes en este campo; falta de medicamentos, poca investigación, escasa información, dificultad en el diagnóstico, etc.

Realmente, no se han superado las grandes barreras que rodean a esta problemática, y sigue suponiendo un reto a todos los niveles. La carencia de CSUR en España, y quizás, su poca preparación ante la primera convocatoria de ERN por la Unión Europea, nos refleja la necesidad de una mayor implicación por parte de los poderes públicos; de lograr una real conciencia política y de gestión, que satisfaga las condiciones básicas de las personas que viven con ER y sus familiares y les permitav vivir con dignidad y calidad de vida.

BIBLIOGRAFÍA

BAÑON HERNÁNDEZ A.M., FORNIELESALCARÁZ J., "Internationalization, training and analysis of reality. Three essential concepts in the development of positive actions by FEDER", *Revista Española de Discapacidad* (REDIS), ISSN-e 2340-5104, Vol. 1, Nº. 2, 2013, pp. 135-141.

CARRIÓN J., ECHANDI L., BAÑON A., PASTOR E., "Federación española de enfermedades raras (FEDER): la fuerza del movimiento asociativo",Murcia : Diego Marín, 2015. ISBN 978-84-16376-64-3.

JIMENO GALÁN L, "Enfermedades raras" Actualizaciones año 2005 / coord. por María Paz Mompart García, 2005, ISBN 84-95626-26-8, pp. 231-254.

NAGORE C., LACALLE E., ARTECHE L., "El farmacéutico en el contexto de las enfermedades raras y los medicamentos huérfanos", Anales del sistema sanitario de Navarra, ISSN 1137-6627, Vol. 31, Nº. Extra 2, 2008 (Ejemplar dedicado a: Enfermedades raras), pp. 127-143.

POSADA M., MARTÍN-ARRIBAS C., RAMÍREZ A., VILLAVERDE A., ABAITUA I. "Enfermedades raras. Concepto, epidemiología y situación actual en España", Anales del sistema sanitario de Navarra, ISSN 1137-6627, Vol. 31, Nº. Extra 2, 2008.

ABREVIATURAS

CE.	COMUNIDAD EUOPEA
CSUR.	CENTROS, SERVICIOS Y UNIDADES DE REFERENCIA

EMA.	AGENCIA EUROPEA DEL MEDICAMENTO
ER.	ENFERMEDAD RARA
ERN.	CENTROS EUROPEOS DE REFERENCIA
EUCERD.	COMITÉ DE EXPERTOS EN ENFERMEDADES RARAS
EURORDIS.	ORGANIZACIÓN EUROPEA DE ENFERMEDADES RARAS
FEDER.	FEDERACIÓN ESPAÑOLA DE ENFERMEDADES RARAS
GTER.	GRUPO DE TRABAJO EN ENFERMEDADES RARAS
IDA.	INTERCAMBIO DE DATOS ENTRE ADMINISTRACIONES
IRDiRC.	CONSORCIO INTERNACIONAL DE INVESTIGACIÓN EN ENFERMEDADES RARAS
RDD.	DIA MUNDIAL DE ENFERMEDADES RARAS
RDI.	RED INTERNACIONAL DE ENFERMEDADES RARAS
SIO.	SERVICIO DE INFORMACIÓN Y ORIENTACIÓN
UE.	UNIÓN EUROPEA
7PM.	SÉPTIMO PROGRAMA MARCO DE INVESTIGACIÓN Y DESARROLLO TECNOLÓGICO

Made in the USA
Monee, IL
05 November 2026

67807986R20168